AF202897

Arthroskopie und minimal-invasive Chirurgie des Ellenbogens

Andreas B. Imhoff
Andreas Lenich
(*Hrsg.*)

Arthroskopie und minimal-invasive Chirurgie des Ellenbogens

Mit 327 größtenteils farbigen Abbildungen

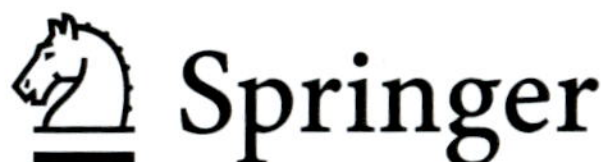

Andreas B. Imhoff
Abteilung und Poliklinik für Sportorthopädie
Tech. Universität München TUM
Klinikum Rechts der Isar
München, Germany

Andreas Lenich
Klinik für Orthopädie, Unfall-, Handchirurgie und Sportorthopädie
Helios Klinikum München West
München, Germany

ISBN 978-3-662-56678-7 ISBN 978-3-662-56679-4 (eBook)
https://doi.org/10.1007/978-3-662-56679-4

Die Deutsche Nationalbibliothek verzeichnet diese Publikation in der Deutschen Nationalbibliografie; detaillierte bibliografische Daten sind im Internet über http://dnb.d-nb.de abrufbar.

Springer

Abbildung Graphik Umschlag: © Birgit Brühmüller, Waghäusel
Umschlaggestaltung: deblik Berlin
Graphiken: Birgit Brühmüller, Waghäusel

Springer ist ein Imprint der eingetragenen Gesellschaft Springer-Verlag GmbH, DE
und ist ein Teil von Springer Nature
Die Anschrift der Gesellschaft ist: Heidelberger Platz 3, 14197 Berlin, Germany

Vorwort

Die arthroskopischen Techniken an Schulter- und Kniegelenk haben sich in den letzten Jahren rasant entwickelt und sind heute in der Versorgung von Gelenkverletzungen weitgehend zum Standard geworden.

In diesem Höhenflug hat sich in den letzten Jahren auch das Ellenbogengelenk als Subspezialität dazugesellt, weil die neue Methode nicht nur in den standardorthopädischen, sondern auch unfallchirurgischen Indikationen zu einem Paradigmenwechsel geführt hat. Dies war die Leitidee, mit einem spezifischen Buch das Ellenbogengelenk in den Fokus zu nehmen, die Grenzen und Möglichkeiten der neuen operativen Techniken und auch zukünftige Entwicklungsmöglichkeiten aufzuzeigen.

Es war das Ziel dieses Buches, die operativen Verfahren von der einfachen Diagnostik zu komplexeren Rekonstruktionen bei osteochondralen Verletzungen aufzuzeigen. Gerade die Luxationen des Ellenbogengelenks haben aus arthroskopischer Sicht neue Dimensionen erreicht, die in der Feinheit der Diagnostik eine exaktere und elegantere Rekonstruktionsmöglichkeit nun erlauben. Viele akute Instabilitäten können jetzt durch die direkte Versorgung minimalinvasiv mit einer internen Augmentierung als Bracing elegant versorgt werden. Aber auch bei der chronischen medialen oder lateralen Instabilität kommen nun Techniken zur Anwendung, die wir schon früher an der Schulter mit knotenlosen Ankersystemen und Sehnentransplantaten bereits erfolgreich in Verwendung hatten.

Drei Argumente waren die Leitidee bei der Planung dieses Buches: Erstens haben wir nur arthroskopische operative Verfahren aufgeführt, deren Anwendung sich in den letzten Jahren bewährt haben und deshalb empfohlen werden können. Zweitens: Durch diese gewisse Beschränkung konnten naturgemäß nicht alle Pathologien am Ellenbogen adressiert werden, auch wenn die neueren Ideen und Techniken der arthroskopischen Operationen an der Schulter und am Knie mögliche, zukünftige Hinweise geben können. Drittens haben wir bewusst auch die Grenzindikationen und Komplikationen einbezogen. Dazu gehören auch das Infektionsmanagement, das zwar vielfach erwähnt, aber selten ausführlich besprochen wird.

Mit diesen Meistertechniken eröffnen wir ein neues Spektrum von topografisch orientierten Büchern und hoffen damit, den arthroskopisch minimalinvasiv orientierten Orthopäden und Unfallchirurgen die notwendige Hilfe anbieten zu können. Wir danken allen Mitautoren und vor allem den Mitarbeitern des Springer-Verlags wie Frau Antje Lenzen und Frau Barbara Knüchel sehr für deren unermüdliche ausdauernde und motivierende Unterstützung, die zum Gelingen dieses Buches beigetragen hat.

Für die Herausgeber:

Andreas Imhoff
München, im Februar 2018

Einleitung

Liebe Leserinnen und Leser,

die rasche Entwicklung im Verständnis der unterschiedlichsten Pathologien am Ellenbogen hat in den letzten Jahren zu vielen Fragen bezüglich der möglichen Diagnostik- und Therapieoptionen geführt. Nun bietet die Arthroskopie des Ellenbogens sowohl diagnostische als auch therapeutische Möglichkeiten. Dieses Buch befasst sich darum – unter anderem mithilfe arthroskopischer Bilder – mit den verschiedenen Pathologien. Durch seine zahlreichen Abbildungen werden Anfänger und Fortgeschrittene in ihrem täglichen OP-Alltag unterstützt. Aus der Arbeit der beiden Ellenbogen-Komitees der AGA und DVSE entwickelt, empfehlen wir – wie in anderen Gelenken – ein standardisiertes Vorgehen und eine feste Bilderanzahl zur Dokumentation. Ein spezielles Kapitel befasst sich mit dem Vergleich von MRT- Bildern/Befunden und dem arthroskopischen Pendant. Besonderes Augenmerk wird hier auf die möglichen Diskrepanzen und unterschiedlichen Darstellungsmöglichkeiten gelegt.

Andreas Lenich

Inhaltsverzeichnis

Mitarbeiterverzeichnis

Athwal, George
HULC, St. Joseph's Health Care
University of Western Ontario
London, Ontario, Canada

Blanke, Fabian, Dr. med.
Hessing Stiftung Augsburg
Klinik für Sportorthopädie
Augsburg

Burkhart, Klaus J., Priv.-Doz. Dr. med.
Arcus Sportklinik Pforzheim
Pforzheim

Ellwein, Alexander, Dr. med.
DIAKOVERE gGmbH Annastift
Department für Schulter-, Knie- und Sportorthopädie
Hannover

Gerhardt, Christian, Dr. med.
Charité
Centrum für Muskuloskelettale Chirurgie
Berlin

Geyer, Michael, Dr. med.
St. Vinzenz Klinik Pfronten
Orthopädische Chirurgie
Pfronten

Greiner, Stefan, Prof. Dr. med.
Sporthopaedicum
Regensburg

Hackl, Michael, Dr. med.
Universitätsklinikum Köln
Klinik und Poliklinik für Orthopädie und Unfallchirurgie
Köln

Hollinger, Boris, Dr. med.
Arcus Sportklinik Pforzheim
Pforzheim

Imhoff, Andreas B., Univ.-Prof. Dr. med.
TU München
Klinikum rechts der Isar – Abt. und Poliklinik für Sportorthopädie
München

Lacheta, Lucca, Dr. med.
TU München
Klinikum rechts der Isar – Abt. und Poliklinik für Sportorthopädie
München

Lenich, Andreas B., Priv.-Doz. Dr. med.
Klinik für Orthopädie, Unfall-, Handchirurgie und Sportorthopädie
Helios Klinikum München West
München

Lill, Helmut, Prof. Dr. med.
DIAKOVERE Krankenhaus gGmbH, Friederikenstift
Klinik für Orthopödie und Unfallchirurgie
Hannover

Müller, Lars Peter, Univ.-Prof. Dr. med.
Universitätsklinikum Köln
Klinik und Poliklinik für Orthopädie und Unfallchirurgie
Köln

Nietschke, Rainer, Dr. med.
Arcus Sportklinik Pforzheim
Pforzheim

Reuter, Sven, Prof. Dr. med.
SRH Hochschule für Gesundheit
Campus Stuttgart
Stuttgart

Scheibel, Markus, Prof. Dr. med.
Schulter- und Ellenbogenchirurgie
Centrum für Muskuloskeletale Chirurgie (CMSC)
Charité-Universitätsmedizin Berlin
und
Klinik Wilhelm Schulhess
Zürich, Schweiz

Schneider, Marco M., Dr. med.
Arcus Sportklinik Pforzheim
Pforzheim

Schoch, Christian, Dr. med.
St. Vinzenz Klinik Pfronten
Orthopädische Chirurgie
Pfronten

Siebenlist, Sebastian, Priv.-Doz. Dr. med.
TU München
Klinikum rechts der Isar – Abt. und Poliklinik
für Sportorthopädie
München

Vogt, Stephan, Prof. Dr. med.
Hessing Stiftung Augsburg
Klinik für Sportorthopädie und arthroskopische
Chirurgie
Augsburg

Wegmann, Kilian, Priv.-Doz. Dr. med.
Universitätsklinikum Köln
Klinik und Poliklinik für Orthopädie
und Unfallchirurgie
Köln

Abkürzungen

AO	Arbeitsgemeinschaft für Osteosynthesefragen
aMCL	anteriores Bündel des medialen Kollateralbandes
a.p.	anterior-posterior
ASK	Arthroskopie
ASSH	American Society for Surgery of the Hand
C	zervikal
CEO	Common Extensor Origin
CPM	Continuous Passive Motion
CRAP	Klassifikationssystem zum lateralen Ellenbogenschmerz
CRPS	komplexes regionales Schmerzsyndrom
D	Digitus
ECRB	M. extensor carpi radialis brevis
EHR	Epicondylitis humeri radialis
Ext.	Extension
FGK	freie Gelenkkörper
Flex.	Flexion
G	Gauge
HO	heterotope Ossifikation
HWS	Halswirbelsäule
IE	Implantatentfernung
K-Draht	Kirschner-Draht
Lig./Ligg.	Ligamentum/Ligamenta
LCL	laterales Kollateralband
LUCL	laterales ulnares kollaterales Ligament
M./Mm.	Musculus/Musculi
mACT	matrixinduzierte autologe Knorpelzelltransplantation
MCL	mediales Kollateralband
MMP	Matrix-Metalloproteinasen
MUCL	mediales ulnares Kollateralband
N./Nn.	Nervus/Nervi
OA	Oberarm
OATS	Osteochondral Autograft Transfer System
OCA	osteokapsuläre Arthroplastik
OCL	osteochondrale Läsion
OD	Osteochondrosis dissecans
PAP	präoperative Antibiotikaprophylaxe
PIN	N. interosseus posterior des N. radialis, innerviert Extensoren des Unterarmes
PIN	N. interosseus profundus
PLRI	posterolaterale Rotationsinstabilität
pMCL	posteriores Bündel des medialen Kollateralbandes
PRUG	proximales Radioulnargelenk
ROM	Range of Motion, Bewegungsumfang
TEP	Totalendoprothese
V./Vv.	Vena/Venae

Anatomie und Biomechanik des Ellenbogengelenks

K. Wegmann, M. Hackl, L. P. Müller

A. Imhoff, A. Lenich (Hrsg.), *Arthroskopie und minimal-invasive Chirurgie des Ellenbogens*
https://doi.org/10.1007/978-3-662-56679-4_1

1.1 Einleitung

Der Ellenbogen stellt keine isolierte gelenkige Struktur dar. Vielmehr sollte die funktionelle Zusammengehörigkeit mit dem Unterarm und damit auch dem Handgelenk gesehen werden. Die native Biomechanik und die Pathobiomechanik sind untrennbar miteinander verbunden. Wie in sämtlichen Gelenken des menschlichen Körpers, beruht die Funktionalität des Ellenbogengelenks auf einem ausgewogenen Zusammenspiel zwischen Beweglichkeit und Stabilität. Im Folgenden sollen die anatomischen und biomechanischen Grundlagen rund um den Ellenbogen vermittelt werden. Diese stellen die Grundlage für Verständnis, Erkennung und Therapie der diversen Ellenbogenpathologien dar. Es ist von essenzieller Bedeutung, die relativen Beiträge der einzelnen Gelenkstabilisatoren zu kennen, um Luxationsfrakturen adäquat zu versorgen.

Anatomie und Biomechanik des Ellenbogengelenks werden im Folgenden, ihrer funktionellen Einheit entsprechend, gemeinsam besprochen.

1.2 Distaler Humerus

Die knöcherne Struktur verleiht dem Ellenbogen ein charakteristisches Relief (▣ Abb. 1.1). In der frontalen Ansicht dominieren der mediale und laterale Epikondylus, die über die Cristae supracondylares aus dem Humerusschaft entspringen und den Flexoren und Extensoren als Ursprung dienen und durch ihre prominente Position deren Hebelarm verlängern. Proximal des medialen Epikondylus findet sich in seltenen Fällen ein rudimentärer Processus supracondylaris, der ursächlich sein kann für neurovaskuläre Kompressionssyndrome. Verbindet man den medialen und den lateralen Epikondylus mittels einer imaginären Linie, befindet sich etwa 2 cm distal hiervon der Gelenkspalt. Diese Kenntnis kann bei der klinischen Untersuchung, aber auch beim Anlegen von offenen oder arthroskopischen Zugängen hilfreich sein. Der gelenkbildende Anteil des distalen Humerus steht in Relation zum Humerusschaft 6–8 ° valgisch und 5–6 ° innenrotiert (▣ Abb. 1.1). Der Gelenkblock selbst ist um 29–31 ° nach anterior flektiert, wiederum in Relation zur Längsachse des Humerus.

Diese charakteristische Konfiguration ist nicht einer Laune der Natur zu verdanken, sondern basiert auf funktionellen Ansprüchen. So erleichtert die Valguskomponente des Unterarmes die präzise und achsgetreue Rotation des Unterarmes, die anteriore Flexion des Gelenkblockes dient als Offset und erhöht die Flexionsfähigkeit im Ellenbogen. Abweichungen zur knöchernen Konfiguration des distalen Humerus, z. B. durch fehlverheilte Frakturen, führen zu signifikanten Funktionseinschränkungen des Gelenks und dadurch des gesamten Unterarmes. Die dorsale Vertiefung am distalen Humerus, die Fossa olecrani, dient dazu, die Olekranonspitze in Extension zu empfangen, um die volle Streckung, durch den Formschluss, aber auch Stabilität, zu gewährleisten. Die Fossa olecrani ist nach ventral von den Fossae radialis und coronoidea durch eine knöcherne Membran getrennt. Die jeweils entstehenden Räume sind mit Fettgewebe ausgefüllt. Füllen sich die Fossae z. B. wegen einer Fraktur mit Blut, kann im Röntgen entsprechend der Flüssigkeitsspiegel als sog. Fat Pad Sign identifiziert werden.

Die Blutversorgung des distalen Humerus erfolgt zum einen über eine zentrale Arterie, die aus der A. brachialis gespeist wird. Zum anderen treten von distal aufsteigende, rekurrente Gefäße

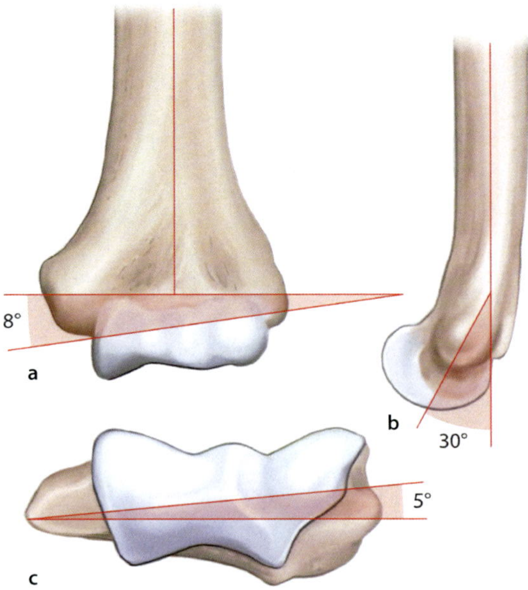

▣ **Abb. 1.1a–c** Achsverhältnisse der Gelenkfläche zum Humerusschaft. **a** In der Frontalebene ist der Gelenkblock um 6–8 ° nach radial geneigt. **b** In der Sagittalebene ist der Gelenkblock um etwa 30° nach anterior flektiert. **c** in der Transversalebene zeigt der Gelenkblock eine Rotation nach medial zwischen 3 und 6°. (Mod. nach Wegmann et al. 2012a)

sowohl radial als auch ulnar in den distalen Humerus ein. Hinsichtlich des lateralen Epikondylus ergibt sich eine Sondersituation, da die Gefäße vornehmlich von dorsal eintreten (Wegmann et al. 2014b). Im Bereich zwischen dem auslaufenden zentralen Gefäß im Schaft und den distalen, rekurrenten Gefäßen ergibt sich eine Wasserscheide, mit erhöhter Gefahr der Unterversorgung (Kimball et al. 2007).

1.3 Mediale Säule

Auf der ulnaren Seite erfolgt die Artikulation zwischen der Trochlea humeri und der proximalen Ulna. Die Trochlea ist auf charakteristische Art wie eine Spule geschwungen und weist eine hohe Konformität zur Incisura semilunaris der Ulna auf. Die Trochlea ist von Knorpel überzogen. Am ventralen Abschnitt der Trochlea ist der Knorpel etwa 1,3 mm dick, im dorsalen Bereich der Trochlea etwa 0,8 mm (Schub et al. 2013; ◘ Abb. 1.2). Aus der hohen Passgenauigkeit des nativen humeroulnaren Gelenks ergibt sich ein annähernd perfektes bzw. ein idealisiertes Scharniergelenk. So findet sich am Ellenbogen keine klar definierte Rotationsachse. Wie biomechanische Studien zeigen konnten, findet sich ein wanderndes Rotationszentrum. In der sagittalen Ebene wandert das Drehzentrum auf einer Fläche von 7,8 × 2,5 mm (Morrey u. Sanchez-Sotelo 2009), in Abhängigkeit von der Extensions-/Flexionsstellung des Gelenks. Im Gegensatz hierzu wird dem Gelenk durch die gängigen Modelle der dynamischen Ellenbogenfixateure und der dynamischen Orthesen ein starres Drehzentrum auferlegt. Zweifelsohne stellen diese Maßnahmen sinnvolle Therapiewerkzeuge dar. Jedoch sollte der Status quo nicht als Ende der Fahnenstange angesehen werden, sondern vielmehr als Ansporn, mit den externen stabilisierenden Techniken der nativen Biomechanik des Ellenbogens in der Zukunft noch weiter zu entsprechen.

Der mediale Epikondylus dient dem medialen Kollateralbandapparat als Ursprung. Knapp posterior des Drehzentrums am medialen Epikondylus entspringt das anteriore Bündel des medialen Kollateralbandes, das den primären Valgusstabilisator des Ellenbogens darstellt (Rahman et al. 2008; ◘ Abb. 1.3). Ventral bzw. kaudal des Bandes entspringt die Gelenkkapsel. Kranial vom Band nimmt die Flexorengruppe mit dem M. flexor carpis radialis, dem M. flexor carpi ulnaris und dem M. flexor digitorum superficialis ihren Ursprung. Proximal dieser Gruppe entspringt der M. pronator teres am Oberrand des medialen Epikondylus (Buck et al. 2010).

Den größten Beitrag zur Valgusstabilität des Ellenbogens hat das anteriore Bündel des medialen Kollateralbandes in 90-Grad-Flexion. Funktionell ist das anteriore Bündel in ein anteriores und ein posteriores Band gegliedert. Das anteriore Band entspannt sich in Flexion und spannt sich in Extension (◘ Abb. 1.4). Das dorsale Band verhält

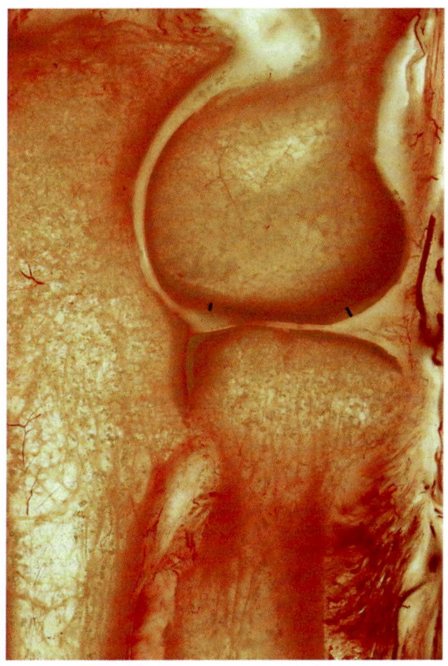

◘ Abb. 1.2 Darstellung der von ventral nach dorsal-abnehmenden Knorpeldicke (*schwarze Striche*) Kapitulum, in einem Plastinat

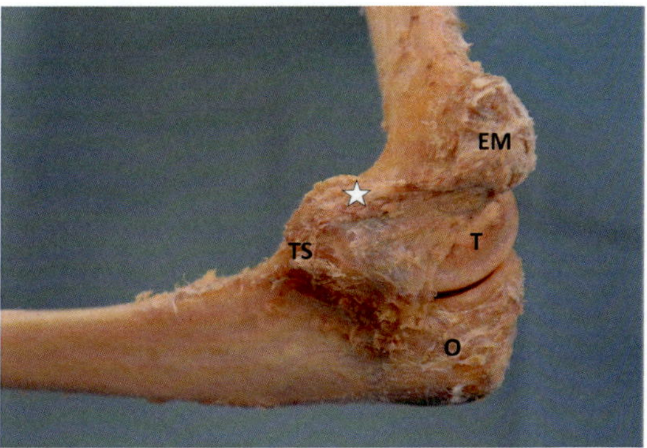

◘ Abb. 1.3 Mediales Kollateralband. *EM* Epicondylus medialis, *TS* Tuberculum subliminus, *T* Trochlea, *O* Olekranon, *Stern* anteriores Bündel des medialen Kollateralbandes

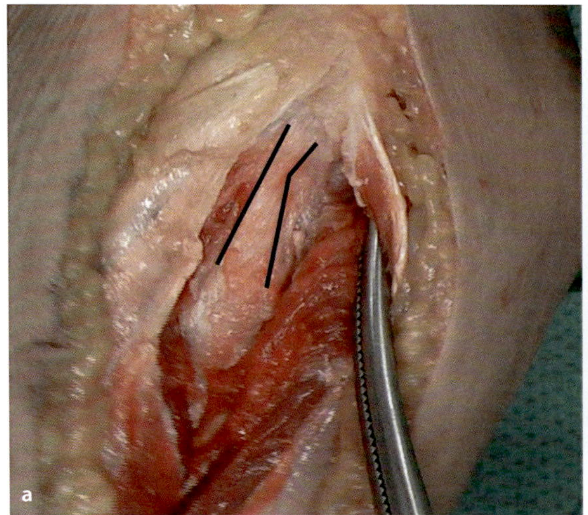

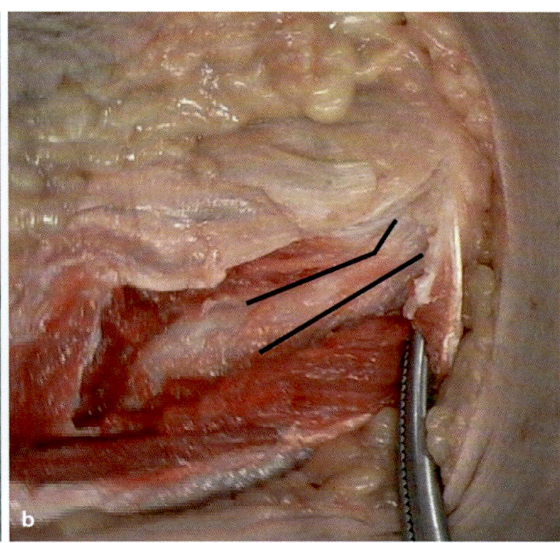

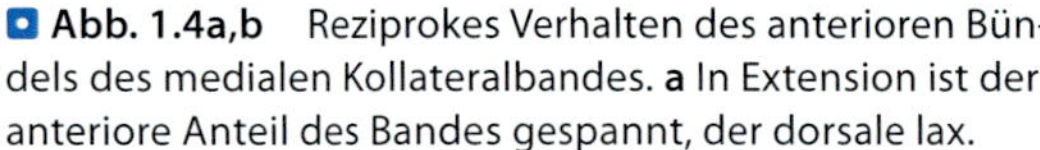

Abb. 1.4a,b Reziprokes Verhalten des anterioren Bündels des medialen Kollateralbandes. **a** In Extension ist der anteriore Anteil des Bandes gespannt, der dorsale lax. **b** In Flexion kommt es umgekehrt zur Anspannung des dorsalen Anteils, der anteriore Anteil ist lax

sich hierzu gegensätzlich, was dem anterioren Bündel des medialen Kollateralbandes ein reziprokes Verhalten nachweist. Da das Band nicht direkt im Drehzentrum entspringt, sowie ein reziprokes Verhalten aufweist, ist das mediale Band nicht als isometrisches Band anzusehen. Das anteriore Bündel inseriert am Tuberculum subliminus der proximalen Ulna. Proximal und mittig weist das Band eine Breite von etwa 6 mm auf, die Insertion an der Ulna ist dann auf 9 mm verbreitert. Bei überdurchschnittlich belasteten Kollateralbändern konnte eine physiologische Verdickung im Vergleich zur weniger belasteten Gegenseite nachgewiesen werden (Nagamoto et al. 2015).

In der seitlichen Ansicht des Ellenbogens prägt das Olekranon das Relief des Ellenbogens. Die Olekranonspitze taucht in Extension in die Fossa olecrani des distalen Humerus ein und übernimmt dann eine wichtige stabilisierende Funktion. Biomechanische Studien konnten zeigen, dass eine Resektion der Olekranonspitze von mehr als 25 % zu einer signifikanten Valgusinstabilität führt (An et al. 1986). Die Olekranonspitze folgt nach distal einer charakteristischen konkaven Krümmung, die im Processus coronoideus endet. In der sagittalen Ebene ergibt sich hierdurch eine Halbmondform, in die sich der distale Humerus mit der Trochlea humeri einpasst. Der Öffnungswinkel dieses Halbmondes misst etwa 182 ° (Giannicola et al. 2015). Die hohe Konformität der beiden Strukturen bietet eine hervorragende Passform und somit eine enge Führung. Diese Konformität muss allerdings im Umkehrschluss auch bei der Frakturreposition beachtet werden. Somit empfiehlt sich hier primär die Rekonstruktion des Alignments der dorsalen Kortikalis der proximalen Ulna und nicht die Adaptation der gelenkknorpeltragenden Anteile der Incisura semilunaris. Ansonsten läuft man Gefahr, die Incisura semilunaris zu schließen und so eine Bewegungsstörung zu generieren.

Das Olekranon artikuliert sowohl mit dem Humerus über die Incisura semilunaris, als auch dem Radiuskopf über die Incisura radialis ulnae. In der Incisura semilunaris stellt sich eine physiologische „Bare Area" mit durchschnittlich 5 mm Länge ein (Abb. 1.5a). In diesem Bereich besteht nur wenig mechanische Stimulation, da dort physiologischerweise kein Kontakt mit dem Humerus besteht, und somit kein Knorpel ausgeprägt ist (Morrey u. Sanchez-Sotelo 2009). In der Fraktursituation darf dieser Bereich nicht als eine zu rekonstruierende Trümmerzone fehlinterpretiert werden, um Knorpelfläche an Knorpelfläche zu adaptieren.

Das Olekranon zeichnet sich durch eine hohe individuelle anatomische Varianz aus. Der Ulnaschaft weist einen nach radial geschlossenen Winkel von 17–18 ° auf, was als „Radial Bow" bezeichnet wird (Abb. 1.5). Darüber hinaus findet sich eine ventrale Angulation – die dorsale Olekranonkortikalis ist konvex – etwa 6 ° (Puchwein

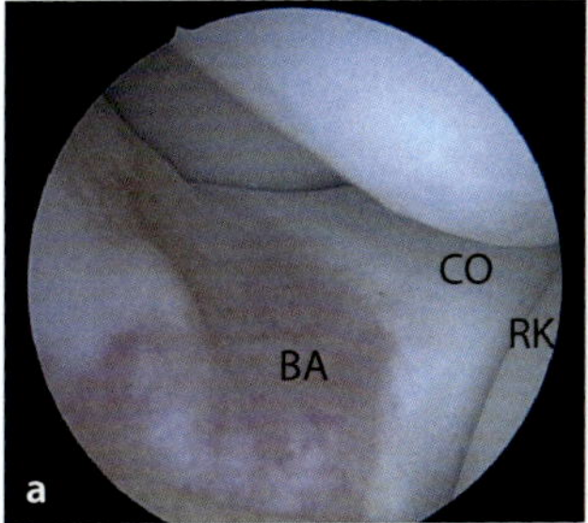

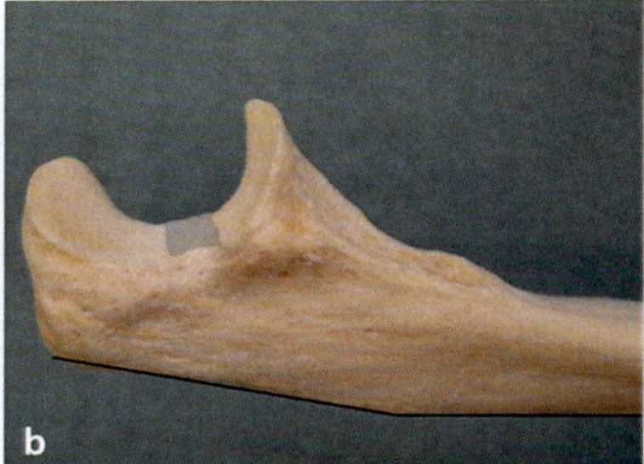

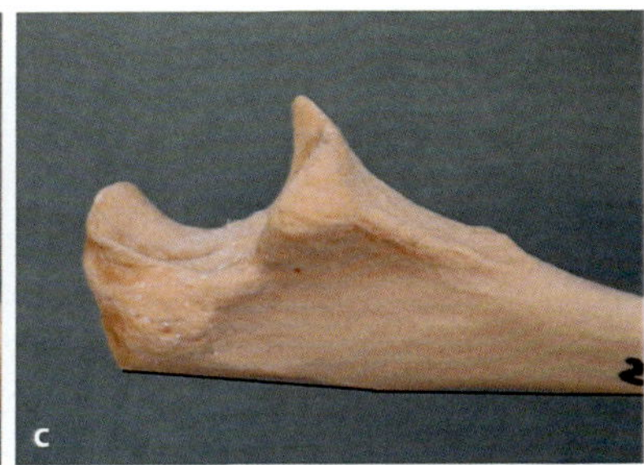

Abb. 1.5 **a** Bare Area (*BA*) in der Gelenkfläche der proximalen Ulna. *CO* Processus coronoideus, *RK* Radiuskopf. **b,c** Interindividuelle Varianz der dorsalen Angulation (markiert mit *schwarzem Strich*) der proximalen Ulna

et al. 2012; Abb. 1.6). Wird diese dorsale Angulation im Frakturfall unter- bzw. überkorrigiert, resultiert ein Extensions- bzw. ein Flexionsdefizit im Ellenbogengelenk. Die hohe anatomische Varianz muss bei der Wahl des Osteosynthesematerials eingeplant werden.

Der distale Ausläufer der Incisura semilunaris endet im Processus coronoideus. Dieser hakenförmige Fortsatz komplettiert das Olekranon zu einer halbmondförmigen Form und hilft anteroposterior gerichtete Kräfte am Ellenbogen zu kompensieren. Die Höhe des Koronoids beträgt im Durchschnitt knapp 17 mm (Ablove et al. 2006). Am Processus coronoideus können die Spitze, die anteromediale Facette und das Tuberculum subliminus unterschieden werden. Die anteromediale Facette dient als Varusstabilisator, indem sie dem medialen Trochleaabschnitt unter Varuslast als Widerhalt dient (Ramirez et al. 2015). Die anteromediale Facette wölbt sich an der medialen Ulnametaphyse vor und erweitert so die Gelenkfläche. Am Tuberculum subliminus, das sich medial der anteromedialen Facette befindet, setzt das anteriore Bündel des medialen Kollateralbandes an. Frakturen, die diesen Bereich der Ulna betreffen, können so bei strukturell intaktem Band dennoch zu einem Versagen des medialen Bandapparates und konsekutiver Instabilität führen.

Neben der anteroposterioren Stabilisierung wurde das Koronoid zusätzlich als wichtiger Varusstabilisator identifiziert (Hartzler et al. 2014). Zu einem kleinen Anteil trägt es auch zur Valgusstabilität bei. Etwa 10 mm distal der Koronoidspitze inseriert der M. brachialis, 2 mm distal

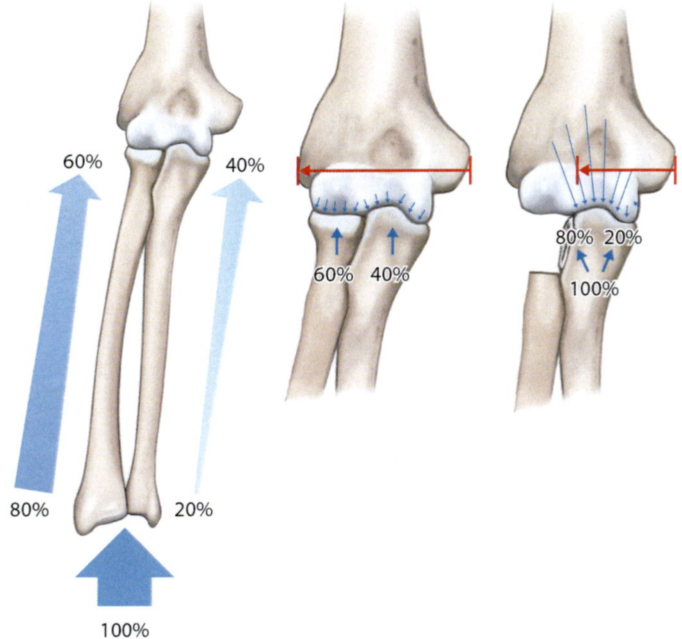

Abb. 1.6 Schematische Darstellung der longitudinalen Kraftübertragung am Unterarm. Beim intakten Unterarm erfolgt nach Aufnahme von annähernd 80 ° der aufgetragenen Last über den distalen Radius eine Umverteilung durch die Membrana interossea auf die Ulna. So treffen am Ellenbogen etwa noch 60 % der Kraft auf das Kapitulum und 40 % auf die Trochlea. Im Falle eines Defektes des Radiuskopfes, z. B. nach Resektion desselben, wird die gesamte Kraft auf die mediale Säule übertragen. (Mod. nach Wegmann et al. 2012a)

der Koronoidspitze setzt die Gelenkkapsel an (Ablove et al. 2006). Der Großteil des Processus coronoideus ist als frei stehender Vorsprung zu verstehen, der entsprechend nur wenig solide knöcherne Abstützung hat. Somit verwundert es nicht, dass der Processus coronoideus häufig bei Verletzungen in Mitleidenschaft gezogen wird. Es gibt differierende Angaben über die Notwendigkeit zur Refixation von Koronoidspitzenfrakturen, um die Integrität der ventralen Gelenkkapsel wiederherzustellen. In einer kleinen Fallserie wurde ein positiver Stabilisierungseffekt für die Refixation auch der Koronoidspitzenfrakturen berichtet (Terada et al. 2000).

1.4 Laterale Säule

Der laterale Anteil der Gelenkfläche des distalen Humerus, das Capitulum humeri (Humerusköpfchen) artikuliert mit dem Caput radii (Radiuskopf). Auch hier kommt der Konformität der beiden Strukturen eine wichtige funktionelle Bedeutung zu. Das konvexe Kapitulum erlaubt dem konkaven Radiuskopf (Vertiefung von durchschnittlich 2,4 mm) eine freie Rotation. Aber auch ein Gleiten im Rahmen der Extensions-/Flexionsbewegungen ist möglich. Die Knorpeldicke am Kapitulum beträgt anterior zwischen 1,49 und 1,63 mm, im posterioren Bereich zwischen 0,87 und 1,06 mm (Schub et al. 2013). Durch die Passform wird jedoch zusätzlich eine translatorische Stabilität ermöglicht. Eine aktuelle biomechanische Untersuchung von Irish und Kollegen unterstreicht die Relevanz der Vertiefung im Zentrum des Radiuskopfes anhand der Beschaffenheit von Radiuskopfprothesen (Irish et al. 2015). Es wurde gezeigt, dass die Kontaktfläche und der Anpressdruck zwischen dem Kapitulum und dem Radiuskopf von der Tiefe der Gelenkfläche des Radiuskopfes abhängen. Der geringste Druck und die größte Kontaktfläche ergaben sich bei 3,2 ± 0,7 mm Tiefe im Zentrum des Radiuskopfes. Der Radiuskopf ist nicht rund, sondern ellipsoid (Alolabi et al. 2013). Wird der Radiuskopf in Neutralstellung des Unterarmes betrachtet, liegt lateral eine Verbreiterung vor, welche ursächlich für die ellipsoide Form ist. In Pronation scheint die ellipsoide Form den Kraftschluss im proximalen radioulnaren Gelenk zu erhöhen. Laut anthropologischen Forschungen unterstützte diese Stabilisierung die Vorläufer der hominiden Primaten während des 4-beinigen Ganges bei proniertem Unterarm (Patel 2005). Bei modernen Menschen spielt der Radiuskopf in ähnlicher Weise eine wichtige Rolle bei der axialen Stabilisierung des Unterarmes (Green u. Zelouf 2009). In biomechanischen Studien konnte gezeigt werden, dass die radiale Säule 60 % der vom Unterarm auf den distalen Humerus übertragenen Kräfte transferiert. Am Handgelenk nimmt der distale Radius jedoch 80 % der jeweilig aufgetretenen Last auf. Die Lastverteilung erfolgt über die Membrana interossea, die mit ihren auf- und absteigenden Fasern die Kräfte zwischen Ulna und Radius beeinflusst (Wegmann et al. 2012a,b; ◘ Abb. 1.6). Dieser Zusammenhang zwischen Ellenbogen, Unterarm und Handgelenk verdeutlicht die enge biomechanische Verknüpfung der Strukturen und legt nahe, die einzelnen Bereiche in der Traumasituation nicht getrennt, sondern als Ganzes zu betrachten und zu behandeln.

Wird der Radiuskopf reseziert, laufen 100 % der auf den Unterarm in longitudinaler Richtung wirkenden Kraft über die ulnare Säule, was zu einer raschen Degeneration des entsprechenden Gelenkknorpels führen kann. Darüber hinaus ist nach Resektion des Radiuskopfes nicht selten eine Valgusinstabilität des Gelenks zu beobachten. Der Radiuskopf stellt nach dem anterioren Bündel des medialen Kollateralbandes in der Tat einen wichtigen Valgusstabilisator des Ellenbogens dar (Johnson et al. 2005). Aber auch distal des Ellenbogengelenks führt die Entfernung des Radiuskopfes zu messbaren Konsequenzen. Lanting und Kollegen wiesen eine signifikante Spannungszunahme in der Membrana interossea des Unterarmes nach, die durch prothetischen Radiuskopfersatz reversibel war (Lanting et al. 2013). Neben dem Kapitulum artikuliert der Radiuskopf mit der Incisura radialis ulnae im proximalen radioulnaren Gelenk und mit der Zona conoidea der Trochlea. Um diese Artikulation zu gewährleisten, ist der Rand des Radiuskopfes über 240 ° mit Knorpel überzogen, in dem Bereich, in welchem er mit der Incisura radialis ulnae Kontakt hat. Die übrigen 120 ° sind nur an dem schmalen Saum mit Knorpel besetzt, über den er mit dem Lig. anulare artikuliert (◘ Abb. 1.7). Korrespondierend weist das Lig. anulare an seiner Innenseite einen partiellen Knorpelbezug auf (Sanal et al. 2009). Das Lig. anulare zieht von der anterioren Begrenzung der Incisura radialis ulnae um den Radiuskopf an die dorsale Begrenzung der Inzisur. Im Rahmen einer Osteosynthese können im Bereich dieser 120 ° mit nur

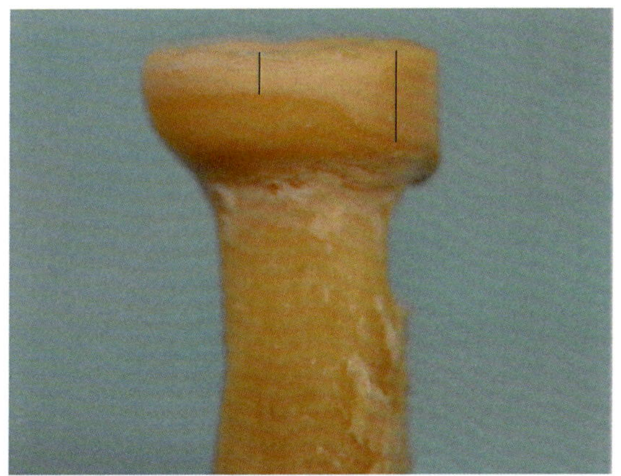

Abb. 1.7 Kragen des Radiuskopfes. Der Bereich mit einem schmalem Band an Knorpelbezug stellt den Bereich dar, der nicht mit dem proximalen Radioulnargelenk (PRUG) artikuliert. Der Bereich mit breitem Knorpelband artikuliert mit der Incisura radialis ulnae im PRUG

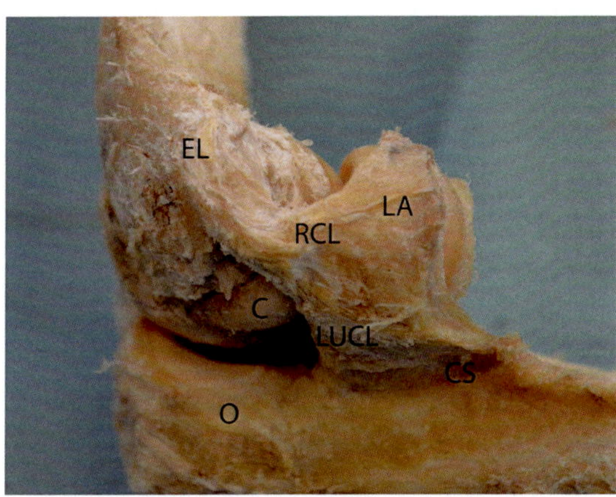

Abb. 1.8 Darstellung des lateralen Kollateralbandkomplexes. *EL* Epicondylus lateralis, *RCL* Radiales Kollateralband, *LA* Lig. anulare, *C* Kapitulum, *LUCL* laterales ulnares Kollateralband, *CS* Crista supinatoria

schmalem Knorpelband eine Platte oder prominente Schraubenköpfe toleriert werden, da dann kein Konflikt mit der proximalen Ulna zu erwarten ist. Der durchschnittliche Durchmesser des Radiuskopfes beträgt 22 mm, der Hals ist um 10–12 ° anguliert. Die meisten der verfügbaren Radiuskopfprothesen erlauben es bislang nicht, diese Werte zu rekonstruieren. Außerdem ist es nicht möglich, mit gängigen Radiuskopfprothesen die Artikulation im proximalen radioulnaren Gelenk zu rekonstruieren. Die gesamte Kontaktfläche sowie die Kinematik des proximalen Radius werden durch die Implantation einer Prothese negativ beeinflusst (Wegmann et al. 2015).

Neben der knöchernen Passform spielt der laterale Kollateralbandkomplex eine wichtige Rolle bei der Stabilisierung des Ellenbogengelenks. Das laterale Band besteht aus dem Lig. anulare, dem radialen Kollateralband, dem lateralen ulnaren Kollateralband und dem akzessorischen radialen Kollateralband (Abb. 1.8). Das Lig. anulare stabilisiert den Radiuskopf im proximalen radioulnaren Gelenk. In Zukunft gilt es zu untersuchen, inwiefern Instabilitäten im proximalen radioulnaren Gelenk klinische Relevanz erfahren und ob entsprechende Therapiemaßnahmen indiziert sind.

Das radiale Kollateralband entspringt nahe des idealisierten Drehzentrums am Kapitulum, zieht nach distal auf der Gelenkkapsel und verschmilzt mit dem Lig. anulare. Es verläuft über die laterale Kante des Radiuskopfes. Für das radiale Kollateralband konnte eine Isometrie nachgewiesen werden (Moritomo et al. 2007). Dies ist beim lateralen ulnaren Kollateralband jedoch nicht der Fall. Es entspringt ebenfalls nahe des idealisierten Drehzentrums am Kapitulum und zieht dann an die Crista supinatoria der proximalen Ulna. Es inseriert gemeinsam mit dem Lig. anulare an der proximalen Ulna. Im Verlauf von Extension zur Flexion erfährt das Band eine relevante Längenänderung mit Anspannung bei zunehmender Beugung, wie Moritomo und Kollegen nachweisen konnten (Moritomo et al. 2007). Beim lateralen ulnaren Kollateralband handelt es sich somit eindeutig nicht um ein isometrisches Band. Das laterale ulnare Kollateralband zieht am dorsolateralen Abschnitt des Radiuskopfes vorbei und fungiert somit ähnlich einer Hängematte, in der der Radiuskopf stabilisiert wird. Darüber hinaus verbindet das Band die Ulna mit dem lateralen Epikondylus. Ein Defekt des lateralen Kollateralbandes kann somit zur posterolateralen Rotationsinstabilität führen (O'Brien u. Savoie 2014). Hierbei rotiert der Unterarm vom distalen Humerus nach dorsal und lateral weg. Diese Pathologie wurde insbesondere von O´Driscoll und Kollegen berichtet (O‹Driscoll et al. 1991) und findet in den folgenden Kapiteln nähere Erläuterung (► Kap. 7 und 8). Es bestehen enge anatomische Lageverhältnisse zwischen dem lateralen ulnaren Kollateralband, dem posterolateralen Abschnitt des Radiuskopfes und der Gelenkkapsel (Wegmann et al. 2014a). Beim arthroskopischen Débridement im posterolateralen Gelenkabschnitt ist somit eine iatrogene Schädigung des Bandes möglich.

1.5 Gelenkkapsel

Das Ellenbogengelenk ist ebenso wie die übrigen Gelenke des menschlichen Körpers von einer straffen Gelenkkapsel umschlossen. Die Teilgelenke des Ellenbogens werden von dieser gemeinsamen Kapsel umfasst. Gelenkseitig findet sich eine synoviale Schicht. Die Kapsel entspringt am Humerusschaft knapp proximal der Fossae olecrani, radialis und coronoidea. Dorsal inseriert die Kapsel auf Höhe des Lig. anulare. Ventral inseriert die Kapsel knapp distal der Koronoidspitze auf der medialen Seite, lateral geht sie erneut in das Lig. anulare über. Durch den Übergang in das Lig. anulare erlaubt die Gelenkkapsel dem Radius die freie Rotation, die durch ein Anheften der Kapsel limitiert wäre. Bei posttraumatischen narbigen Verwachsungen kann die Rotation des Radius kompromittiert werden. Da die Kapsel das Gelenk zirkumferent umschließt, spielt sie eine wichtige Rolle bei der Entstehung von Pathologien. Instabilitäten, aber auch Gelenksteife können aus Verletzungen der Gelenkkapsel resultieren. Ihr größtes Füllungsvolumen, die beim nativen Gelenk zwischen 20 und 25 ml beträgt, hat die Kapsel bei etwa 80 ° Flexion. Bei einem Gelenk mit Kapselsteife kann das maximale Füllungsvolumen schon bei deutlich niedrigeren Volumina erreicht sein.

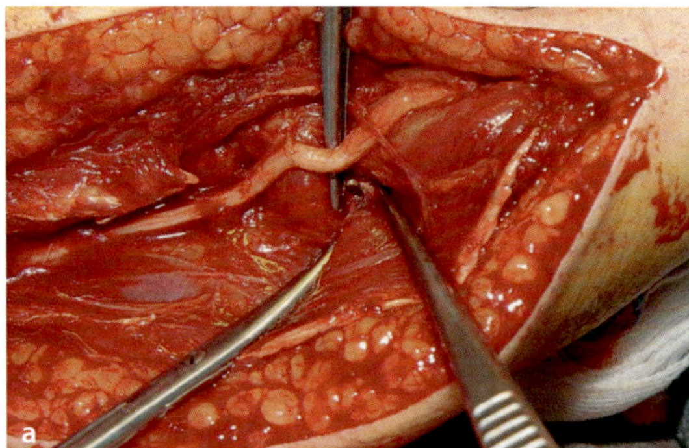

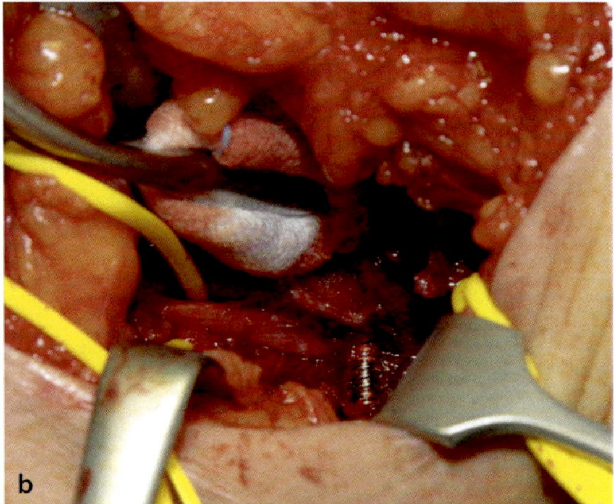

Abb. 1.9 **a** Lageverhältnisse des Fixateur-Pins zum N. ulnaris, ca. 10 cm proximal des Processus styloideus ulnae. **b** Darstellung der Kompression des N. radialis am lateralen Oberarm durch den Fixateur-Pin. Der Nerv ist durch einen gelben Vessel-Loop markiert

1.6 Neuroanatomie

Am Ellenbogengelenk findet sich von Seiten der Anatomie eine besondere Situation vor. Das Gelenk wird ventral und dorsal sowie medial und lateral von wichtigen peripheren Nerven passiert. Bei annähernd jedem chirurgischen Eingriff ist der Operateur mit den kritischen neuralen Strukturen konfrontiert. Eine präzise Kenntnis der Neuroanatomie ist unerlässlich, um schwerwiegende Komplikationen zu vermeiden. Die Literatur bietet eine Vielzahl an Fallpräsentationen, die entsprechende iatrogene Nervenschädigungen schildern. In einem Fall wurden sogar der N. medianus und der N. radialis im Rahmen eines arthroskopischen Eingriffes durchtrennt (Haapaniemi et al. 1999). Den Autoren des Kapitels liegt der bislang unpublizierte Fall einer 67-jährigen Patientin vor, bei der im Rahmen der Anlage eines externen Fixateurs am Ellenbogen bei einer komplexen Luxation, der N. ulnaris und der N. radialis verletzt wurden (Abb. 1.9). Des Weiteren existieren Fallserien, die die iatrogene Nervenschädigung mitunter als häufigste Komplikation der Ellenbogenarthroskopie werten (Leong et al. 2015; Nelson et al. 2014).

N. radialis

Ventral des Gelenks finden sich der N. radialis und der N. medianus. Die Bizepssehne unterteilt die Weichteile ventral des Gelenks in einen medialen und einen lateralen Bereich. Der N. radialis, der aus den Segmenten C5–Th1 gespeist wird, geht aus dem Fasciculus posterior des Plexus brachialis hervor. Unterhalb der Klavikula schwingt sich der Nerv um den Humerusschaft, um dann im Sulcus nervi radialis spiralförmig auf die Außenseite zu treten. Dort tritt er durch das Septum intermusculare laterale, um dann auf dem M. brachialis und medial sowie tief zum M. brachioradialis nach distal zu verlaufen. Auf Höhe des Gelenkspaltes ist der N. radialis dann ventral des medialen Randes des Kapitulums zu finden. Dort liegt er durch den Bauch des M. brachialis von der Gelenkkapsel getrennt (Hackl et al. 2015a, b). In voller Streckung liegt der Nerv im Durchschnitt 10,8 mm medial der lateralen Begrenzung des Capitulum humeri und 5,5 mm ventral hierzu (Hackl et al. 2015a). In 90-Grad-Beugung wandert der Nerv 3,6 mm nach medial, um 14,4 mm medial der lateralen Begrenzung des Kapitulums zu liegen. Die zusätzliche Insufflation mit 20 ml Kochsalzlösung – wie sie bei der Arthroskopie erfolgt – erhöht den Abstand auf durchschnittlich 15,1 mm. Der Abstand nach ventral nimmt in Beugung auf 10,8 mm zu, die Füllung des Gelenks erhöht den Abstand auf 17,0 mm.

Distal der Gelenklinie findet sich jedoch nicht immer Gewebe des M. brachialis zwischen Nerv und Gelenkkapsel. Dies ist insbesondere bei arthroskopischen Eingriffen, bei denen die Gelenkkapsel reseziert wird, wichtig. Distal der Gelenklinie und lateral ist das Risiko einer iatrogenen Verletzung des N. radialis folglich erhöht. Im weiteren Verlauf zieht der Nerv am Radiusschaft entlang nach distal. Bereits proximal des Gelenks auf Höhe des lateralen Epikondylus hat er sich in den oberflächlichen und den tiefen Ast aufgeteilt. Der oberflächliche Ast verläuft unter dem M. brachioradialis nach distal, um dann sensibel die Haut des distalen radialen Unterarmes und der radialen Hand zu versorgen. Knapp 10 cm proximal des Processus styloideus radii tritt der Nerv nach subkutan und versorgt Digitus (D) I radial und dorsal, und D II dorsal sensibel. Der tiefe Ast drängt in die Tiefe und windet sich zwischen dem tiefen und dem oberflächlichen Bauch des M. supinator um den Radiusschaft nach dorsolateral. Der Ramus profundus des N. radialis zeigt hierbei eine Lageabhängigkeit mit der Rotationsstellung des Unterarmes (Hackl et al. 2015c). In Supination wandert der Nerv mit dem M. supinator nach lateral, in Pronation wandert der Nerv nach medial. Somit empfiehlt es sich, chirurgische Eingriffen am proximalen Radius, die von lateral oder posterolateral durchgeführt werden, in maximaler Pronation des Unterarms durchzuführen. Hierdurch wird der Abstand des Ramus profundus zum Radiuskopf erhöht (Hackl et al. 2015c), wodurch die Sicherheit des jeweiligen Operationsverfahrens erhöht werden kann.

▪▪ N. medianus

Medial der Bizepssehne verläuft der N. medianus, der ebenfalls aus den Segmenten C5–Th1 gespeist wird. Er entspringt den Fasciculi medialis und lateralis, aus der Pars infraclavicularis des Plexus brachialis, die gemeinsam die Medianusgabel bilden. Nachdem er die Axilla durchtreten hat, läuft der N. medianus ventral des Septum intermusculare mediale nach distal. Knapp proximal der Gelenklinie läuft der Nerv medial und tief zur A. brachialis und deren Begleitvenen. Auf Höhe der Gelenklinie verläuft der Nerv in Extension des Gelenks im Durchschnitt 5,9 mm lateral der medialen Begrenzung der Trochlea humeri und 4,8 mm ventral hierzu (Hackl et al. 2015a). In Beugung wandert der Nerv um 1,3 mm nach medial, unter zusätzlicher Gelenkinsufflation um 2,5 mm auf 3,4 mm lateral der medialen Begrenzung der Trochlea. Der Abstand zur ventralen Begrenzung der Trochlea steigt in 90-Grad-Flexion auf 8,4 mm, mit zusätzlicher Insufflation steigt der Abstand auf 13,4 mm. Der N. medianus durchbricht schließlich den M. pronator teres und zieht von dort nach distal in den Unterarm. Die Leitmuskeln für den Verlauf in den Unterarm sind die Mm. flexor digitorum superficialis und flexor digitorum profundus. Die sensiblen Fasern des N. medianus versorgen den radialen Anteil der Handfläche und die Finger I–III palmar, sowie die speichennahe Hälfte des D IV.

▪▪ N. ulnaris

Als dritter wichtiger peripherer Nerv verläuft der N. ulnaris am Ellenbogen vorbei in den Unterarm und die Hand, um dort kritische sensorische und motorische Funktionen zu ermöglichen. Der N. ulnaris speist die Nervenfasern aus den Segmenten C8-Th1 aus dem Fasciculus medialis. Der Nerv verläuft im Sulcus bicipitalis medialis ventral des Septum intermusculare mediale nach distal. Etwa 10–12 cm proximal des medialen Epikondylus durchtritt der N. ulnaris das Septum intermusculare brachiale mediale, um dann dorsal des Septums am medialen Rand des M. triceps brachii in den Sulcus nervi ulnaris einzutreten (Contreras et al. 1998). Im Sulcus nervi ulnaris liegt der N. ulnaris oberflächlich und ist somit mechanischen Irritationen ausgesetzt. In tiefer Beugung wird der Nerv im Sulcus etwas gedehnt. Proximal am Durchtritt durch das Septum findet sich häufig die sog. Struthers-Arkade (von Schroeder u. Scheker 2003; ▫ Abb. 1.10). Sie stellt eine Verbindung zwischen dem medialen Septum und der Faszie des medialen Trizepskopfs dar, und kann zu einem Kompressionssyndrom des N. ulnaris füh-

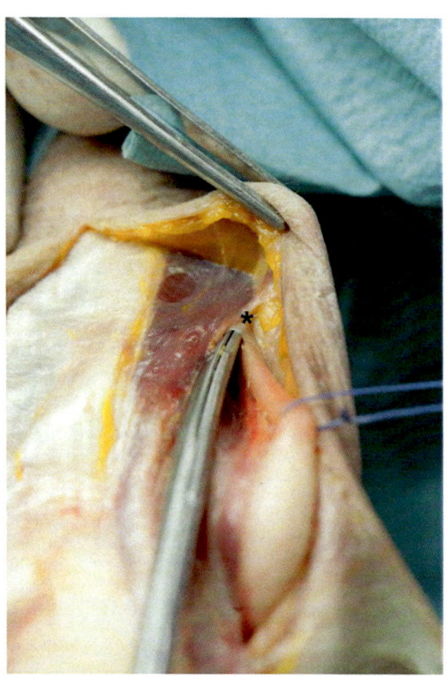

Abb. 1.10 Struthers-Arkade (*Stern*). *Links* davon sieht man den medialen Trizepskopf

ren. Distal des Sulcus ulnaris drängt der Nerv zwischen den humeralen und den ulnaren Kopf des M. flexor carpi ulnaris. Auf Gelenkhöhe spaltet sich der erste motorische Ast des N. ulnaris ab, der zunächst mit dem Nerv verläuft und dann den M. flexor carpi ulnaris innerviert. Proximal hierzu gibt der N. ulnaris nur sensorische Äste ab. Der ulnare und der humerale Kopf des M. flexor carpi ulnaris werden durch eine bindegewebige Membran verbunden, die vom medialen Epikondylus zum Olekranon zieht. Diese wird als Osborne-Arkade bezeichnet (Karatas et al. 2009). Auch hier kann es zu einem Kompressionssyndrom des N. ulnaris kommen, wenn er bei der Passage der Arkade mechanisch irritiert wird. Im Rahmen der Neurolyse des N. ulnaris ist es wichtig, diese potenziellen Kompressionsstellen zu explorieren und zu releasen. Dies gewinnt bei der Transposition noch zunehmende Bedeutung, da eine Transposition des N. ulnaris bei intakten Arkaden zu einem „Kinking" des Nervens an den jeweiligen Strukturen führt.

1.7 Muskulatur

Die aktive Beweglichkeit im Ellenbogengelenk wird durch die Muskulatur gewährleistet. Der M. brachioradialis, der M. brachialis, der M. extensor carpi radialis und der M. biceps brachii sind die entscheidenden Flexoren des Ellenbogengelenks. Auf Seiten der Extensoren dominiert der M. triceps brachii, unter Beitrag der Mm. flexor carpi ulnaris und anconeus. Ein Valgusmoment wird durch den M. extensor carpi ulnaris, den M. extensor carpi radialis, den M. extensor digitorum communis, und den M. brachioradialis bewirkt. Eine Kraft im Sinne einer Varusbelastung wird hingegen vom M. flexor carpi radialis, dem M. flexor digitorum (oberflächlicher und tiefer Anteil) und dem M. flexor carpi ulnaris ausgeübt. Die jeweils kräftigsten Muskeln auf Seiten der Flexoren und Extensoren sind der M. brachialis bzw. der M. triceps brachii.

Der M. triceps brachii prägt den dorsalen Aspekt des Oberarmes. Er wird vom N. radialis innerviert und inseriert mit einer kräftigen Sehne am Olekranon. Die Sehne inseriert nicht ausschließlich an der Olekranonspitze, sondern geht flächig in die Unterarmfaszie an der proximalen Ulna über. Auf der radialen Seite geht der M. triceps brachii über in den M. anconeus. Ulnar schützt er den N. ulnaris. Ist der mediale Trizepskopf hypertroph, oder liegt eine andere Prädisposition vor, kann es zu einem Schnappen des Muskelbauches mit einer Neuritis des N. ulnaris ähnlichen Symptomen kommen oder gar mit einer Irritation des N. ulnaris einhergehen.

Der M. anconeus verläuft als 3-eckiger Muskel vom Epicondylus lateralis zur dorsolateralen Ulnakante. Seine Verlaufsrichtung ähnelt somit der des lateralen ulnaren Kollateralbandes. Da er durch Kontraktion die Ulna an den lateralen Epikondylus drängt und somit der Haltefunktion des lateralen ulnaren Kollateralbandes ähnlich ist, wurde der Muskel bereits als „aktives Ligament" bezeichnet (Molinier et al. 2011). Die konkrete Rolle im Rahmen der Ellenbogenstabilität ist allerdings noch nicht geklärt. Im Rahmen der embryonalen Entwicklung tritt der M. anconeus vom medialen Trizepskopf nach distal und nimmt von dort auch die Innervation mit. Aufgrund des Ursprungs am Oberarm ist der Ankoneus somit kein „echter" Unterarmmuskel. Ein Hinweis hierfür ist auch die kräftige Faszie und eine fettgewebige Schicht, die ihn vom direkt anliegenden M. extensor carpi ulnaris trennt und so als „Einflugschneise" bei operativen Eingriffen am lateralen Ellenbogen dient (Kocher-Intervall). Der M. anconeus fungiert vornehmlich als Strecker, jenseits der 80-Grad-Flexion jedoch agiert er als Beuger

(Pereira 2013). Am ventralen Aspekt des Oberarmes dominiert optisch der M. biceps brachii. Der 2-köpfige Muskel entspringt am Tuberculum supraglenoidale und dem Processus coracoideus und inseriert in der Fossa cubitalis an der Tuberositas radii. Die Innervation erfolgt über den N. musculocutaneus. Funktionell entscheidend ist der M. biceps brachii bei der Supination. Der namentlich mit der Außenrotation des Unterarmes beauftragte M. supinator spielt hier nur eine untergeordnete Rolle. Über den Lacertus fibrosus besteht eine Verbindung des M. biceps brachii mit der Unterarmfaszie. Bei der Palpation der distalen Bizepssehne bei Verdacht auf eine strukturelle Schädigung derselben, darf der Lazertus nicht fälschlicherweise für eine intakte Bizepssehne gehalten werden. Am lateralen Rand der distalen Bizepssehne verläuft der N. cutaneus antebrachii lateralis, der den funktionellen Endast des N. musculocutaneus darstellt. Den größten Anteil an der Flexionskraft hat der M. brachialis, der tief zum M. biceps brachii läuft und ebenso vom N. musculocutaneus innerviert wird. Er entspringt flächig am Humerusschaft und inseriert an der Tuberositas ulnae. An seinem lateralen Rand und medial des M. brachioradialis findet sich der N. radialis.

Literatur

Ablove RH, Moy OJ, Howard C, Peimer CA, S'Doia S (2006) Ulnar coronoid process anatomy: possible implications for elbow instability. Clin Orthop Relat Res 449:259–261. doi:10.1097/01.blo.0000218729.59838.bc

Alolabi B, Studer A, Gray A, Ferreira LM, King GJ, Johnson JA, Athwal GS (2013) Selecting the diameter of a radial head implant: an assessment of local landmarks. J Shoulder Elbow Surg 22 (10):1395–1399. doi:10.1016/j.jse.2013.04.005

An KN, Morrey BF, Chao EY (1986) The effect of partial removal of proximal ulna on elbow constraint. Clin Orthop Relat Res (209):270–279

Buck FM, Zoner CS, Cardoso F, Gheno R, Nico MA, Trudell DJ, Randall TD, Resnick D (2010) Can osseous landmarks in the distal medial humerus be used to identify the attachment sites of ligaments and tendons: paleo-pathologic-anatomic imaging study in cadavers. Skeletal Radiol 39 (9):905–913. doi:10.1007/s00256-009-0799-2

Contreras MG, Warner MA, Charboneau WJ, Cahill DR (1998) Anatomy of the ulnar nerve at the elbow: potential relationship of acute ulnar neuropathy to gender differences. Clin Anat 11 (6):372–378

Giannicola G, Sedati P, Cinotti G, Bullitta G, Polimanti D (2015) The ulnar greater sigmoid notch „coverage angle": bone and cartilage contribution. Magnetic resonance imaging anatomic study on 78 elbows. J Shoulder Elbow Surg 24 (12):1934–1938. doi:10.1016/j.jse.2015.06.006

Green JB, Zelouf DS (2009) Forearm instability. J Hand Surg Am 34 (5):953–961. doi:10.1016/j.jhsa.2009.03.018

Haapaniemi T, Berggren M, Adolfsson L (1999) Complete transection of the median and radial nerves during arthroscopic release of post-traumatic elbow contracture. Arthroscopy 15 (7):784–787

Hackl M, Lappen S, Burkhart KJ, Leschinger T, Scaal M, Muller LP, Wegmann K (2015a) Elbow positioning and joint insufflation substantially influence median and radial nerve locations. Clin Orthop Relat Res 473 (11):3627–3634. doi:10.1007/s11999-015-4442-3

Hackl M, Lappen S, Burkhart KJ, Neiss WF, Muller LP, Wegmann K (2015b) The course of the median and radial nerve across the elbow: an anatomic study. Arch Orthop Trauma Surg 135 (7):979–983. doi:10.1007/s00402-015-2228-4

Hackl M, Wegmann K, Lappen S, Helf C, Burkhart KJ, Muller LP (2015c) The course of the posterior interosseous nerve in relation to the proximal radius: is there a reliable landmark? Injury 46 (4):687–692. doi:10.1016/j.injury.2015.01.028

Hartzler RU, Llusa-Perez M, Steinmann SP, Morrey BF, Sanchez-Sotelo J (2014) Transverse coronoid fracture: when does it have to be fixed? Clin Orthop Relat Res 472 (7):2068–2074. doi:10.1007/s11999-014-3477-1

Irish SE, Langohr GD, Willing R, King GJ, Johnson JA (2015) Implications of radial head hemiarthroplasty dish depth on radiocapitellar contact mechanics. J Hand Surg Am 40 (4):723–729. doi:10.1016/j.jhsa.2015.01.030

Johnson JA, Beingessner DM, Gordon KD, Dunning CE, Stacpoole RA, King GJ (2005) Kinematics and stability of the fractured and implant-reconstructed radial head. J Shoulder Elbow Surg 14 (1 Suppl S):195S–201S. doi:10.1016/j.jse.2004.09.034

Karatas A, Apaydin N, Uz A, Tubbs R, Loukas M, Gezen F (2009) Regional anatomic structures of the elbow that may potentially compress the ulnar nerve. J Shoulder Elbow Surg 18 (4):627–631. doi:10.1016/j.jse.2009.03.004

Kimball JP, Glowczewskie F, Wright TW (2007) Intraosseous blood supply to the distal humerus. J Hand Surg Am 32 (5):642–646. doi:10.1016/j.jhsa.2007.02.019

Lanting BA, Ferreira LM, Johnson JA, Athwal GS, King GJ (2013) The effect of excision of the radial head and metallic radial head replacement on the tension in the interosseous membrane. The bone & joint journal 95-B (10):1383–1387. doi:10.1302/0301-620X.95B10.31844

Leong NL, Cohen JR, Lord E, Wang JC, McAllister DR, Petrigliano FA (2015) Demographic trends and complication rates in arthroscopic elbow surgery. rthroscopy. doi:10.1016/j.arthro.2015.03.036

Molinier F, Laffosse JM, Bouali O, Tricoire JL, Moscovici J (2011) The anconeus, an active lateral ligament of the elbow: new anatomical arguments. Surg Radiol Anat 33 (7):617–621. doi:10.1007/s00276-010-0767-5

Moritomo H, Murase T, Arimitsu S, Oka K, Yoshikawa H, Sugamoto K (2007) The in vivo isometric point of the lateral ligament of the elbow. J Bone Joint Surg Am 89 (9):2011–2017. doi:10.2106/JBJS.F.00868

Morrey BF, Sanchez-Sotelo J (2009) The elbow and its disorders, vol 4th edition. Saunders, Philadelphia

Nagamoto H, Yamamoto N, Kurokawa D, Takahashi H, Muraki T, Tanaka M, Koike Y, Sano H, Itoi E (2015) Evaluation of the thickness of the medial ulnar collateral ligament in junior high and high school baseball players. J Med Ultrason (2001) 42 (3):395–400. doi:10.1007/s10396–014–0605–1
Nelson GN, Wu T, Galatz LM, Yamaguchi K, Keener JD (2014) Elbow arthroscopy: early complications and associated risk factors. J Shoulder Elbow Surg 23 (2):273–278. doi:10.1016/j.jse.2013.09.026
O'Brien MJ, Savoie FH, 3rd (2014) Arthroscopic and open management of posterolateral rotatory instability of the elbow. Sports Med Arthrosc 22 (3):194–200. doi:10.1097/JSA.0000000000000029
O'Driscoll SW, Bell DF, Morrey BF (1991) Posterolateral rotatory instability of the elbow. J Bone Joint Surg Am 73 (3):440–446
Patel BA (2005) The hominoid proximal radius: re-interpreting locomotor behaviors in early hominins. J Hum Evol 48 (4):415–432. doi:10.1016/j.jhevol.2005.01.001
Pereira BP (2013) Revisiting the anatomy and biomechanics of the anconeus muscle and its role in elbow stability. Ann Anat 195 (4):365–370. doi:10.1016/j.aanat.2012.05.007
Puchwein P, Schildhauer TA, Schoffmann S, Heidari N, Windisch G, Pichler W (2012) Three-dimensional morphometry of the proximal ulna: a comparison to currently used anatomically preshaped ulna plates. J Shoulder Elbow Surg 21 (8):1018–1023. doi:10.1016/j.jse.2011.07.004
Rahman RK, Levine WN, Ahmad CS (2008) Elbow medial collateral ligament injuries. Curr Rev Musculoskelet Med 1 (3–4):197–204. doi:10.1007/s12178–008–9026–3
Ramirez MA, Stein JA, Murthi AM (2015) Varus posteromedial instability. Hand Clin 31 (4):557–563. doi:10.1016/j.hcl.2015.06.005
Sanal HT, Chen L, Haghighi P, Trudell DJ, Resnick DL (2009) Annular ligament of the elbow: MR arthrography appearance with anatomic and histologic correlation. AJR American journal of roentgenology 193 (2):W122–126. doi:10.2214/AJR.08.1887
Schub DL, Frisch NC, Bachmann KR, Winalski C, Saluan PM (2013) Mapping of cartilage depth in the knee and elbow for use in osteochondral autograft procedures. Am J Sports Med 41 (4):903–907. doi:10.1177/0363546513475343
Terada N, Yamada H, Seki T, Urabe T, Takayama S (2000) The importance of reducing small fractures of the coronoid process in the treatment of unstable elbow dislocation. J Shoulder Elbow Surg 9 (4):344–346. doi:10.1067/mse.2000.106082
von Schroeder HP, Scheker LR (2003) Redefining the „Arcade of Struthers". J Hand Surg Am 28 (6):1018–1021
Wegmann K, Müller LP (2012a) Knöcherne Verletzungen des Ellenbogens. Orthop Unfallchir up2date 2012; 7(5): 339–364. doi:10.1055/s-0032-1324852
Wegmann K, Dargel J, Burkhart KJ, Bruggemann GP, Muller LP (2012b) The Essex-Lopresti lesion. strategies in trauma and limb reconstruction 7 (3):131–139. doi:10.1007/s11751–012–0149–0
Wegmann K, Burkhart KJ, Bingoel AS, Ries C, Neiss WF, Muller LP (2014a) Anatomic relations between the lateral collateral ligament and the radial head: implications for arthroscopic resection of the synovial fold of the elbow. Knee surgery, sports traumatology, arthroscopy. doi:10.1007/s00167–014–3091–5
Wegmann K, Burkhart KJ, Koslowsky TC, Koebke J, Neiss WF, Muller LP (2014b) Arterial supply of the distal humerus. Surg Radiol Anat 36 (7):705–711. doi:10.1007/s00276–013–1240-z
Wegmann K, Hain MK, Ries C, Neiss WF, Muller LP, Burkhart KJ (2015) Do the radial head prosthesis components fit with the anatomical structures of the proximal radioulnar joint? Surg Radiol Anat 37 (7):743–747. doi:10.1007/s00276–014–1407–2

Bildgebende Diagnostik versus Arthroskopie

B. Hollinger, R. Nietschke, M. M. Schneider, K. J. Burkhart

A. Imhoff, A. Lenich (Hrsg.), *Arthroskopie und minimal-invasive Chirurgie des Ellenbogens*
https://doi.org/10.1007/978-3-662-56679-4_2

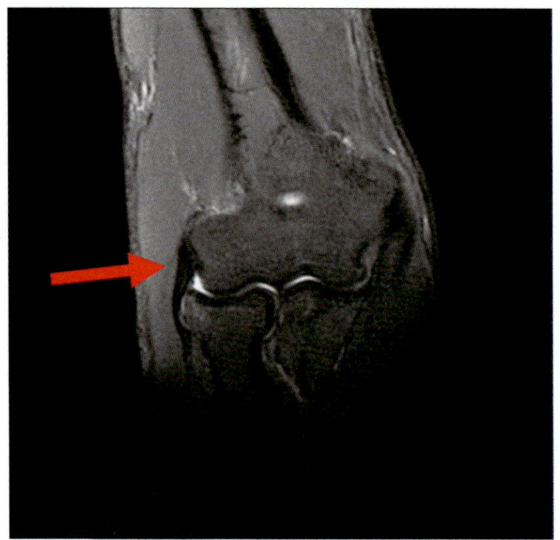

■ **Abb. 2.1** Intakte gemeinsame Extensorensehne ohne strukturellen Schaden (MRT, koronare T2-Wichtung)

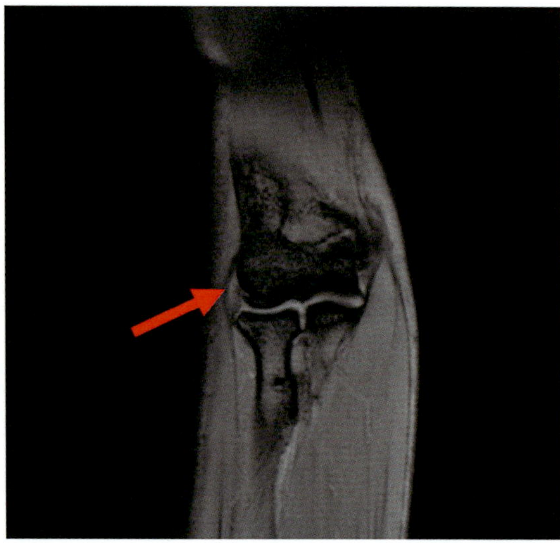

■ **Abb. 2.2** Intratendinöse, partielle Läsion der gemeinsamen Extensorensehne (MRT, koronare T2-Wichtung)

2.1 Epicondylitis humeri radialis

■ ■ Definition

Bei der Epicondylitis humeri radialis (EHR), häufig auch als Tennisellenbogen bezeichnet, kommt es durch wiederkehrende Mikrotraumata bei Über- bzw. Fehlbelastungen und einem gleichzeitig gestörten Reparationsmechanismus zu Läsionen der gemeinsamen Extensorensehne und dem typischen lateralen Ellenbogenschmerz (Kraushaar u. Nirschl 1999). Mit einer Inzidenz von 6 % zählt diese Erkrankung zu den häufigsten Erkrankungen des Bewegungsapparates. 89 % der Fälle heilen unter konservativer Therapie folgenlos aus, in 4–11 % der Fälle werden allerdings auch chronische Fälle beschrieben, welche häufig eine chirurgische Intervention zur Folge haben (Karkhanis et al. 2008, Smidt et al. 2006).

■ ■ Fallbeispiele

Die Pathologie wird klinisch diagnostiziert (positiver Cozen- und Maudsley-Test in Kombination mit einem Druckschmerz über dem Epicondylus humeri radialis). Differenzialdiagnosen des lateralen Ellenbogenschmerzes (Insuffizienz des lateralen Seitenbandkomplexes, intraartikuläre Knorpelschäden, Haltungsschäden im Schultergürtel, HWS-Beschwerden etc.) müssen sorgfältig ausgeschlossen werden. In refraktären Fällen trotz konservativer Therapie kann die MRT strukturelle Schäden der gemeinsamen Extensorensehne darstellen (■ Abb. 2.1, ■ Abb. 2.2, ■ Abb. 2.3). In Fällen mit leichtgradiger Partialruptur (■ Abb. 2.4, ■ Abb. 2.5) kann der Ansatz der Sehne des M. extensor carpi radialis brevis (ECRB) arthroskopisch debridiert werde. Für höhergradige Läsionen mit begleitender lateraler Instabilität wird zumeist auf das offene Débridement der Extensorensehne mit anschließender Rekonstruktion und gegebenenfalls auch Plastik des lateralen ulnaren Kollateralbandes (LUCL) zurückgegriffen (■ Abb. 2.6, ■ Abb. 2.7, ■ Abb. 2.8).

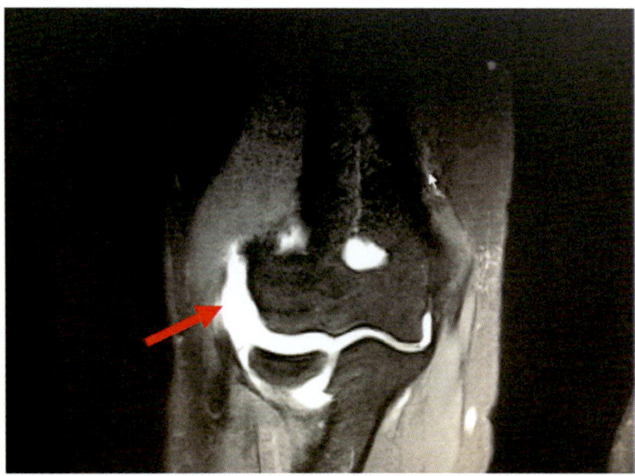

■ **Abb. 2.3** Vollständige Ablösung der gemeinsamen Extensorensehne (MRT, koronare T2-Wichtung)

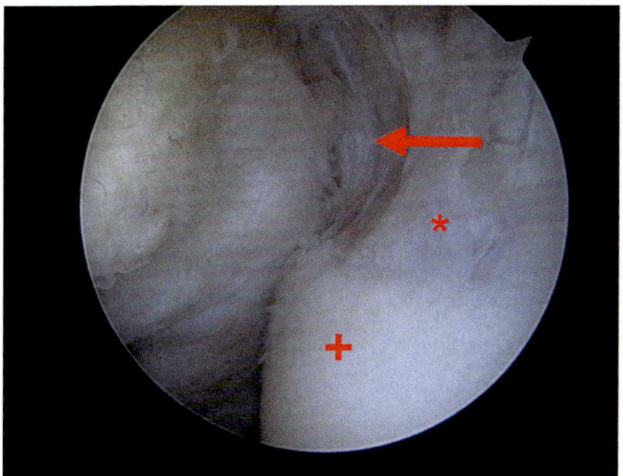

■ **Abb. 2.4** Arthroskopische Darstellung eines Partialdefekts des Ansatzes des M. extensor carpi radialis brevis (ECRB; *Sicht von ulnar*, * Fossa radialis, + Capitulum humeri)

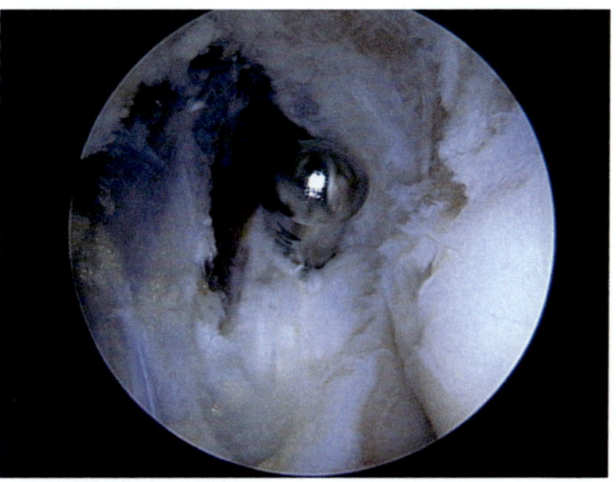

■ **Abb. 2.5** Arthroskopisches Débridement des Ansatzes des M. extensor carpi radialis brevis (ECRB; *Sicht von ulnar*)

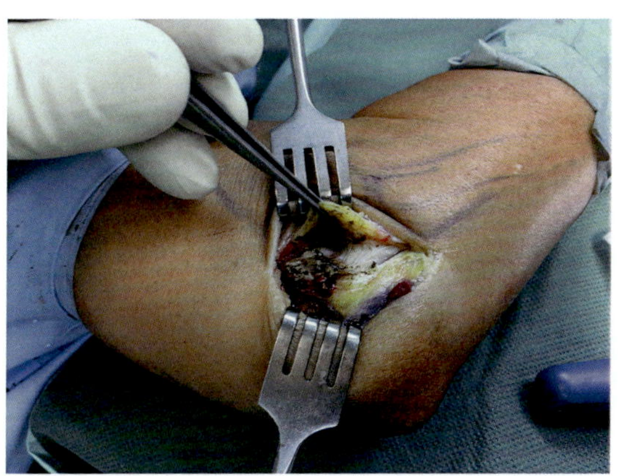

■ **Abb. 2.6** Sicht auf die Läsion der gemeinsamen Extensorensehne)

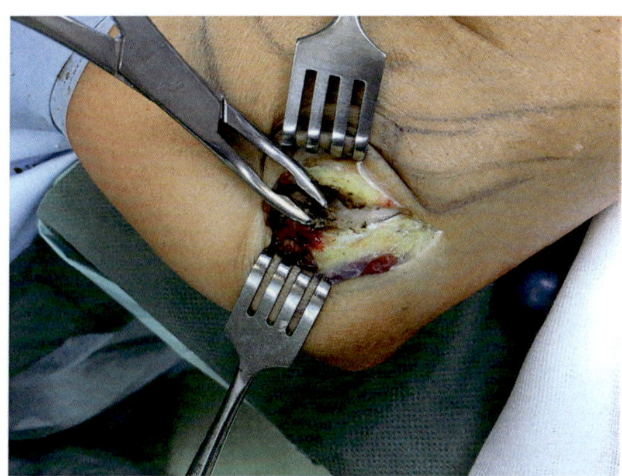

■ **Abb. 2.7** Offenes Débridement der gemeinsamen Extensorensehne

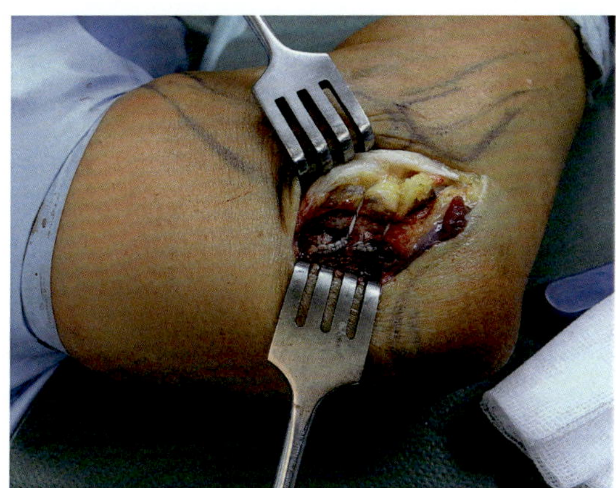

■ **Abb. 2.8** Darstellung nach Rekonstruktion der gemeinsamen Extensorensehne

2.2 Synoviale Chondromatose

Die synoviale Chondromatose ist eine seltene Erkrankung der Synovialis großer Gelenke. Es handelt sich um eine knorpelbildende Metaplasie. Die ersten Kasuistiken stammen von Paul Friedrich Reichel, Melvin Starkey Henderson (1918) und Hugh Toland Jones (1924). Die Ursache ist nach wie vor unklar.

Pathologisch-anatomisch handelt es sich um eine Metaplasie mesenchymaler Zellen in umschriebene Knorpelareale. Bei Männern kommt das seltene Krankheitsbild etwa doppelt so häufig wie bei Frauen vor, bei Kindern nur vereinzelt.

Bei diesem Fallbeispiel handelt es sich um eine 60-jährige Frau mit einer zunehmenden Bewe-

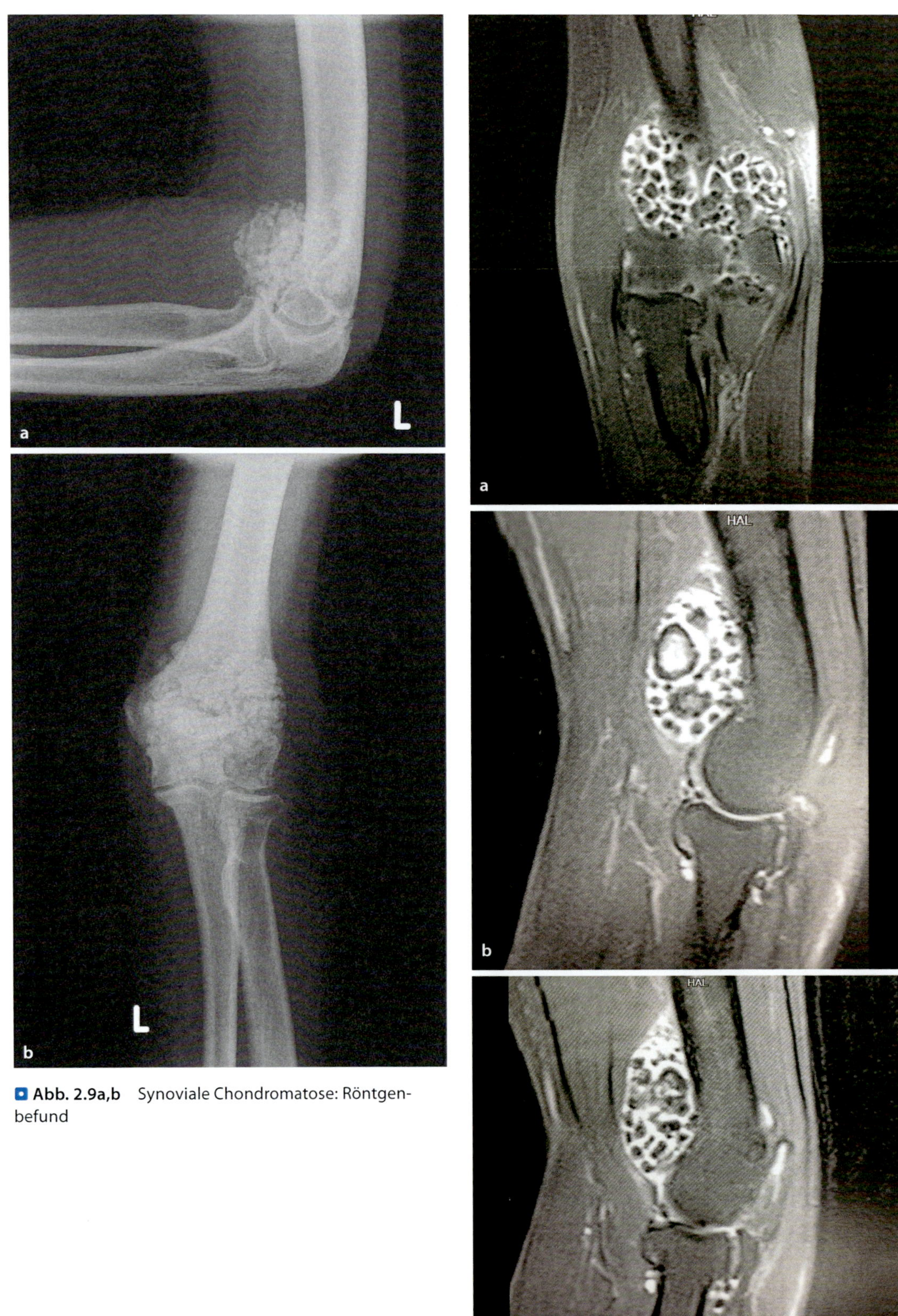

Abb. 2.9a,b Synoviale Chondromatose: Röntgenbefund

Abb. 2.10a–c Synoviale Chondromatose: MRT-Befund

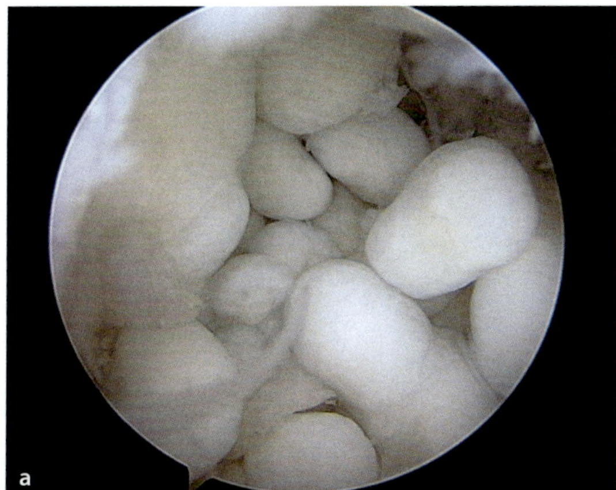

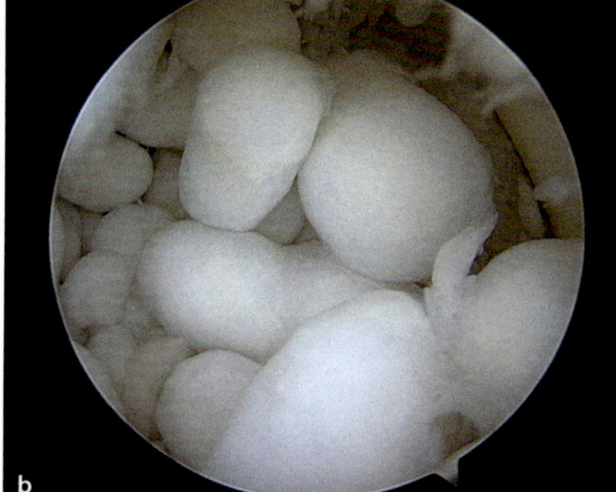

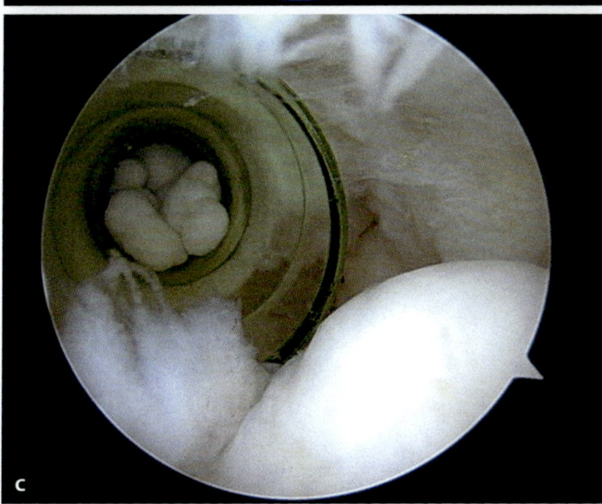

Abb. 2.11a–c Synoviale Chondromatose: Intraoperativer Befund

gungseinschränkung des linken Ellenbogens über die letzten Jahre. Schmerzen seien nur sporadisch vorhanden. Einklemmungen/Blockaden bestünden eher keine. In der letzten Zeit sei der Ellenbogen vermehrt geschwollen. Gelegentlich nähme sie ein Knirschen wahr.

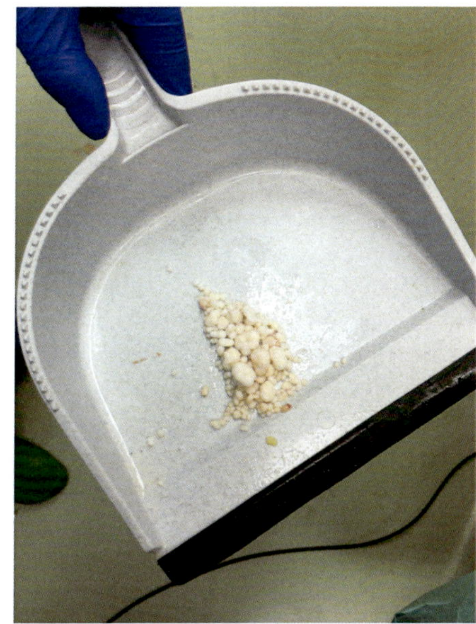

Abb. 2.12 Freier Gelenkkörpe

Der Bewegungsumfang betrug Flexion/Extension (F/E) 130–10–0 °, Pronation 70 °, Supination 75 °, Seitenbänder stabil, leichtes Knirschen beim Durchbewegen des Ellenbogens unter muskulärer Anspannung, leichte Schwellung über dem dorsolateralen Rezessus.

Im Röntgen in 2 Ebenen zeigte sich der in Abb. 2.9 dargestellte Befund.

Das durchgeführte MRT zeigte sehr genau das Ausmaß und die Lage der multiplen Gelenkkörper und ließ so die Diagnose einer Chondromatose sehr gewissenhaft stellen (Abb. 2.10).

Intraoperativ zeigten sich Hunderte von knorpeligen Gelenkkörpern ohne relevante Knorpelschäden an den Gelenkflächen (Abb. 2.11). Ein Anteil der Gelenkkörper wurde nach der OP auf dem Boden aufgekehrt, nachdem diese mit der Arthroskopieflüssigkeit aus dem Ellenbogen gespült wurden (Abb. 2.12).

Tipp

Das Einbringen einer großlumigen Arbeitskanüle erleichtert die Entfernung zahlreicher Gelenkkörper, da ansonsten jeder Einzelne mit der Fasszange herausgenommen werden müsste.

2.3 Plicasonderfall mit ulnarem Impingement

▪ ▪ Fallbeispiel

Ein 19-jähriger Patient stellte sich mit einem atypischen dorsoradialen Impingement vor. Beim klassischem Impingement kommt es zu einer schmerzhaften Einklemmung der Plica zwischen Radiuskopf und Capitulum. In der klinischen Untersuchung kann dieser Schmerz durch Druck im dorsalen Soft-Spot vor allem in Extension und Supination provoziert werden. Die Patienten erkennen dies als typischen Schmerz wieder. Bei diesem Patienten bestand der Druckschmerz jedoch nicht über dem Soft-Spot, sondern am dorsolateralen ulnohumeralen Gelenkspalt. Korrespondierend fand sich im MRT eine Struktur, die von lateral in den ulnohumeralen Gelenkspalt einschlug (◻ Abb. 2.13, ◻ Abb. 2.14). Die eigentliche Plica stellte sich unauffällig dar (◻ Abb. 2.15). In der Arthroskopie (ASK) zeigte sich eine hypertrophe Plica, die in den lateralen ulnohumeralen Gelenkspalt einschlug, radial jedoch eher zart war (◻ Abb. 2.16, ◻ Abb. 2.17, ◻ Abb. 2.18). Weitere Pathologien fanden sich bei der ASK nicht. Nach arthroskopischer Plicaresektion war der Patient beschwerdefrei.

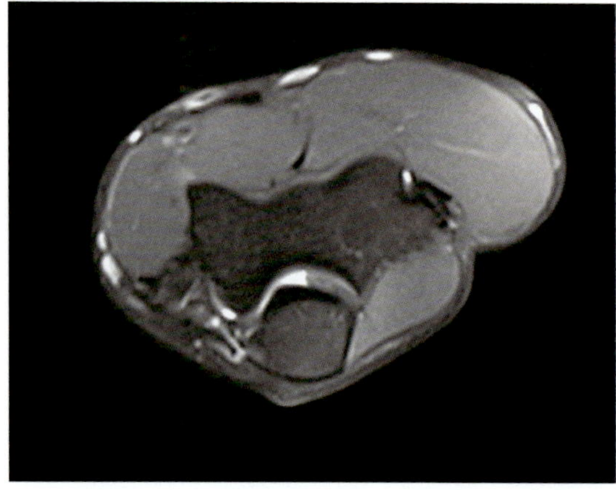

◻ **Abb. 2.13** Von radial in das Ulnohumeralgelenk einklemmende Plica (MRT, axiale T2-Wichtung)

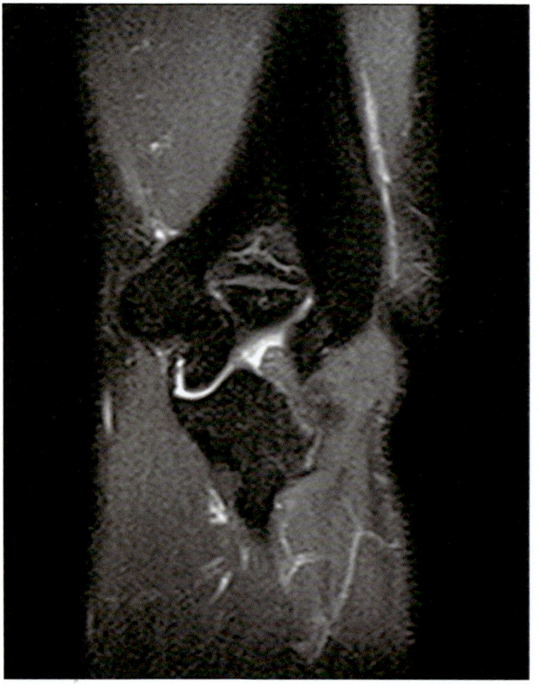

◻ **Abb. 2.14** Von radial in das Ulnohumeralgelenk einklemmende Plica (MRT, koronare T2-Wichtung)

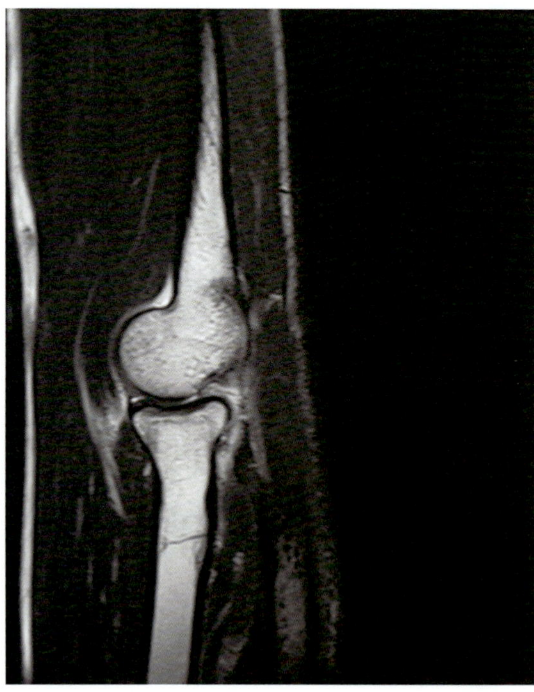

◻ **Abb. 2.15** Darstellung der klassischen dorsoradialen Plica

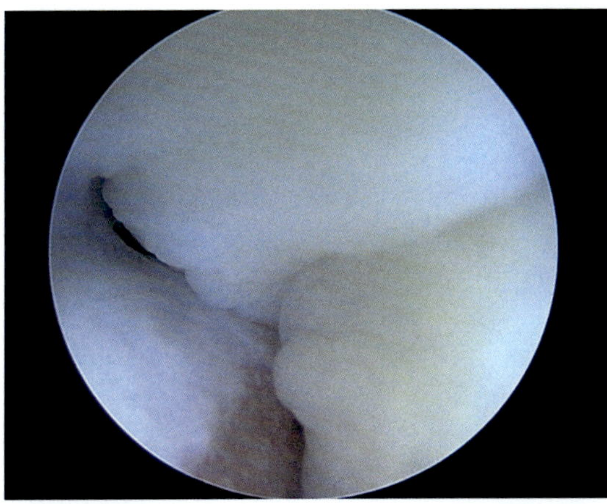

Abb. 2.16 Von dorsolateral in das Ulnohumeralgelenk eingeschlagene Plica

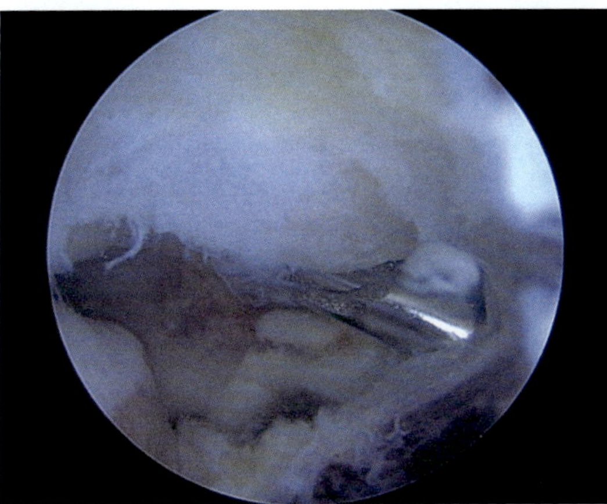

Abb. 2.17 Zustand nach Plicaresektion

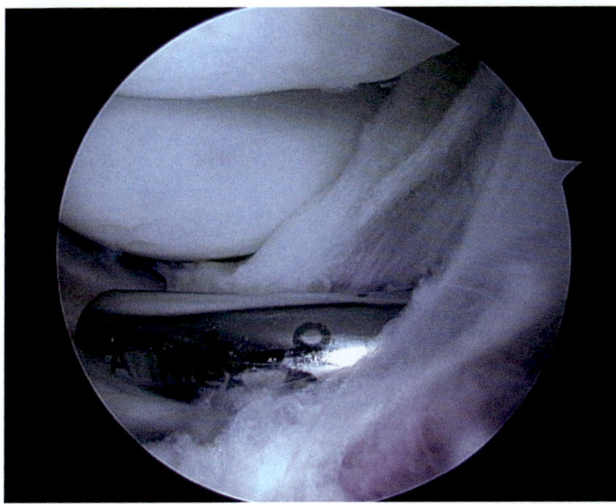

Abb. 2.18 Blick von dorsal auf das Humeroradialgelenk

2.4 Ellenbogensteife bei Arthrofibrose/Briden

Definition

Ellenbogensteifen sind posttraumatisch und postoperativ nicht selten. In aller Regel liegen der Steife selbst keine knöchernen mechanischen Blockaden zugrunde, sondern es handelt sich vielmehr um einen Umbauprozess einzelner Hämatom- und Weichteilstränge, die im Verlauf bridenförmig die Beweglichkeit einschränken. Unter Umständen können diese dann sekundär auch eine Verknöcherung und damit eine reelle mechanische Blockierung bewirken.

Fallbeispiel

Eine 48-jährige Patientin zog sich im Rahmen eines Sturzereignisses eine Ellenbogenluxation mit bilateraler Seitenbandinstabilität zu. Im Verlauf entwickelte die Patientin eine posttraumatische Ellenbogensteife mit Bewegungseinschränkung, insbesondere in der Extension. In der magnetresonanztomografischen Schnittbildgebung sind die Vernarbungen und Verwachsungen porttraumatisch nur schwer erkennbar (Abb. 2.19, Abb. 2.20). Erst intraoperativ zeigt sich das Ausmaß der Bridenstränge (Abb. 2.21, Abb. 2.23). Nach Resektion derselben erreicht der Ellenbogen häufig wieder das physiologische Bewegungsausmaß, sofern auch verkürzte Kapselstrukturen ausreichend debridiert wurden (Abb. 2.22, Abb. 2.24).

Tipp

Zur vollständigen arthroskopischen Arthrolyse gehört nicht nur die Entfernung sichtbarer einzelner Bridenstränge, sondern unbedingt auch die Entfernung der gesamten dorsalen und ventralen Kapselanteile, um eine dauerhafte Bewegungsverbesserung erzielen zu können!

2.5 Foramen fossa olecrani

Definition

Anatomisch betrachtet, besteht die räumliche Trennung der Fossa olecrani zur Fossa coronoidea in einer hauchdünnen knöchernen Wand, welche im überwiegenden Teil der Weltbevölkerung gleichzeitig den Boden beider Fossae darstellt.

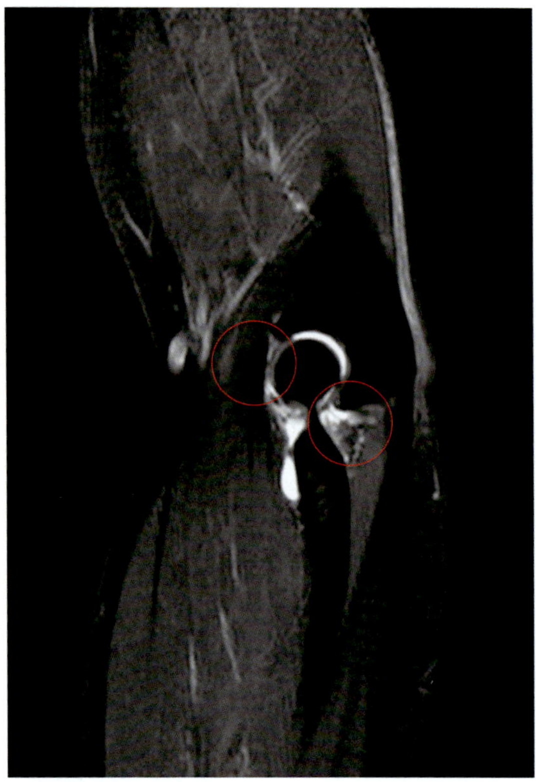

Abb. 2.19 Sagittaler MRT-Schnitt auf Höhe des humeroulnaren Gelenkbereichs mit weichteiliger „Aufrauung" an der Koronoid- und Olekranonspitze *(Kreise)*. Diese Auffälligkeiten zeigen sich später intraoperativ als Bridenstränge)

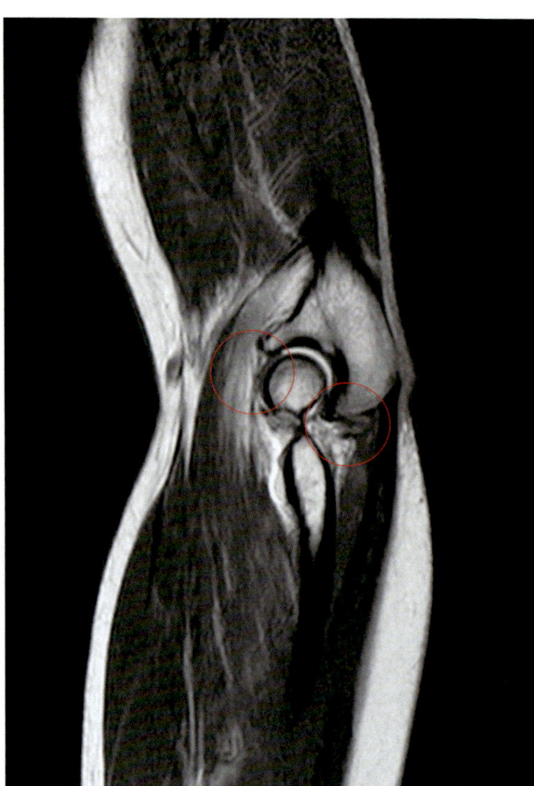

Abb. 2.20 T1-gewichtete Weichteilverhältnisse in der Sagittaleben des Humeroulnargelenkes mit den beschriebenen Auffälligkeiten an der Koronoid- und Olekranonspitze *(Kreise)*)

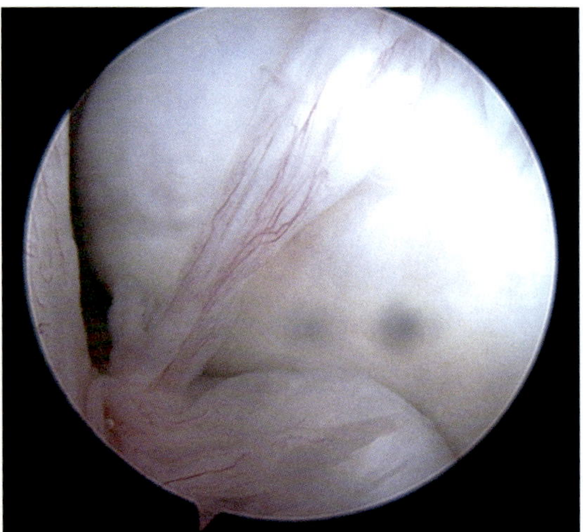

Abb. 2.21 Kleine zottenartige Bridenstränge ausgehend von der Olekranonspitze in Richtung der Fossa olecrani im dorsalen Gelenkabschnitt

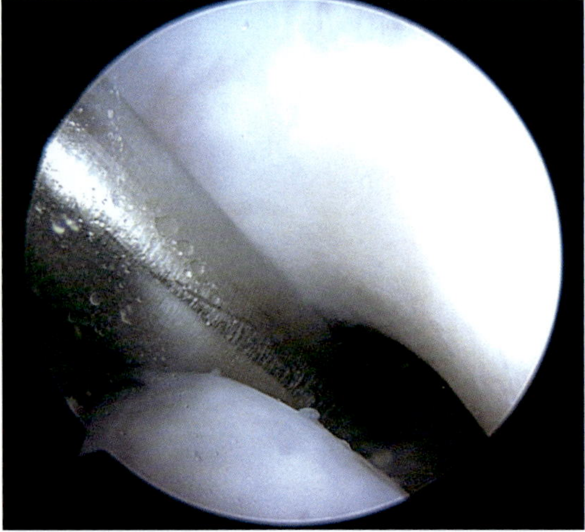

Abb. 2.22 Nach Entfernung der dorsalen Bridenstränge zeigt sich in der Wechselstabtestung bereits von dorsal die bilaterale Seitenbandinstabilität ca. 1,5 Jahre nach initialem Trauma

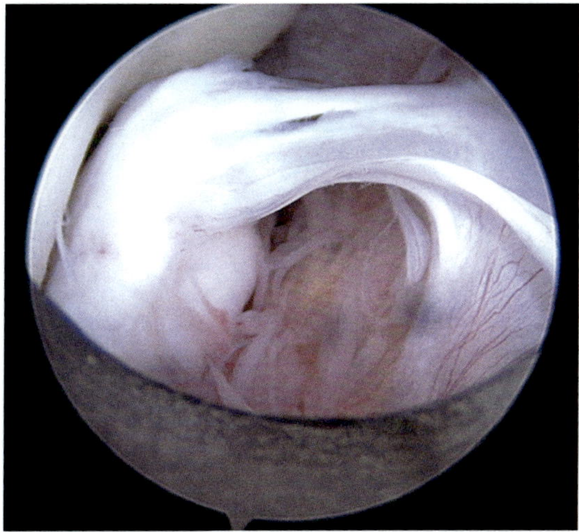

Abb. 2.23 Posttraumatische Bridenstrangbildung ausgehend von der Koronoidspitze zur ventralen Kapsel (arthroskopische Sichtweise über das anterolaterale Portal)

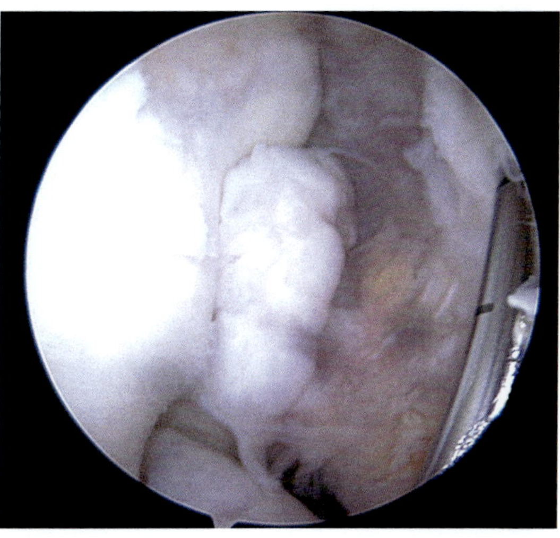

Abb. 2.24 Nach Teilsynovektomie und Entfernung der Briden im ventralen Gelenkkompartiment)

Eine Normvariante, bei der diese „Trennwand“ nicht angelegt wurde, ist das Foramen fossa olecrani. Sie bezeichnet weder eine krankhafte noch traumatisch bedingte Veränderung.

In anderem Zusammenhang wurde therapeutisch von Kashiwagi eine Fensterung der Fossa durch Einbringen eines Bohrlochs beschrieben, insbesondere bei der extremen Bearbeitung der Fossa olecrani im Rahmen einer arthroskopischen Ausräumung und Osteophytenentfernung (Kashiwagi 1985). Damit waren sowohl Arthrolysen als auch die Modellierung der Koronoidspitze von dorsal möglich.

Fallbeispiel

Eine 65-jährige Patientin beklagte rezidivierende Blockierungsphänomene, endgradige Bewegungseinschränkungen und belastungsabhängige Schmerzen über mehrere Monate.

Die Diagnostik ergab eine Ellenbogensteife (Flexion/Extension 135–15–0°) auf der Grundlage einer degenerativen Vorschädigung mit freien intraartikulären Gelenkkörpern. Es wurde die Indikation zur arthroskopischen Arthrolyse mit Bergung der freien Gelenkkörper gestellt.

Intraoperativ konnte die Normvariante eines Foramen fossa olecrani bilddokumentatorisch sowohl von ventral als auch dorsal bestätigt werden (Abb. 2.25, Abb. 2.26, Abb. 2.27). Die präoperativ durchgeführte Magnetresonanztomografie zeigte diese anatomische Abweichung bereits (Abb. 2.28, Abb. 2.29, Abb. 2.30, Abb. 2.31, Abb. 2.32).

Tipp

Unter Umständen lassen sich bereits ventrale Pathologien mittels dorsalem Zugang über das Foramen adressieren!

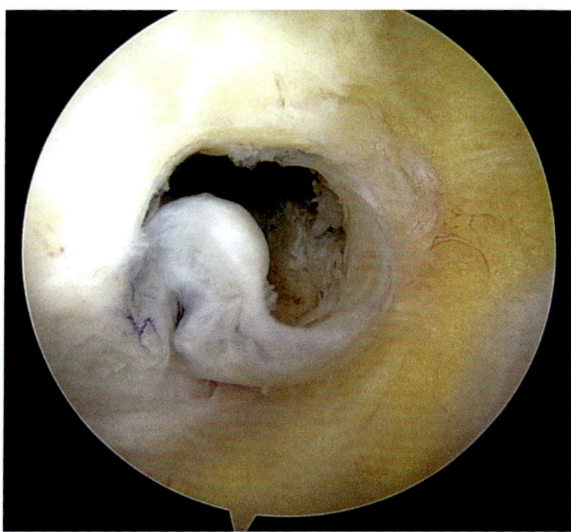

Abb. 2.25 Arthroskopische Sicht auf das Foramen in der Fossa olecrani beim Blick über das hohe posterolaterale Arthroskopieportal

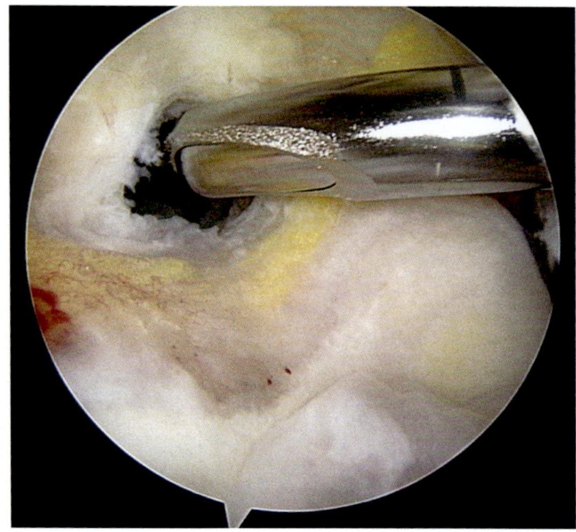

Abb. 2.26 Ansicht des Foramen fossa olecrani von dorsal

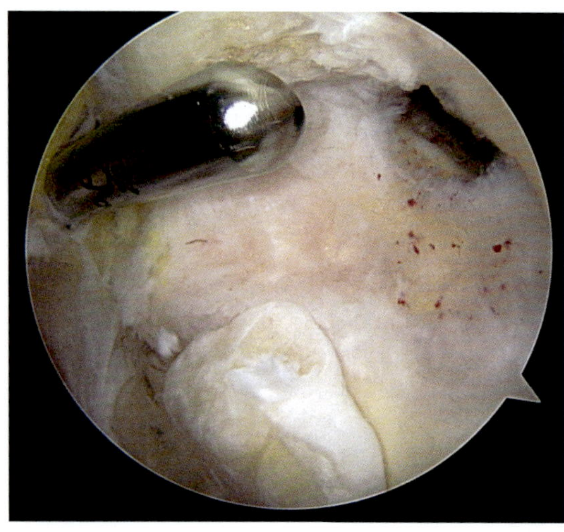

Abb. 2.27 Foramen fossa olecrani von ventral bei Blick über das anterolaterale Arthroskopieportal

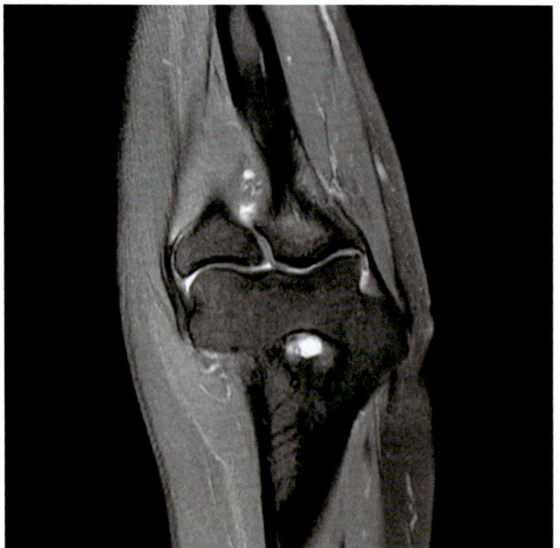

Abb. 2.28 MRT-Darstellung des Foramen fossa olecrani (*Pfeil*; T2-Wichtung koronar)

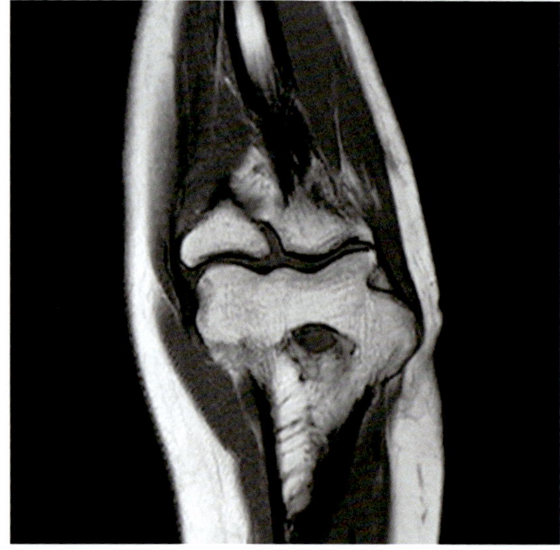

Abb. 2.29 MRT-Darstellung des Foramen fossa olecrani (*Pfeil*; T1-Wichtung koronar)

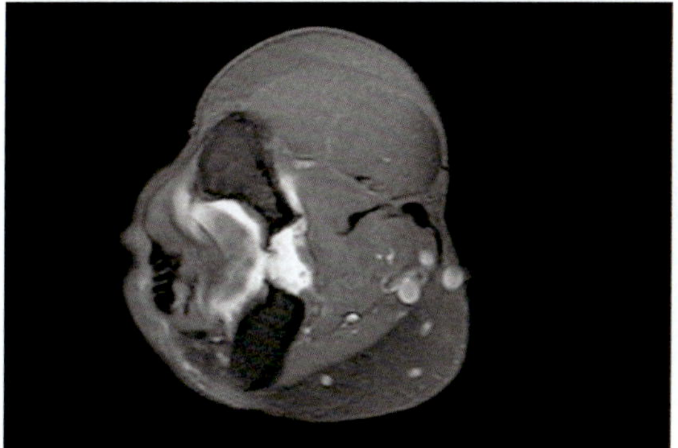

Abb. 2.30 MRT-Darstellung des Foramen fossa olecrani (*Kreis*; T2-Wichtung axial)

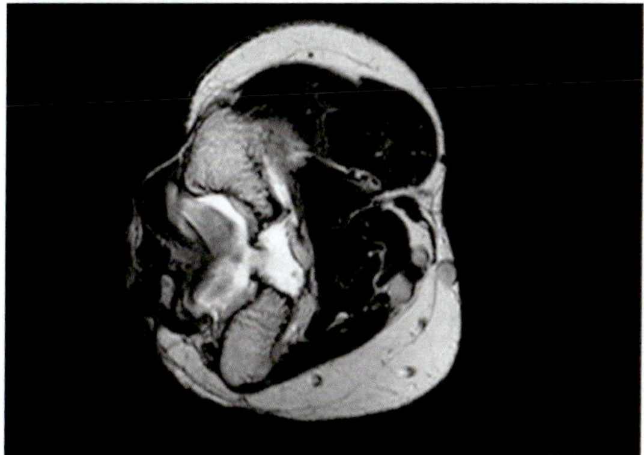

Abb. 2.31 MRT-Darstellung des Foramen fossa olecrani (*Kreis*; T1-Wichtung axial)

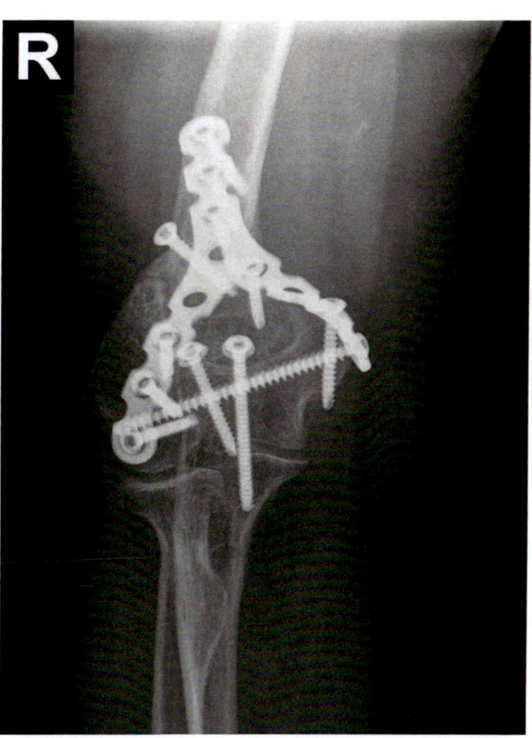

Abb. 2.33 Postoperatives Röntgenbild nach osteosynthetischer Versorgung einer distalen Humerusfraktur

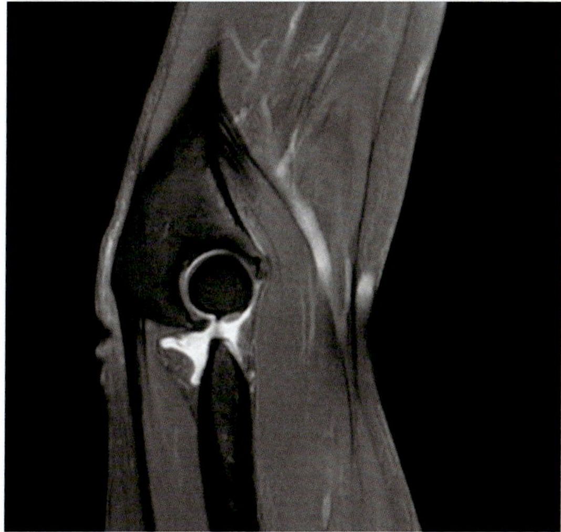

Abb. 2.32 MRT-Darstellung des Foramen fossa olecrani (*Kreis*; T2-Wichtung sagittal)

2.6 Intraartikuläre Schraube am Capitulum humeri

Fallbeispiel

Nach einem häuslichen Sturzereignis hatte sich eine 60-jährige Patientin eine distale Humerusfraktur zugezogen, die auswärts zeitnah osteosynthetisch versorgt wurde (Abb. 2.33, Abb. 2.34). Aufgrund einer begleitenden postoperativen/posttraumatischen Ellenbogensteife und eines durch eine CT-Diagnostik bestätigten intraartikulären Schraubenimpingements (Abb. 2.35) wurde die Indikation zur Ellenbogenarthroskopie mit Arthrolysebehandlung und frühzeitiger Materialentfernung 9 Monate nach Osteosynthese gestellt. Den intraoperativen Befund zeigen Abb. 2.36 und Abb. 2.37.

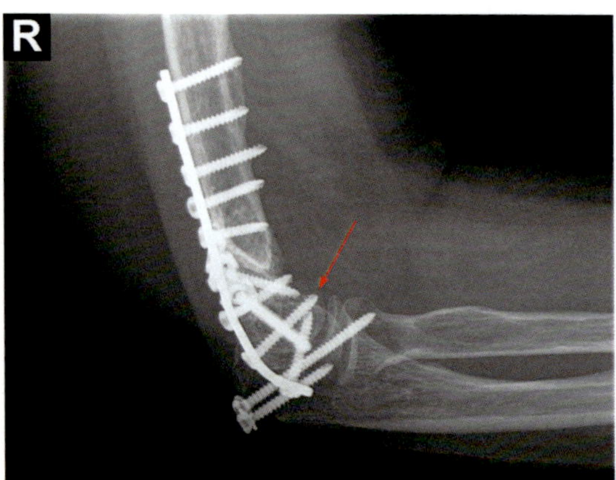

Abb. 2.34 Postoperatives Röntgenbild nach osteosynthetischer Versorgung einer distalen Humerusfraktur. Bereits angedeutetes Schraubenimpingement am Capitulum humeri *(Pfeil)*

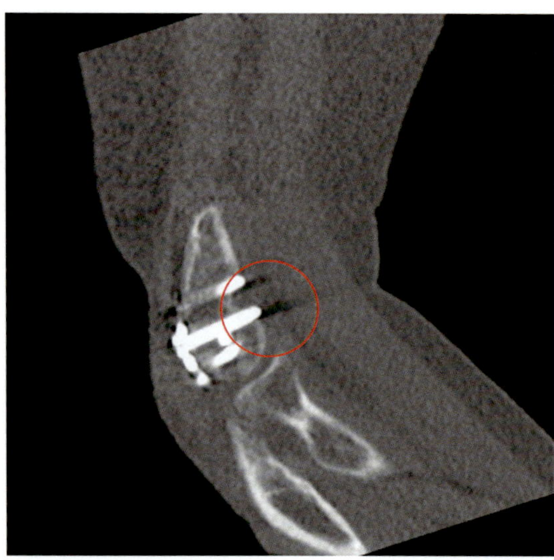

Abb. 2.35 Bestätigung eines Schraubenimpingements nach osteosynthetischer Versorgung einer distalen Humerusfraktur *(Kreis)*

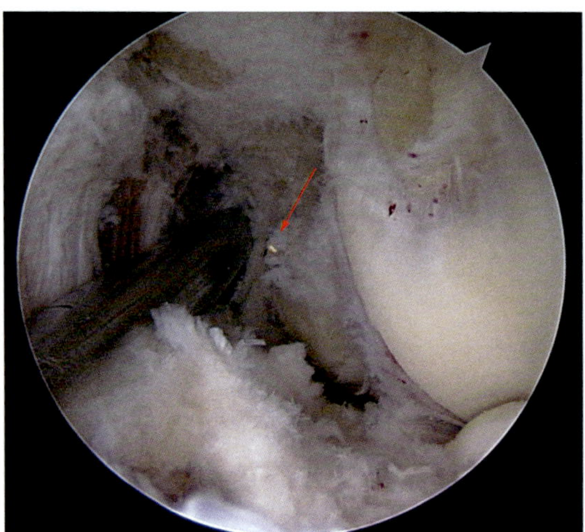

Abb. 2.36 Intraartikuläres Schraubenimpingement. Bereits nach geringer Synovektomie und Kapsulektomie ist die Schraubenspitze am Capitulum humeri erkennbar *(Pfeil)*

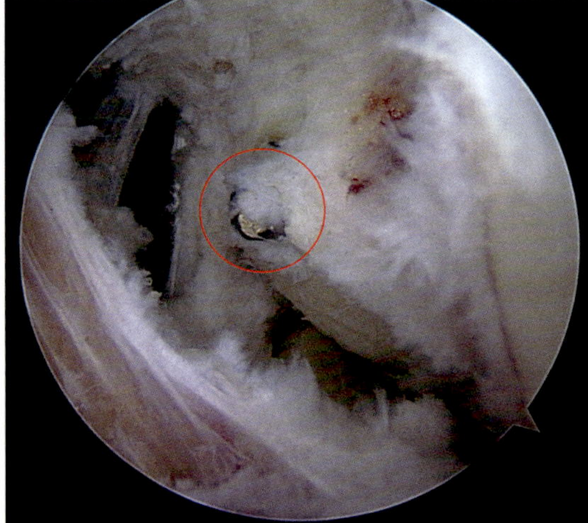

Abb. 2.37 Nach vollständiger ventraler Arthrolyse zeigt sich das volle Ausmaß des intraartikulären Schraubenimpingements *(Kreis)*

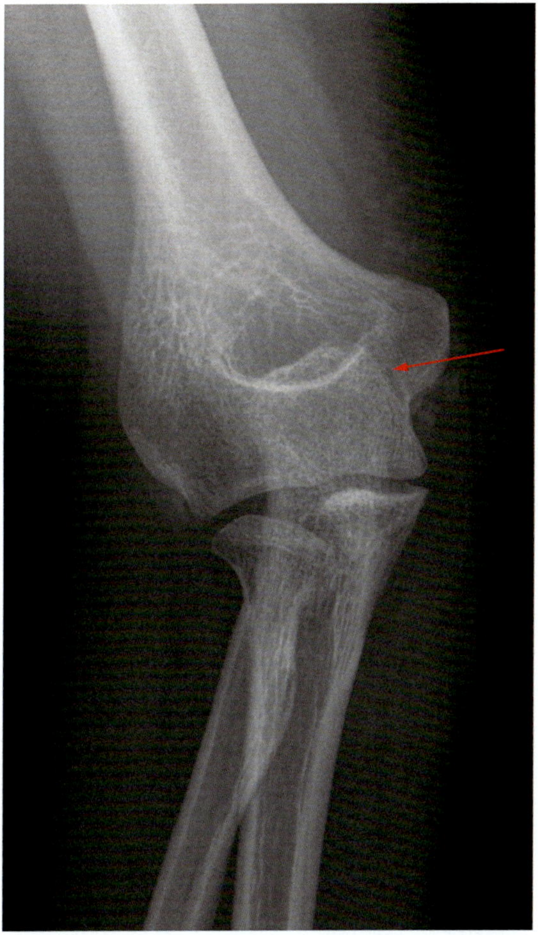

■ **Abb. 2.38** Verlauf des eingebrachten Fadenankers nach Refixation des ulnaren Seitenbandkomplexes *(Pfeil)*

2.7 Intraartikulärer 3,5-mm-Bio-Composite-SwiveLock-Anker

▪▪ Fallbeispiel

Eine 32-jährige Patientin zog sich nach einem Sturzereignis eine Ellenbogenluxation mit humeralseitiger medialer Abrissverletzung des Kollateralbandkomplexes zu. Vorbekannt war bei der Patientin ein Cubitus valgus des rechten Arms bei ventraler Subluxation einer angeborenen Radiuskopfdysplasie. Mithilfe einer Fiber-Tape-Augmentation wurde die offene ulnare Seitenbandnaht verstärkt. Dabei erfolgte die humerale Fixation mittels eines 3,5-mm-Bio-Composite-SwiveLock-Ankers (Fa. Arthrex).

Die Patientin entwickelte in der Folge eine Ellenbogensteife mit heterotopen Ossifikationen insbesondere an der Olekranonspitze. Im Röntgenbild sind diese Verknöcherungen sehr gut zu sehen (■ Abb. 2.38, ■ Abb. 2.39). Auch die Richtung des Ankerverlaufs kann anhand des anteroposterioren Röntgenbildes verfolgt werden (■ Abb. 2.38). Intraoperativ zeigte sich dann, dass das Ende des Bio-Composite-SwiveLock-Ankers im medialen Bereich der Fossa olecrani zu liegen kam (■ Abb. 2.40).

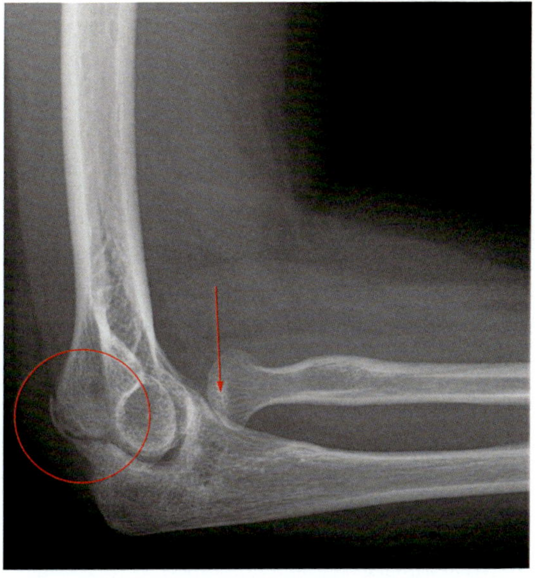

■ **Abb. 2.39** Heterotope Ossifikationen nach Ellenbogenluxation mit deutlicher Bewegungseinschränkung *(Kreis)*. Nebenbefundlich angeborene Radiuskopfdysplasie mit ventraler Subluxationsstellung *(Pfeil)*

2.8 Sagittale Abscherfrakturen des Capitulum humeri (Kocher-Lorenz-Fraktur)

▪▪ Definition

Frakturen des distalen Humerus werden typischerweise entsprechend der AO (Arbeitsgemeinschaft für Osteosynthesefragen) in Typ A (vollständig extraartikulär), Typ B (partiell intraartikulär) oder Typ C (vollständig intraartikulär) eingeteilt und abhängig von der Verletzungsschwere in entsprechende Subtypen untergliedert.

Sagittale Abscherfrakturen speziell des Capitulum humeri dagegen können nochmals separat nach Bryan und Morrey in drei Kategorien unterteilt werden. Handelt es sich dabei um ein osteochondrales-schaliges Abscherfragment des Capitulum humeri, spricht man von einer Typ-II-Frak-

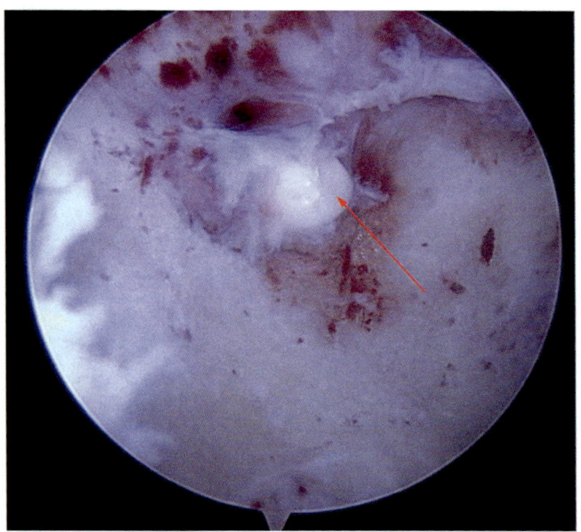

Abb. 2.40 In der Fossa olecrani liegendes Ende eines Bio-Composite-SwiveLock-Ankers *(Pfeil)* nach Refixation und Verstärkung mittels „internal bracing" einer humeralen Abrissverletzung des Seitenbandkomplexes bei stattgehabter Ellenbogenluxation

tur oder einer Kocher-Lorenz-Fraktur. In aller Regel folgt der Unfallmechanismus dabei einer Luxation des Ellenbogens und ist in vielen Fällen mit ligamentären Verletzungen vergesellschaftet.

Fallbeispiel

Eine 42-jährige Patientin war 9 Tage nach einem Sturzereignis mit direktem Anpralltrauma des Ellenbogens vorstellig geworden. Bereits im Nativ-Röntgen zeigte sich in der seitlichen Aufnahme ein großes knöchernes Fragment, das im ventralen Gelenkabschnitt zu liegen kommt (Abb. 2.41, Abb. 2.42).

Die bereits mitgeführte schnittbildgebende Diagnostik (CT und MRT) erbrachte ein sagittales Abscherfragment des Capitulum humeri ventral und eine begleitende ossäre Läsion des Radiuskopfes bei gleichzeitiger Ruptur des lateralen Seitenbandkomplexes inklusive Extensorenläsion (Abb. 2.43, Abb. 2.44, Abb. 2.45, Abb. 2.46, Abb. 2.47, Abb. 2.48).

Im Rahmen einer arthroskopischen Bestandsaufnahme konnte bereits eine anatomisch regelrechte Reposition des Kocher-Lorenz-Fragmentes erzielt werden (Abb. 2.49, Abb. 2.50, Abb. 2.51). Im Rahmen der lateralen Seitenband- und Weichteilrekonstruktion konnte dann das Fragment mithilfe eines Smart-Nails korrekt refixiert werden.

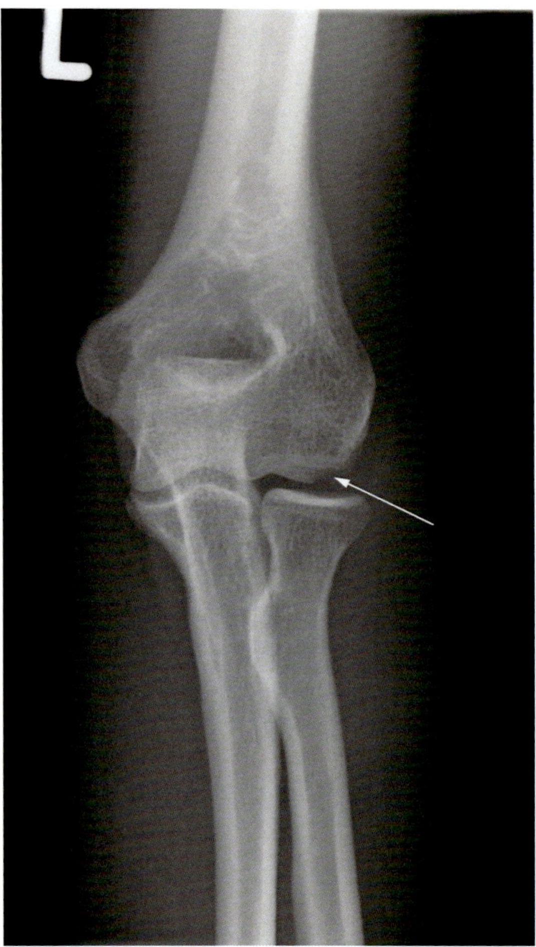

Abb. 2.41 Nativradiologischer Ausgangsbefund mit bereits eindeutigem Hinweis auf eine knöcherne Verletzung am Capitulum humeri *(Pfeil)*

Tipp

Eine Refixation des Fragmentes kann unter Umständen unter sorgfältiger Wahl der Arbeitsportale auch arthroskopisch erfolgen.

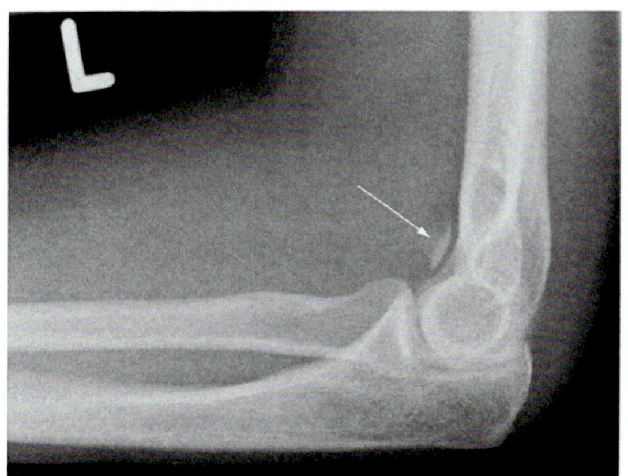

Abb. 2.42 Nativradiologischer Ausgangsbefund mit eindeutiger Fragmentdislokation in die Fossa coronoidea *(Pfeil)*

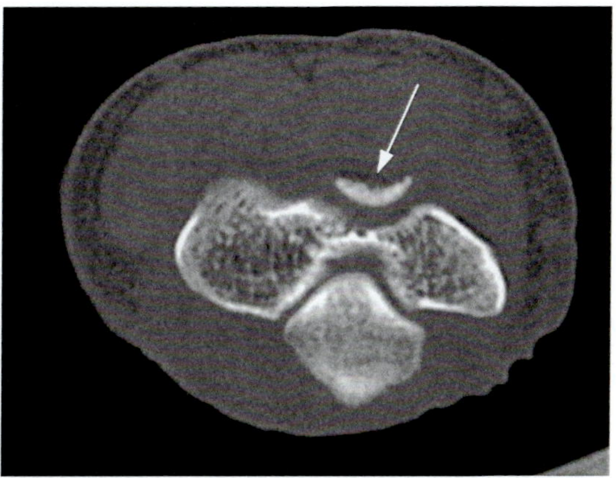

Abb. 2.43 Axialer CT-Schnitt mit dem Fragment (*Pfeil*) im Bereich der Fossa coronoidea

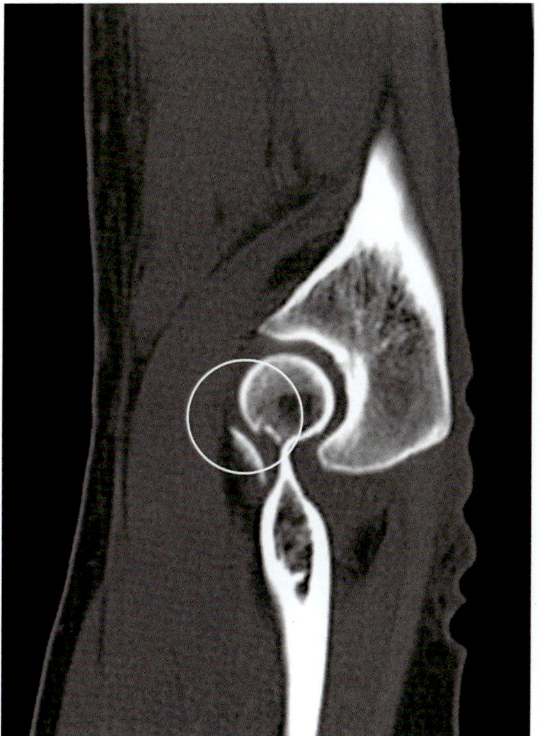

Abb. 2.44 Sagittaler CT-Schnitt mit dem Kocher-Lorenz-Fragment in der Fossa coronoidea (*Kreis*)

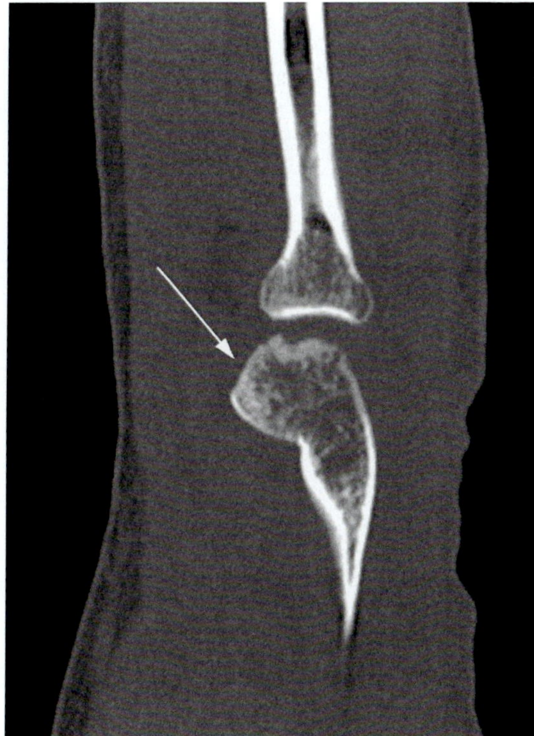

Abb. 2.45 Defektbereich des Fragmentes am ventralen Capitulum humeri im CT (*Pfeil*)

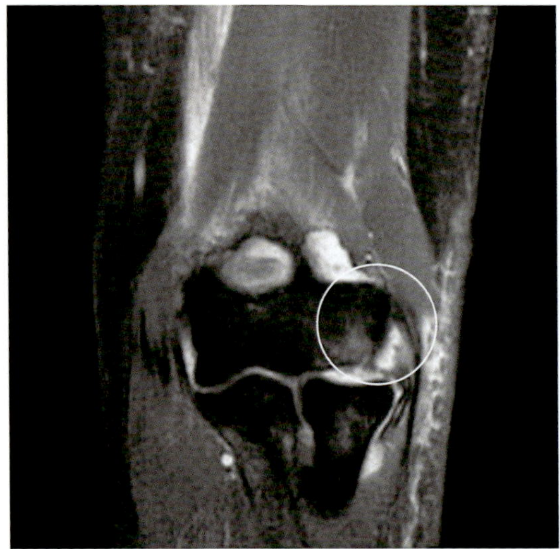

Abb. 2.46 MRT-Darstellung des Defektes am Capitulum humeri (*Kreis*)

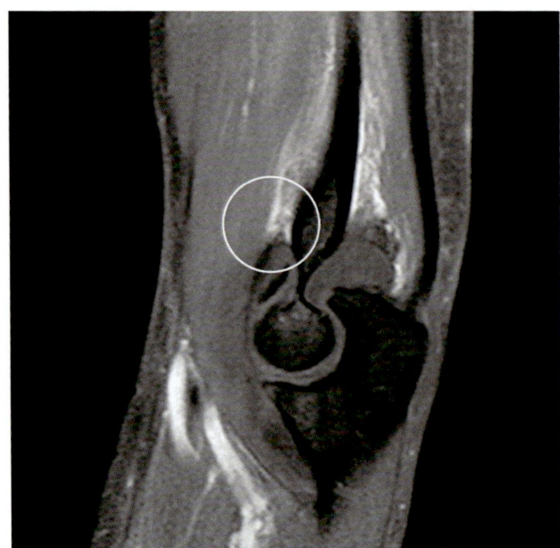

Abb. 2.47 Sagittaler MRT-Schnitt (T2-Wichtung) mit dem Kocher-Lorenz-Fragment in der Fossa coronoidea (*Kreis*)

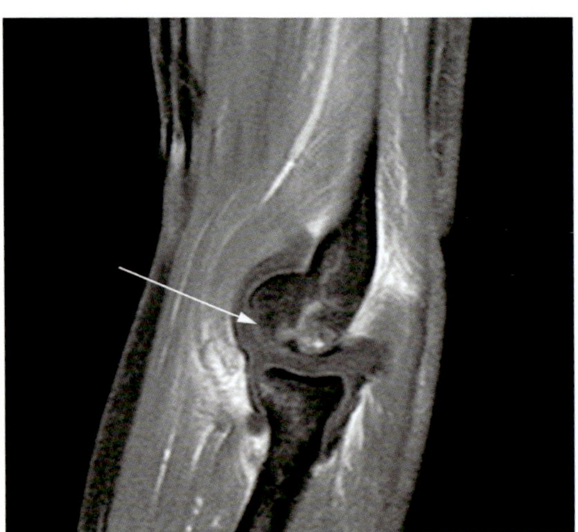

Abb. 2.48 Defektbereich des Fragmentes am ventralen Capitulum humeri im MRT (*Pfeil*)

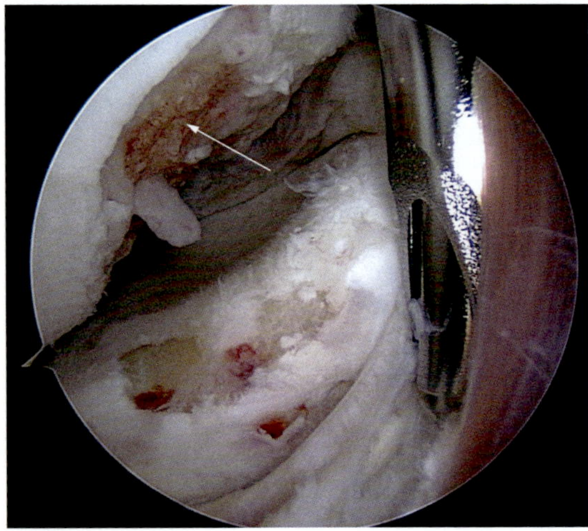

Abb. 2.49 Intraoperative Darstellung des Defektes am Capitulum humeri (*Pfeil*)

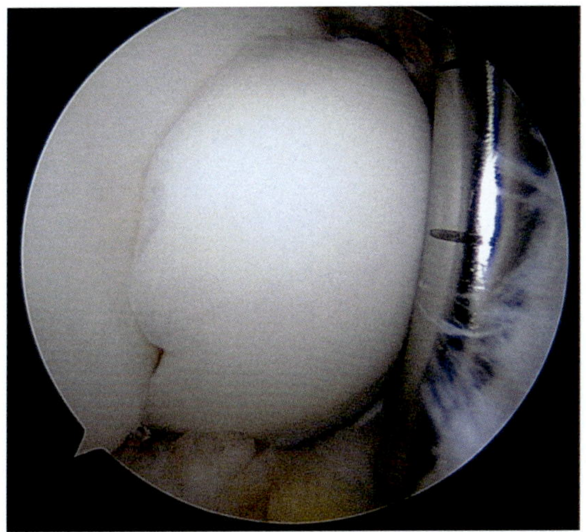

Abb. 2.50 Kocher-Lorenz-Fragmentbergung mittels Shaver und Wechselstab

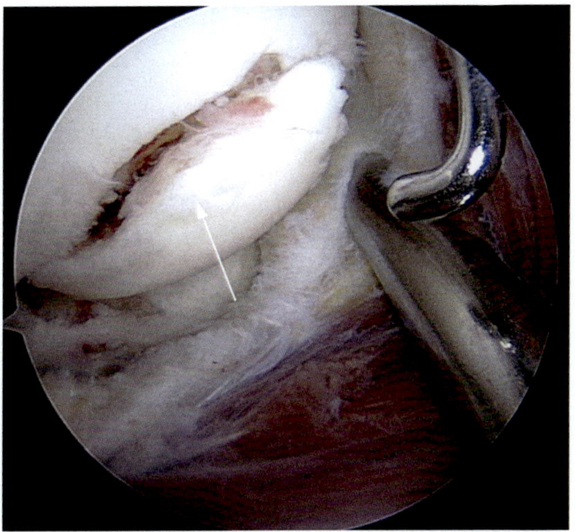

Abb. 2.51 Arthroskopische Einpassung des Abscherfragmentes unter Zuhilfenahme eines weiteren anterolateralen Portals (*Pfeil*)

2.9 Osteochondrosis dissecans der Trochlea

Definition

Die Osteochondrosis dissecans (OD) entspricht einer abgegrenzten Läsion des subchondralen Knochens mit Beteiligung des darüber liegenden Knorpels. Die OD des Ellenbogens macht die Mehrzahl der Fälle von Ellenbogenbeschwerden ohne erinnerliches Trauma beim Patienten unter 18 Jahren aus. In über 90% der Fälle ist das Capitulum humeri betroffen, eine Beteiligung der Trochlea ist hingegen selten (Churchill et al. 2016). Anhand des MRT lässt sich die OD in 4 Stadien einteilen (Tab. 2.1).

Fallbeispiel

Ein 15-jähriger Schüler stellte sich wegen einer schmerzhaften Belastungseinschränkung des dominanten rechten Ellenbogens vor. Klinisch fiel das typische „Krachen" bei Bewegung des Ellenbogens unter muskulärer Anspannung auf. Im MRT imponierte eine OD IIA, welche zunächst konservativ therapiert wurde (Abb. 2.52, Abb. 2.53). Aufgrund der ausbleibenden Besserung erfolgte die Ellenbogenarthroskopie mit Darstellung der OD (Abb. 2.54) und anschließender Mikrofrakturierung (Abb. 2.55). Im MRT 6 Monate postoperativ zeigte sich eine Harmonisierung des Befundes (Abb. 2.56, Abb. 2.57), die sich auch klinisch in einer deutlichen Beschwerdebesserung äußerte.

Tab. 2.1 Osteochondrosis dissecans. (Nach DiPaola et al. 1991)

Klassifikation	Evaluation	Befund
Grad I	Frühstadium	Verdickung des Knorpels ohne Kontinuitätsunterbrechung
Grad IIA	Stabil	Knorpel aufgebrochen mit hypodensem Signal (T2) hinter dem Fragment
Grad IIB	Instabil	Inkomplette Ablösung des Fragmentes
Grad III	Instabil	Komplett freies, aber undisloziertes Fragment
Grad IV	Endstadium	Komplette Ablösung mit Dislokation des Fragmentes

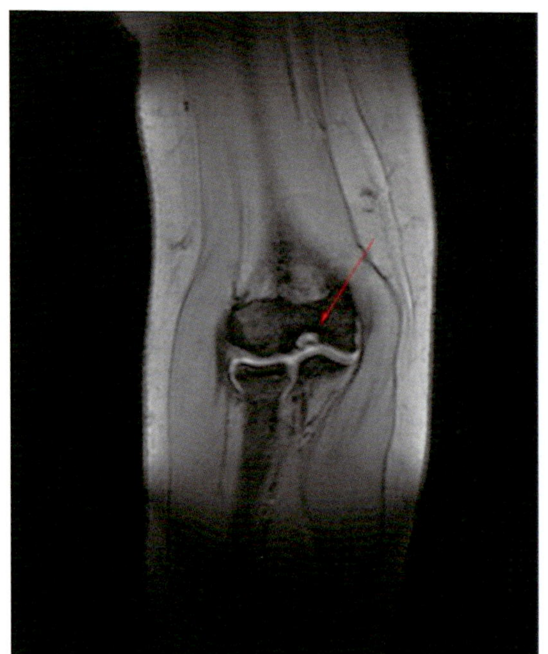

Abb. 2.52 Osteochondrosis-dissecans-Herd der Trochlea mit hypodensem Signal hinter dem Fragment (MRT, koronare T2-Wichtung)

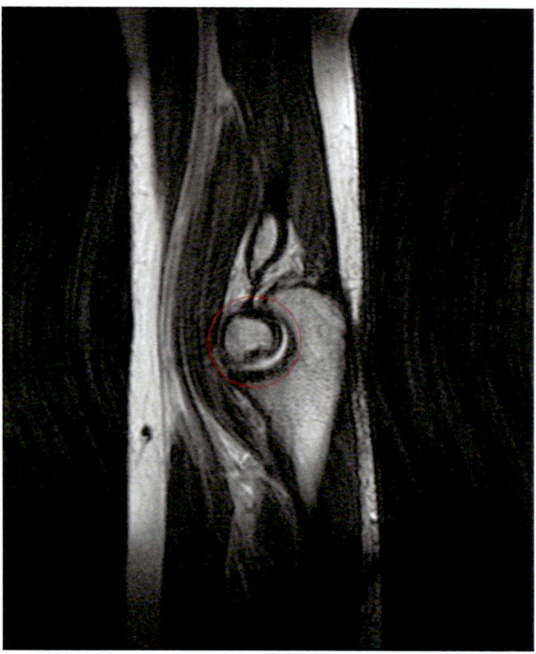

Abb. 2.53 Darstellung der Osteochondrosis dissecans der Trochlea (MRT, sagittale T1-Wichtung)

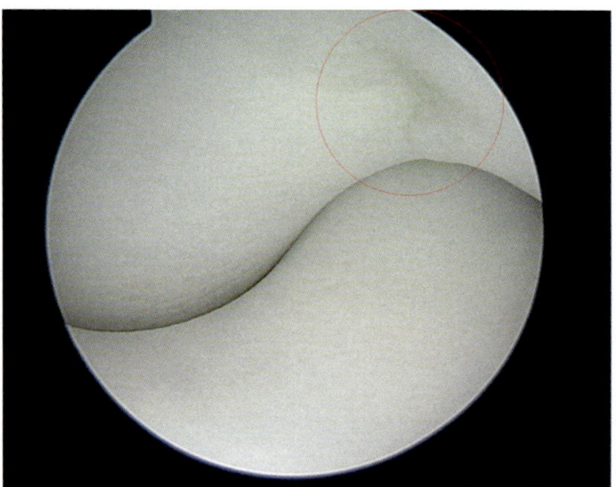

Abb. 2.54 Arthroskopische Sicht auf die Osteochondrosis-dissecans-Läsion

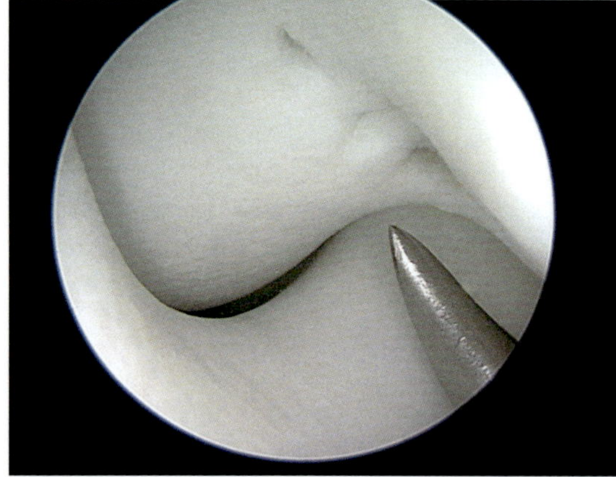

Abb. 2.55 Mikrofrakturierung des Osteochondrosis-dissecans-Herdes

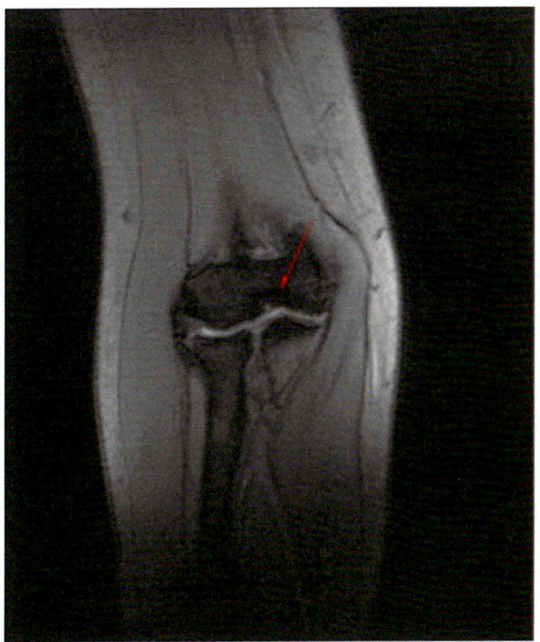

Abb. 2.56 Darstellung 6 Monate nach Mikrofrakturierung der Osteochondrosis dissecans (MRT, koronare T2-Wichtung)

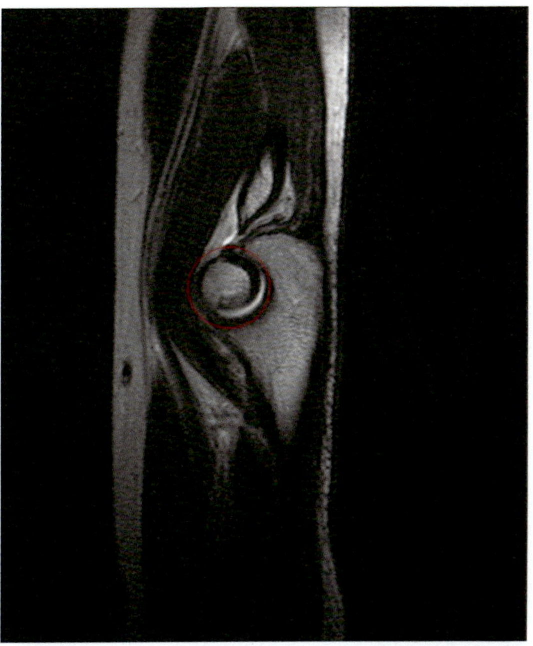

Abb. 2.57 Darstellung 6 Monate nach Mikrofrakturierung der Osteochondrosis dissecans (MRT, sagittale T1-Wichtung)

2.10 Radiuskopffraktur

Definition

Frakturen des Radiuskopfes zählen epidemiologisch betrachtet mit 1/3 aller Ellenbogenfrakturen und 5 % aller Frakturen überhaupt zu den häufigsten Brüchen am Ellenbogengelenk. Aufgrund Sturzereignissen mit überwiegend gestrecktem und leicht proniertem Ellenbogengelenk kommt es durch vermehrten Valgusstress und einer axialen Komponente zum Bruch des Radiuskopfes. Nicht selten werden Luxationen in der Unfallsekunde beobachtet, weshalb gehäuft eine ligamentäre Begleitverletzung gefunden werden kann. Die Klassifikation der Radiuskopffrakturen auf der Basis der ossären Betrachtungsweise etablierte Mason mit den Typen I–III (Mason 1954). Eine Erweiterung um einen Typ IV erfolgte später durch Johnston (Tab. 2.2, Johnston 1962).

Tab. 2.2 Einteilung der Radiuskopffrakturen nach Mason, modifiziert durch Johnston

Klassifikation	Merkmale
Typ I	Nicht oder gering dislozierte 2-part-Frakturen (<2 mm)
Typ II	Dislozierte 2-part-Frakturen (>2 mm)
Typ III	Mehrfragmentfrakturen
Typ IV	Luxationsfrakturen

Fallbeispiel

Ein 47-jähriger Patient zog sich im Rahmen eines häuslichen Sturzereignisses mit Abstützung am linken Arm eine Radiuskopffraktur zu (Abb. 2.58, Abb. 2.59, Abb. 2.60). Durch eine CT- und MRT-Untersuchung konnte neben einer 3-part-Fraktur eine Stufenbildung von >2 mm gemessen werden, sodass sich nach der Mason-Klassifikation eine Typ-III-Verletzung ergab (Abb. 2.61, Abb. 2.62, Abb. 2.63, Abb. 2.64, Abb. 2.65, Abb. 2.66, Abb. 2.67).

Es bestand die Indikation zur operativen Reposition und Refixation. Mithilfe einer Ellenbogenarthroskopie konnte der Ausschluss weiterer weichteiliger Pathologien erbracht und die Fraktur arthroskopisch reponiert und mittels 2 Bio-Smart-Nails osteosynthetisch stabilisiert werden (Abb. 2.68). In der postoperativen Röntgenkontrolle zeigte sich eine anatomische Stellung der ehemaligen Fraktur (Abb. 2.69, Abb. 2.70).

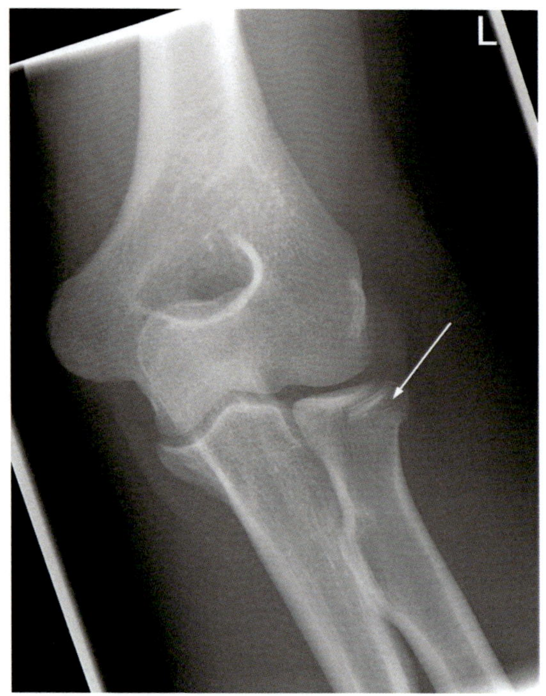

Abb. 2.58 Präoperative Ausgangssituation mit sichtbarer Dislokation in der a.-p.-Röntgenaufnahme (*Pfeil*)

Der Patient selbst konnte sich bis zur 6-Wochen-Kontrolle eine vollständige Beweglichkeit und Schmerzfreiheit erarbeiten.

Tipp

Eine Refixation des Fragmentes kann unter Umständen unter sorgfältiger Wahl der Arbeitsportale auch arthroskopisch erfolgen. Im Rahmen der arthroskopischen Frakturversorgung ist unter Umständen die Anlage zusätzlicher Arthroskopieportale (z. B. anterolateral) notwendig, um die Fraktur anatomisch korrekt reponieren und Schrauben oder Pins orthograd dazu einbringen zu können.

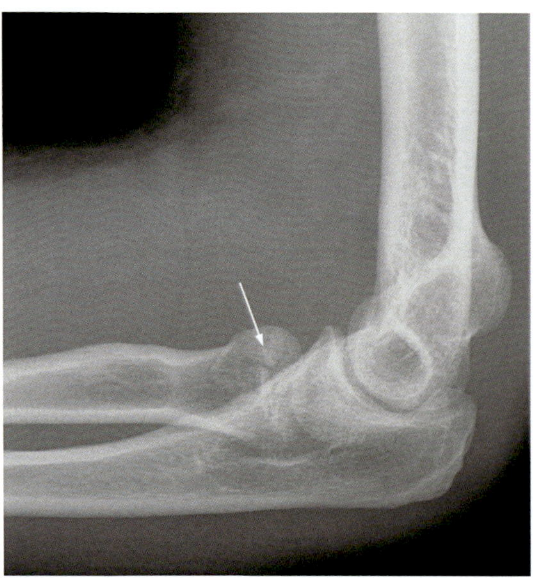

Abb. 2.59 Präoperative Ausgangssituation mit sichtbaren Dislokationszeichen in der seitlichen Röntgenaufnahme (*Pfeil*)

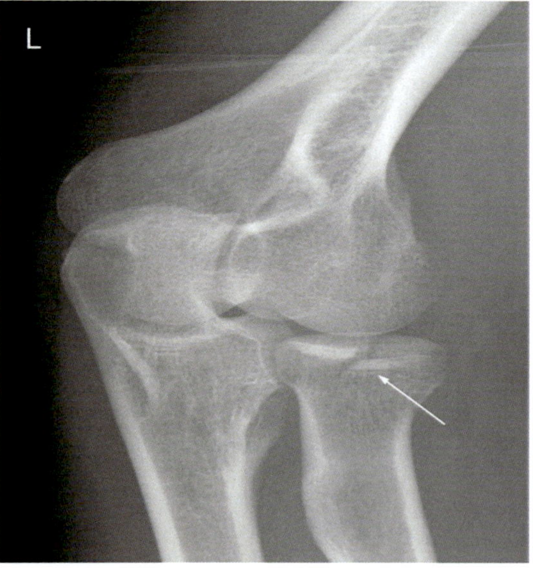

Abb. 2.60 Präoperative Radiuskopfzielaufnahme der Mason-III-Fraktur (*Pfeil*)

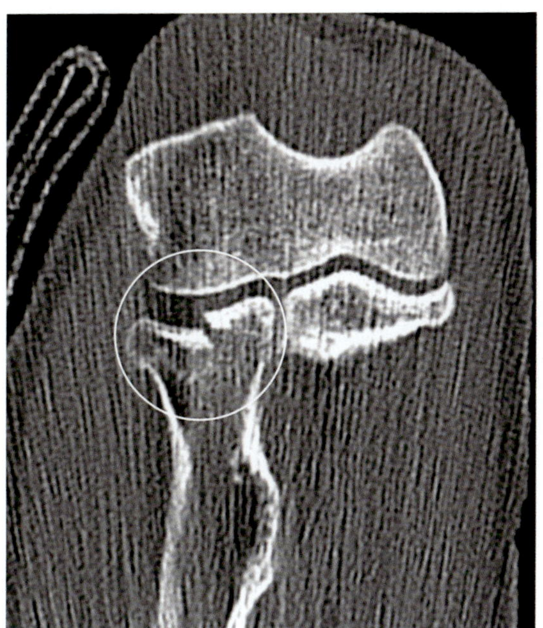

Abb. 2.61 Eindeutige Stufenbildung im Bereich des Radiuskopfes in der a.-p.-Darstellung der CT-Diagnostik (*Kreis*)

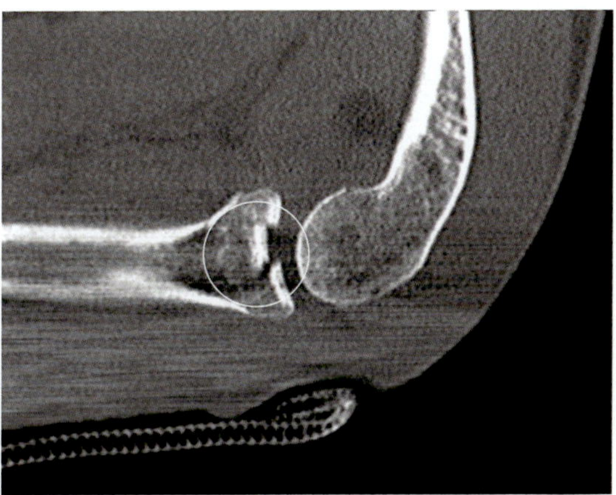

Abb. 2.62 Impressionsartige Erscheinung des Fragmentes mit eindeutiger Stufenbildung (sagittaler CT-Schnitt) präoperativ (*Kreis*)

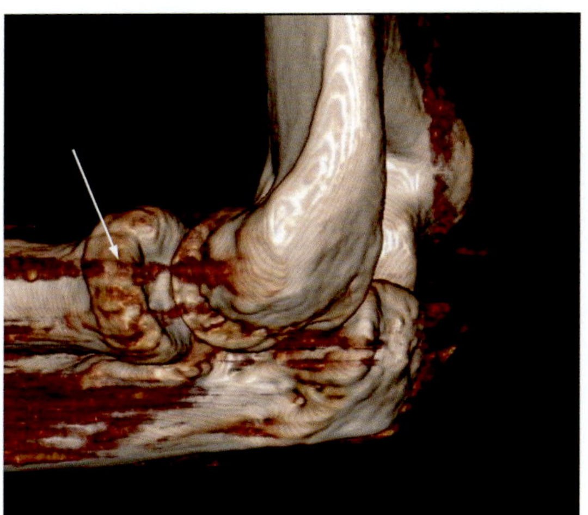

Abb. 2.63 3D-CT-Rekonstruktion zur besseren Darstellung der Mason-III-Fraktur (*Pfeil*)

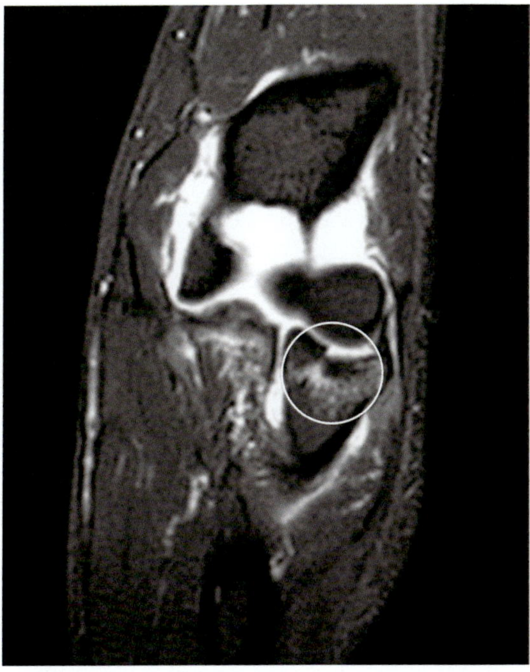

Abb. 2.64 Koronare T2-gewichtete MRT-Aufnahme mit eindeutiger Frakturdislokation und Stufenbildung am Radiuskopf (*Kreis*)

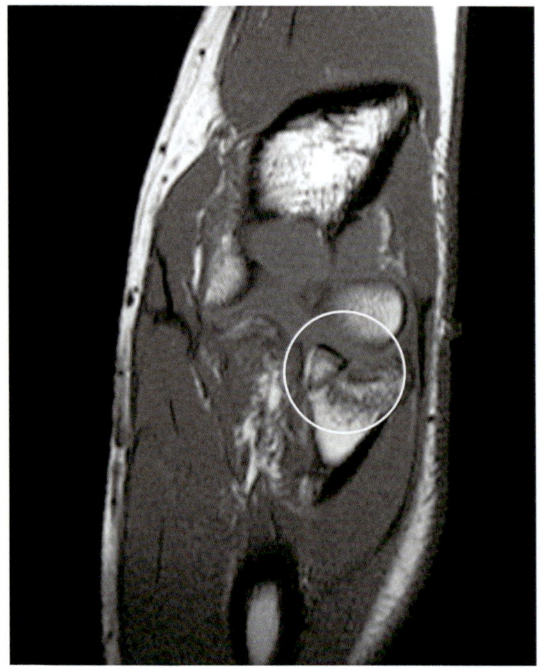

Abb. 2.65 Koronare T1-gewichtete MRT-Aufnahme mit eindeutiger Frakturdislokation und Stufenbildung am Radiuskopf (*Kreis*)

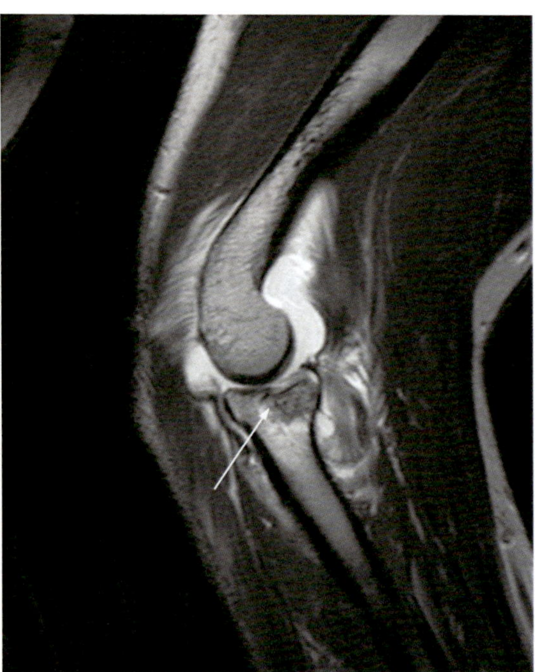

Abb. 2.67 Sagittale T1-gewichtete MRT-Aufnahme mit eindeutiger Frakturdislokation und Stufenbildung am Radiuskopf (*Pfeil*)

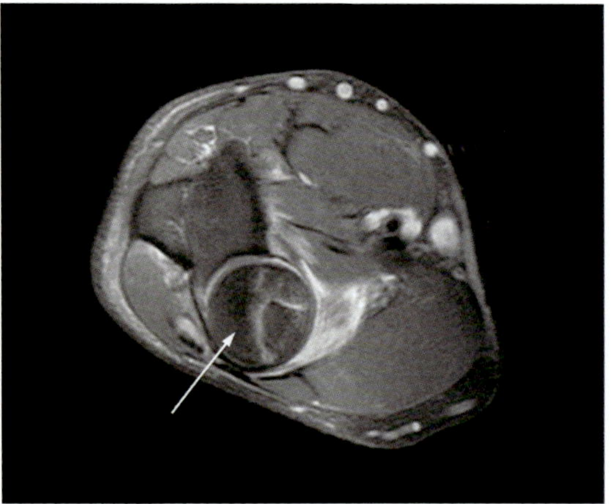

Abb. 2.66 Axiale T2-gewichtete MRT-Aufnahme mit Darstellung der 3-part-Fraktur (*Pfeil*)

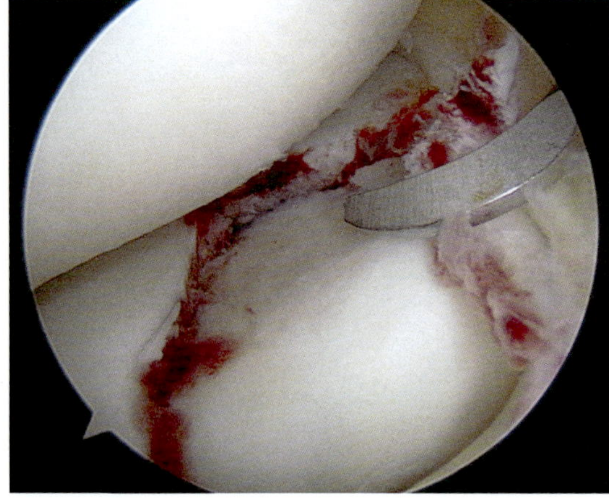

Abb. 2.68 Intraoperative Darstellung der Fraktur vor Reposition

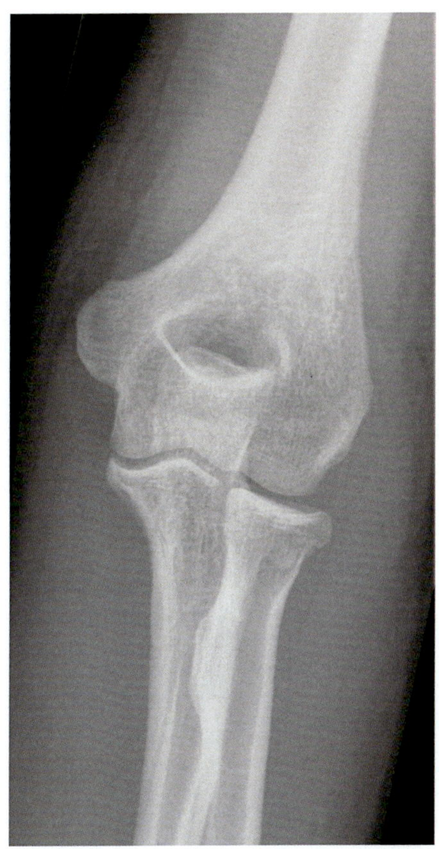

■ **Abb. 2.69** Postoperative a.-p.-Röntgendarstellung der ehemaligen Fraktur nach arthroskopischer Frakturversorgung mittels Bio-Smart-Nails

2.11 Anterior Snapping Elbow

■■ Definition

Der „anterior snapping elbow" beschreibt ein schmerzhaftes Schnappen im Bereich des lateralen Ellenbogens, welche meist bei Flexion in Pronation auftritt. Dabei handelt es sich um einen Konflikt zwischen meist hypertrophem Ligamentum anulare und dem Radiuskopf, der ein Schnappen bzw. Klicken und teilweise auch Blockaden auslösen kann (Aoki et al. 2003). Häufig wird von einer Plica als Auslöser des Schnappens gesprochen, dabei handelt es sich unserer Meinung nach allerdings stets um ein einklemmendes Ligamentum anulare.

■■ Fallbeispiel

Ein 25-jähriger Kraftsportler stellte sich wegen seit 6 Monaten bestehenden Belastungsschmerzen des dominanten Ellenbogens ohne erinnerliches Trauma vor. Klinisch zeigte sich ein stabiles Ellenbogengelenk mit einem lateral spürbaren Schnappen bei Pro- und Supination. Magnetresonanztomografisch imponierte ein einklemmendes Ligamentum anulare (■ Abb. 2.71, ■ Abb. 2.72, ■ Abb. 2.73).

Es erfolgte die arthroskopische Resektion des hypertrophen Ligamentum anulare (■ Abb. 2.74, ■ Abb. 2.75, ■ Abb. 2.76).

Postoperativ sistierten sowohl die Schmerzen als auch das Schnappen.

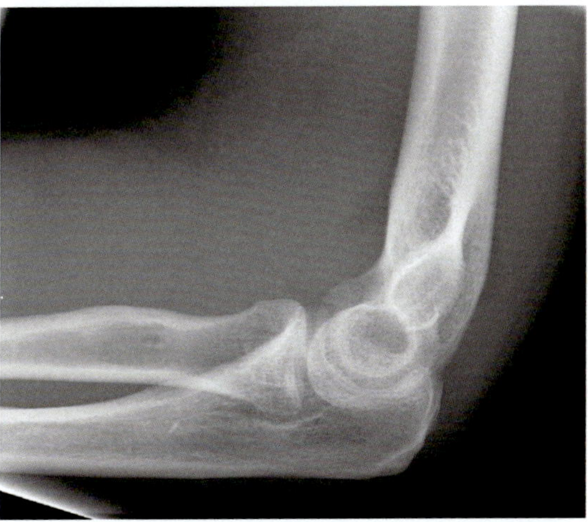

■ **Abb. 2.70** Postoperativ seitliche Röntgendarstellung der ehemaligen Fraktur nach arthroskopischer Frakturversorgung mittels Bio-Smart-Nails

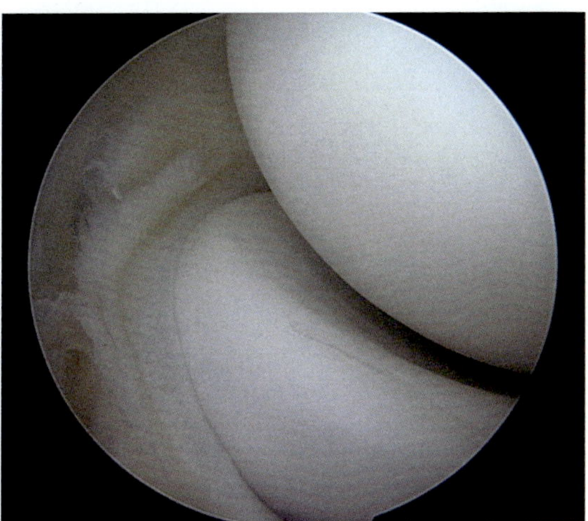

■ **Abb. 2.71** Das Ligamentum anulare ragt über den Rand des Radiuskopfes in die Gelenkfläche hinein (MRT, sagittale T2-Wichtung)

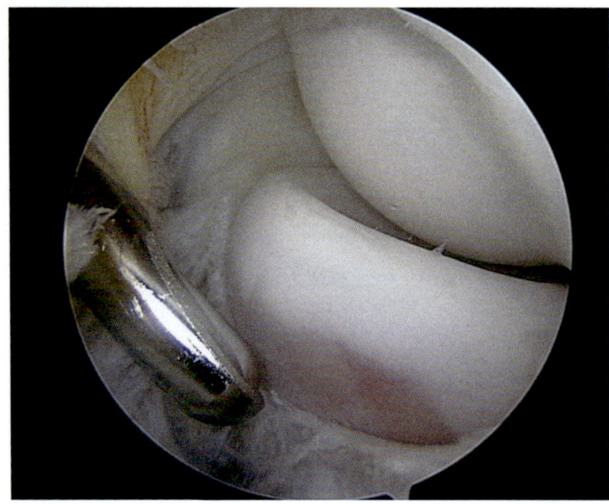

Abb. 2.72 Impingierendes und hypertrophes Ligamentum anulare (MRT, sagittale T2-Wichtung)

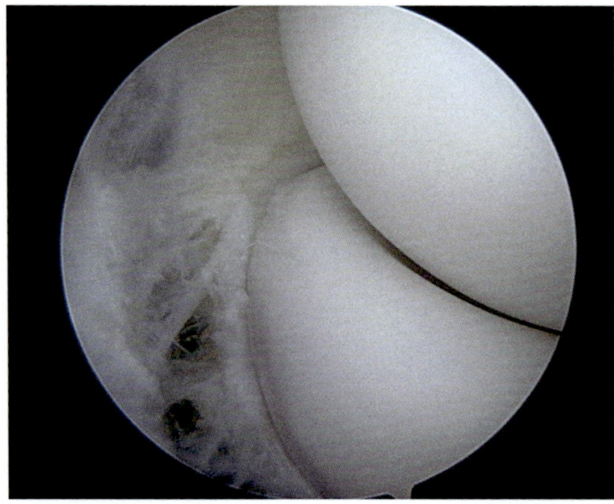

Abb. 2.73 Narbige und hypertrophe Veränderung des Ligamentum anulare (MRT, axiale T2-Wichtung)

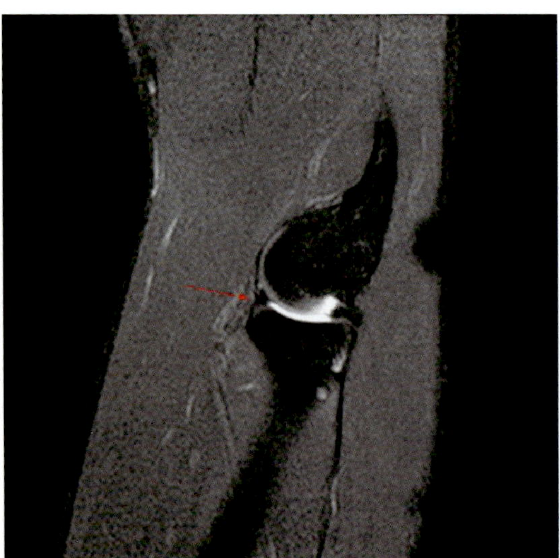

Abb. 2.74 Arthroskopische Darstellung des hypertrophen Ligamentum anulare (*Sicht von ulnar*)

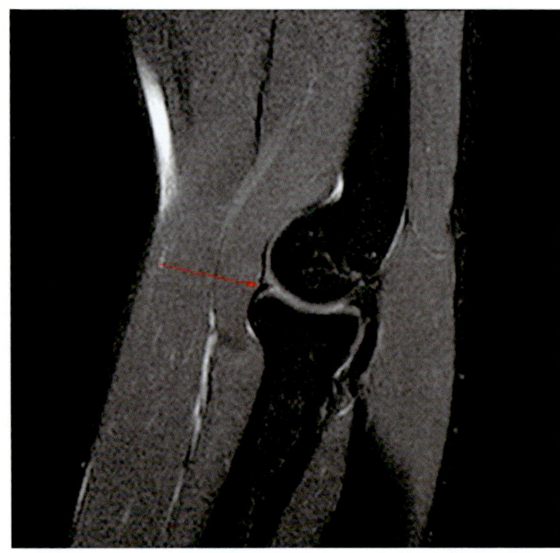

Abb. 2.75 Vorsichtige Resektion der hypertrophen Anteile des Ligamentum anulare (*Sicht von ulnar*)

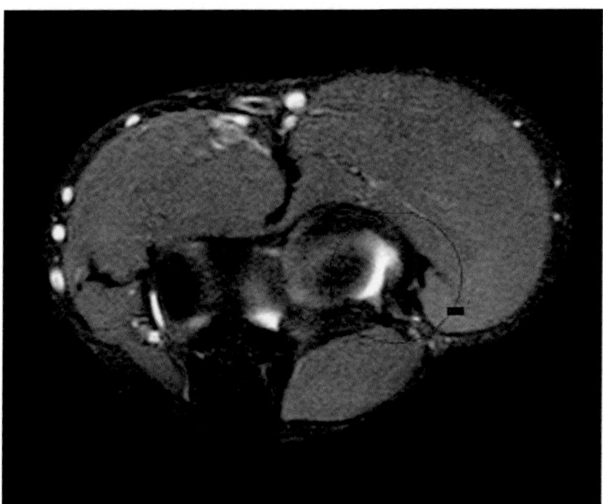

Abb. 2.76 Darstellung nach Resektion der Hypertrophie (*Sicht von ulnar*)

Literatur

Aoki M, Okamura K, Yamashita T (2003) Snapping annular ligament of the elbow joint in the throwing arms of young brothers. Arthroscopy. 19(8): E4–7

Churchill RW, Munoz J, Ahmad CS (2016) Osteochondritis dissecans of the elbow. Curr Rev Musculoskelet Med 9(2): 232–239

DiPaola JD, Nelson DW, Colville MR (1991) Characterizing osteochondral lesions by magnetic resonance imaging. Arthroscopy 7(1): 101–104

Johnston GW (1962) A follow-up of one hundred cases of fracture of the head of the radius with a review of the literature. Ulster Med 31: 51–56

Josten C, Lill H (2002) Ellenbogenverletzungen – Biomechanik, Diagnose, Therapie. Steinkopff, Heidelberg

Karkhanis S, Frost A, Maffulli N (2008) Operative management of tennis elbow: a quantitative review. Br Med Bull 88(1): 171–188

Kashiwagi D (ed) (1985) Osteoarthritis of the elbow joint. Intra-articular changes and the special operative procedure, Outerbridge-Kashiwagi method. Elsevier Science, Amsterdam, NL

Kraushaar BS, Nirschl RP (1999) Tendinosis of the elbow (tennis elbow). Clinical features and findings of histological, immunohistochemical, and electron microscopy studies. J Bone Joint Surg Am 81(2): 259–278

Mason ML (1954) Some observations on fractures of the head of the radius with a review of one hundred cases. Br J Surg 42(172): 123–132

Smidt N, Lewis M, DA VDW, Hay EM, Bouter LM, Croft P (2006) Lateral epicondylitis in general practice: course and prognostic indicators of outcome. J Rheumatol 33(10): 2053–2059

Dokumentation einer Ellenbogenarthroskopie

A. Ellwein, H. Lill, A. Lenich

A. Imhoff, A. Lenich (Hrsg.), *Arthroskopie und minimal-invasive Chirurgie des Ellenbogens*
https://doi.org/10.1007/978-3-662-56679-4_3

3.1 Checkliste

Die arthroskopische Diagnostik am Ellenbogen ist anhand der Checkliste des diagnostischen Rundgangs am Ellenbogen dargestellt (■ Abb. 3.1).

Arthroskopische Diagnostik am Ellenbogen

Diagnose ______________________________

1. Seite

- o **Rechts**
- o **Links**

2. Anästhesie

- o **Regionalanästhesie**
- o **Vollnarkose**

3. Narkoseuntersuchung

Ext/Flex prä-OP ____ / ____ / ____
Pro/Sup prä-OP ____ / ____ / ____

0° medial	-	+	++	+++
30° medial	-	+	++	+++
0° lateral	-	+	++	+++
30° lateral	-	+	++	+++

Ext/Flex post-OP ____ / ____ / ____
Pro/Sup post-OP ____ / ____ / ____

4. Lagerung

- o Rückenlage
- o Seitenlage
- o Bauchlage

5. Blutsperre

- o Blutsperre (_____ mmHg)
- o Blutleere (_____ mmHg)
- o Keine

6. Vorbereitung

- o Landmarks
- o Auffüllen des Gelenkes
- o Einbringen einer Spülkanüle

7. Bilddokumentation

7.1. Blick von hoch dorsoradial

- o Olekranonspitze
- o Fossa olecrani
- o Medialer Rezessus
- o Lateraler Rezessus

7.2. Blick von hoch dorsoradial über den dorsolateralen Rezessus

- o Plica humeroradialis
- o Articulatio humeroradialis
- o Articulatio humeroulnaris
- o Articulatio radioulnaris

7.3. Blick von anteromedial/anterolateral

- o Radiuskopf
- o Capitulum humeri
- o Processus coronoideus
- o Ligamentum anulare

8. Knorpelqualität (Outerbridge)

- o CM 0°: Normalbefund
- o CM I°: Erweichung der Oberfläche
- o CM II°: kleinere Risse
- o CM III°: Läsion >50 % der Knorpelschicht
- o CM IV°: freiliegender subchondraler Knochen

■ **Abb. 3.1** Checkliste diagnostischer Rundgang Ellenbogen. *Ext* Extension, *Flex* Flexion, *Pro* Pronation, *Sup* Supination, *CM* Chondromalazie, *MCL* mediales Kollateralband, *LCL* laterales Kollateralband, PLRI posterolaterale Rotationsinstabilität

9. Plica humeroradialis

- o Radiuskopf nicht bedeckt
- o Radiuskopf zu 1/3 bedeckt
- o Radiuskopf zu 2/3 bedeckt
- o Radiuskopf voll bedeckt

10. Synovialitis

- o Keine
- o Lokal
- o Generalisiert
- o Ausgeprägt

11. Osteophytäre Anbauten der Olekranonspitze (Entfernung Olekranonspitze zur Knorpel-Knochen-Grenze am 90° flektierten Ellenbogen)

- o ≤6 mm
- o >6 mm

12. Freie Gelenkkörper

- o Keine
- o Dorsales Kompartiment
- o Medialer Rezessus
- o Lateraler Rezessus
- o Ventrales Kompartiment

13. Instabilitätsdiagnostik (4-mm-Stab)

13.1. Humeroulnar dorsal

13.1.1. Ulnares Drittel (MCL)

- o 0 mm (federnder Wiederstand)
- o 2 mm (Eindringen der Spitze)
- o 4 mm (vollständiges Eindringen)

13.1.2. Radiales Drittel (LCL)

- o 0–4 mm (bis 1-mal Wechselstab)
- o 4–8 mm (bis 2-mal Wechselstab)
- o >8 mm (>2-mal Wechselstab)

13.1.3. Zentrales Drittel (LCL + MCL)

- o 0 mm (federnder Wiederstand)
- o 2 mm (Eindringen der Spitze)
- o 4 mm (vollständiges Eindringen)

13.2. Humeroulnar ventral (PLRI)

- o 0–4 mm (1-mal Wechselstab)
- o 4–6 mm (bis 1,5-mal Wechselstab)
- o 6–8 mm (bis 2-mal Wechselstab)
- o >8 mm (Subluxation, Koronoid sichtbar)

13.3. Humeroradial

- o 0 mm (federnder Wiederstand)
- o 2 mm (Eindringen der Spitze)
- o 4 mm (vollständiges Eindringen)

13.4. Radioulnar (Lig. anulare)

- o 0 mm (federnder Wiederstand)
- o 2 mm (Eindringen der Spitze)
- o 4 mm (vollständiges Eindringen)

13.5. Gelenkinkongruenz Trochlea und Koronoid

- o Gelenk kongruent
- o Radial aufklappend
- o Ulnar aufklappend

13.6. Translation Radiuskopf zu Kapitulum (PLRI)

- o Zentral unter dem Kapitulum
- o Dorsaler Shift: 1/4 Gelenkfläche
- o Dorsaler Shift: 2/4 Gelenkfläche
- o Dorsaler Shift: 3/4 Gelenkfläche
- o Dorsaler Shift: 4/4 Gelenkfläche

Abb. 3.1 (Fortsetzung)

▪▪ Instabilitätsdiagnostik

Die für die Instabilitätsdiagnostik zu testenden Bandstrukturen sind in ◘ Tab. 3.1 aufgeführt.

◘ Tab. 3.1 Instabilitätsdiagnostik – zu testende Bandstrukturen

Gelenk	Verletzte Bandstruktur
Humeroulnar (Grad 1)	Laterales ulnares kollaterales Ligament (LUCL)
Humeroulnar (Grad 2)	LUCL + mediales ulnares kollaterales Ligament (MCL)
Humeroradial	Laterales kollaterales Ligament (LCL)
Radioulnar	Ligamentum anulare

Lagerung und arthroskopische Zugangswege

L. Lacheta, S. Siebenlist

A. Imhoff, A. Lenich (Hrsg.), *Arthroskopie und minimal-invasive Chirurgie des Ellenbogens*
https://doi.org/10.1007/978-3-662-56679-4_4

4.1 Anästhesie

Bewährt hat sich die Allgemeinanästhesie, da sie sowohl für den Patienten als auch für den Operateur komfortabler ist als eine Plexus- oder Regionalanästhesie. Prinzipiell ist die Ellenbogenarthroskopie aber auch am wachen Patienten durchführbar. Durch die Vollnarkose lässt sich eine optimale Relaxation erreichen und erlaubt direkt postoperativ die Prüfung des neurologischen Status. In Abhängigkeit von der Indikation (z. B. bei Arthrolysen) ist die Vollnarkose kombiniert mit einem regionalen Verfahren (interskalenärer oder infraklavikulärer Katheter) empfehlenswert.

4.1.1 Lagerung

Vor Beginn der Lagerung sollte durch den Operateur immer eine Narkoseuntersuchung des Ellenbogengelenkes im Seitenvergleich erfolgen (O'Driscoll et al. 2005). Die Prüfung des Bewegungsumfanges sowie der Bandstabilität wird dabei mit dem Vorbefund am wachen Patienten reevaluiert.

Die Lagerung des Patienten muss dem Operateur den sicheren Zugang zu allen Gelenkkompartimenten ermöglichen und eine stabile Positionierung gewährleisten. Zudem muss das Gelenk für Extension und Flexion sowie für Pro- und Supination frei beweglich gelagert sein. Prinzipiell kann der Patient in Seitenlage, Bauchlage oder in Rückenlage gelagert werden.

Seitenlagerung

Im eigenen Vorgehen wird die Seitenlagerung auf der gesunden Gegenseite in einer Vakuummatratze favorisiert (◘ Abb. 4.1). Das Becken und der Thorax sind auf der Vakuummatratze sicher fixiert – zwischen die Beine werden weiche Gelmatten eingelegt. Auf eine gute Unterpolsterung der aufliegenden Schulter und des Kopfes sowie auf eine achsgerechte Lagerung der Halswirbelsäule muss strengstens geachtet werden. Mit Hilfe eines hydraulischen Armhalters wird der zu operierende Arm auf einer Haltungsschale stabil gelagert. Das 90-Grad-flektierte Ellenbogengelenk muss allseitig frei zugänglich und in vollem Bewegungsumfang beweglich sein (◘ Abb. 4.2). Nach Präferenz des Operateurs wird am Oberarm eine mit Watte unterpolsterte Blutsperre angelegt.

Die Seitenlagerung erlaubt dem Operateur optimale Arbeitsbedingungen für die ventralen und dorsalen Gelenkkompartimente. Allerdings ist gerade für den arthroskopischen Beginner die umgekehrte Anatomie nachteilig und erfordert Gewöhnung. Durch Hinzunahme eines mobilen, sterilen Beistelltisches kann einfach auf ein offenes Vorgehen konvertiert werden (◘ Abb. 4.3). Im Vergleich zu anderen Lagerungen ist die Seitenlagerung zeitlich aufwendiger, bietet dafür aber sehr gute Möglichkeiten für das Wechseln auf ein offenes Vorgehen.

Bauchlagerung

Die Bauchlagerung bietet dem Operateur die gleichen Vorteile hinsichtlich Zugangs- und Arbeitsmöglichkeiten wie die Seitenlagerung. Der Oberarm des Patienten wird bei 90-Grad-abduziertem Schultergelenk auf einer seitlich am Operationstisch befestigten Armstütze ausgelagert. Hierbei ist auf eine gute Polsterung der Oberarmvorderseite zu achten. Außerdem ist es ratsam, den Oberarm auf der Stütze z. B. mit einem Pflaster oder

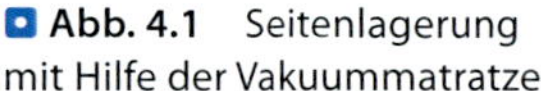

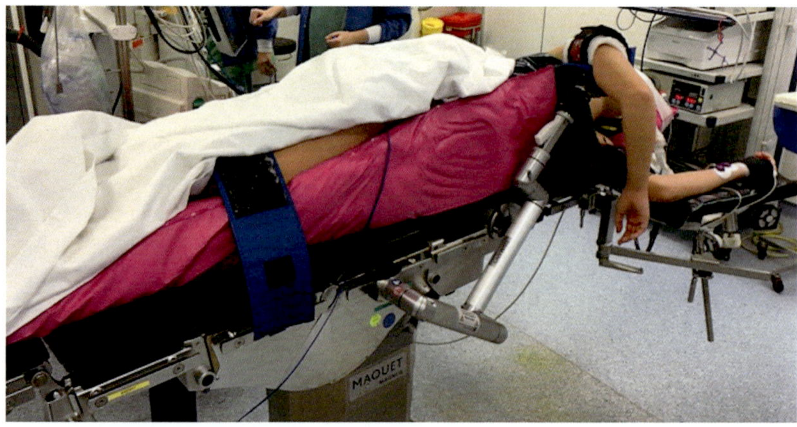

◘ **Abb. 4.1** Seitenlagerung mit Hilfe der Vakuummatratze

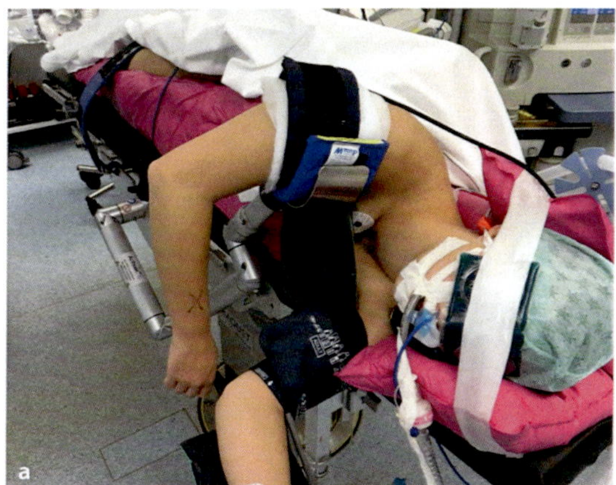

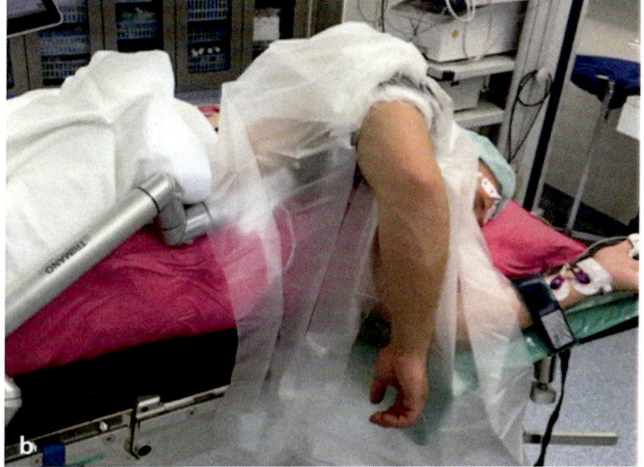

Abb. 4.2a, b **a** Der zu operierende Arm ist auf dem hydraulischen Armhalter in einer Halteschale gelagert. **b** Vor dem Desinfizieren wird der Arm mit einer Folie abgedeckt, um das Unterlaufen der Desinfektionsflüssigkeit unter die Blutsperre zu verhindern

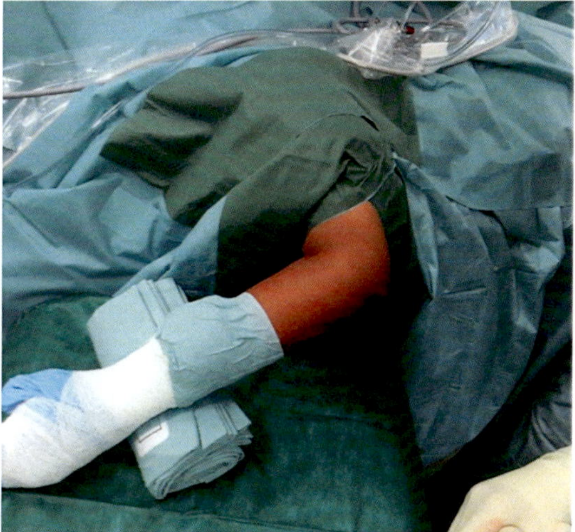

Abb. 4.3 Seitenlagerung: Umlagerung des zu operierenden Armes auf einem sterilen Beistelltisch für einen offenen lateralen Zugang

Tape zu sichern, um ein seitliches Wegrutschen zu vermeiden.

Die Umlagerung des anästhesierten Patienten in die Bauchlage, das unbequeme Liegen für den Patienten bei Regionalanästhesien und die erschwerten Narkosebedingungen sind nachteilig gegenüber der Seitenlagerung. Beim intubierten Patienten ist die Unterpolsterung von Brust und Becken obligat für eine suffiziente Beatmung.

Rückenlagerung

Der zu operierende Arm wird bei 90-Grad-gebeugtem Ellenbogengelenk an einem Galgen oder mit Hilfe eines hydraulischen Armhalters „aufgehängt".

Diese Lagerungsart ist technisch einfach und bietet sehr gute Zugangsmöglichkeiten insbesondere der ventralen Gelenkkompartimente, erfordert aber eine stabile Fixation des hängenden Armes (durch einen Assistenten). Durch die hängende Position des Armes ist der Bewegungsumfang eingeschränkt und der dorsale Zugang erschwert. Der weniger erfahrene Arthroskopeur profitiert in Rückenlagerung von der gewohnten, anatomischen Orientierung. Der Wechsel auf ein offenes Vorgehen ist insbesondere für den dorsalen Gelenkbereich jedoch nur bedingt möglich.

Vor Abschluss der Lagerung (unabhängig von der Lagerungsart) sollte der Operateur das Arbeiten mit den Arthroskopieinstrumenten durch die verschiedenen Portale (insbesondere ventralseitig bei Seiten- bzw. Bauchlagerung!) simulieren, um eine mögliche Beeinträchtigung des Arbeitsfeldes zu erkennen. Bei einer Einschränkung muss die Lagerung gegebenenfalls modifiziert werden.

4.2 Arthroskopieportale

Vor jeder Ellenbogenarthroskopie empfiehlt es sich nach erfolgter Lagerung, Desinfektion und Abdeckung, die wichtigsten anatomischen Landmarken, gefährdete Strukturen und die Portale anzuzeichnen. Die Standardportale und relevante anatomische Strukturen sind in Tab. 4.1 zusammengefasst.

Der Monitor bzw. Arthroskopieturm wird gegenüber des zu operierenden Ellenbogens positioniert (Abb. 4.4). Standardmäßig wird eine

4

Tab. 4.1 Arthroskopieportale

Portal	Lage	Gefährdete Strukturen	Tipps & Tricks
Anterolateral	2 cm ventral und proximal des Epicondylus humeri lateralis	N. radialis, N. cutaneus antebrachii posterior	– Nur Hautinzision – Stumpfe Präparation auf die Kapsel – Scharfe Perforation der Kapsel
Anteromedial	2 cm ventral und proximal des Epicondylus humeri medialis	N. medianus, N. cutaneus antebrachii medialis	Inside-out-Shuttlemanöver
Posterozentral	2–3 cm zentral und proximal der Olekranonspitze, transtendinös	Bei Verlagerung nach ventral: **Cave:** N. ulnaris	– Mit Stichskalpell bis durch alle Gewebsschichten in die Fossa olecrani – ggf. ulnare Verlagerung zur besseren Erreichbarkeit des Recessus ulnaris
Hoch posterolateral	1–2 cm proximal der Olekranonspitze, lateraler Trizepssehnenrand	N. cutaneus antebrachii posterior	– Mit Stichskalpell bis durch alle Gewebsschichten – Trokareinführung über Wechselstab
Tief posterolateral („Soft Spot")	Dreieck zwischen Radiusköpfchen, Olekranonspitze und Epicondylus humeri lateralis	N. cutaneus antebrachii posterior	ggf. Kameraportal zur besseren Einsicht radiokapitellar und ulnohumeral

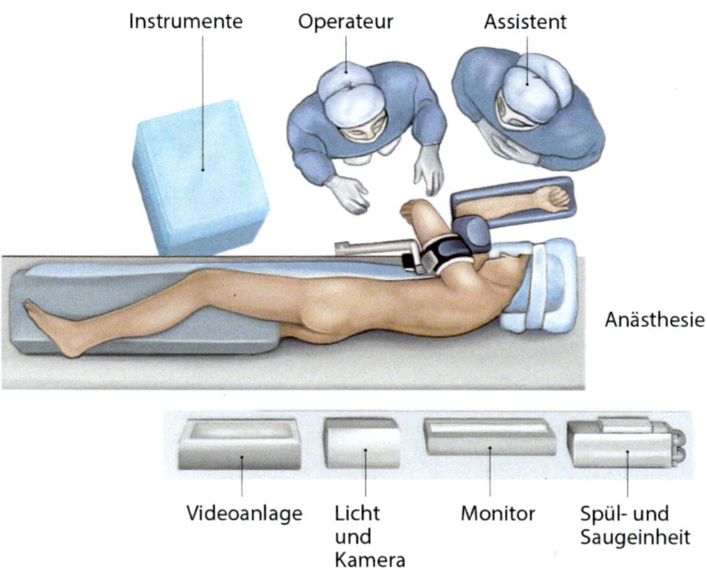

Abb. 4.4 Set-up der Ellenbogenarthroskopie

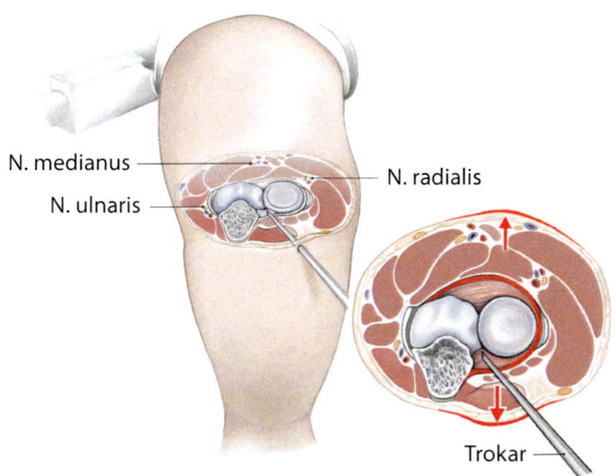

▪ **Abb. 4.5** Auffüllen des Gelenkes vor der ersten Portalanlage über das „Soft-Spot-Portal"

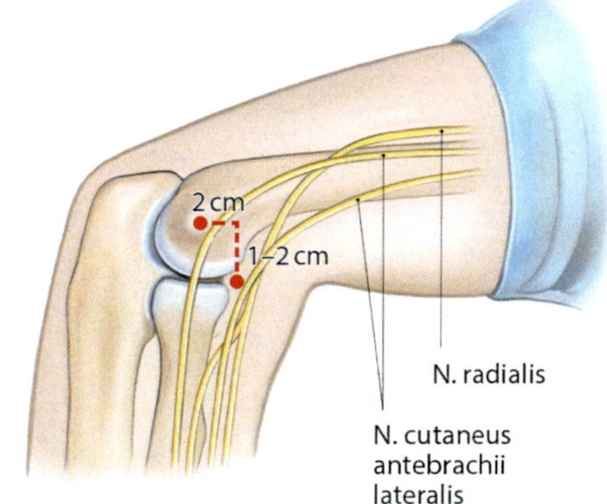

▪ **Abb. 4.6** Anterolaterales Portal

4,0-mm-Optik verwendet, der Pumpendruck beträgt 40 mmHg. Der Operateur sollte vor Beginn der Arthroskopie die Vollständigkeit des Arbeitsinstrumentariums kontrollieren (s. Übersicht).

Instrumentenset

- Instrument
- Markierungsstift
- Punktionskanüle
- 20-ml-Spritze
- Klemmchen
- Schere
- Fasszange/Rangeur
- Tasthaken
- Wechselstab, ggf. Wechseltrokar
- Retraktoren
- Shaver (Weichteilansatz/ggf. Bonecutter)
- Diathermie
- Inflow-Kanüle
- Arbeitskanüle (z. B. Chrystal)
- Mikrofrakturierungs-Ahlen
- Küretten
- Meißel/Osteotom
- Optional: 2,7-mm-Optik für kleine Gelenke

Es gilt der Grundsatz, das Gelenk vor der ersten Portalanlage mit Spülflüssigkeit zu füllen, um eine Distension der Gelenkkapsel zu erreichen. Auf diese Weise werden die neurovaskulären Strukturen weitmöglichst vom Gelenk abgedrängt (Unlu et al. 2006). Die Gelenkfüllung kann über den „Soft-Spot" (► Abschn. 4.2.5) oder wahlweise auch transtrizipital erfolgen (▪ Abb. 4.5).

Bei korrekter intraartikulärer Lage der Kanüle kommt es während der Infiltration zu einer „U-förmigen" Vorwölbung um das Olekranon und bei größerem Kapselvolumen zu einer sichtbaren Extension (ca. 10–20°) im Ellenbogengelenk. Läuft nach Abziehen der Spritze von der Kanüle die Flüssigkeit im Strahl zurück, ist die artikuläre Füllung bestätigt.

4.2.1 Anterolaterales Portal

Das anterolaterale Portal befindet sich 1–2 cm ventral und 2 cm proximal vom Epicondylus humeri lateralis und kommt zwischen Radiuskopf und dem ventralen Anteil des Kapitulums zu liegen (▪ Abb. 4.6). Um die umgebenden neurovaskulären Strukturen zu schützen, empfiehlt es sich, lediglich die Haut mit einem Stichskalpell zu inzidieren und anschließend stumpf (z. B. mit einem Klemmchen oder einer Schere) auf die Gelenkkapsel zu präparieren. Wird die Kapsel anschließend mit dem Trokar perforiert (Zielrichtung auf den Processus coronoideus) ist typischerweise ein Widerstandsverlust spürbar.

Das anterolaterale Portal ermöglicht die Einsicht des Processus coronoideus, der Fossa coronoidea, der Trochlea humeri, der medialen Kapselanteile sowie des Radiuskopfes und der ventralen Anteile des proximalen Radioulnargelenkes. Eine Abweichung der Portalanlage sollte unter Berücksichtigung der engen Lagebeziehungen von N. radialis und N. cutaneus antebrachii posterior möglichst vermieden werden. Insbesondere bei einer weiter distalen Portalanlage verringert sich der

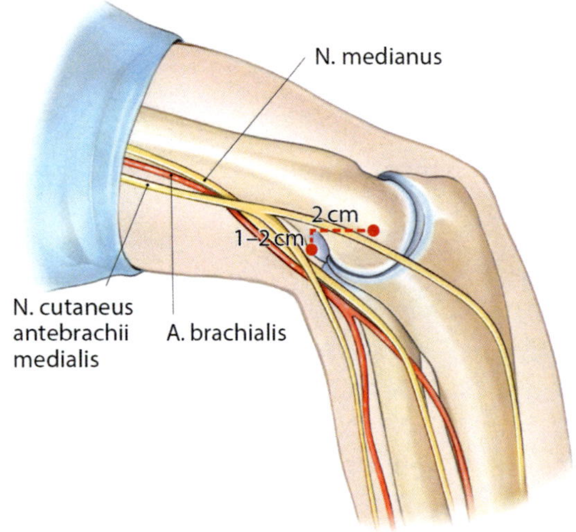

Abb. 4.7 Anteromediales Portal

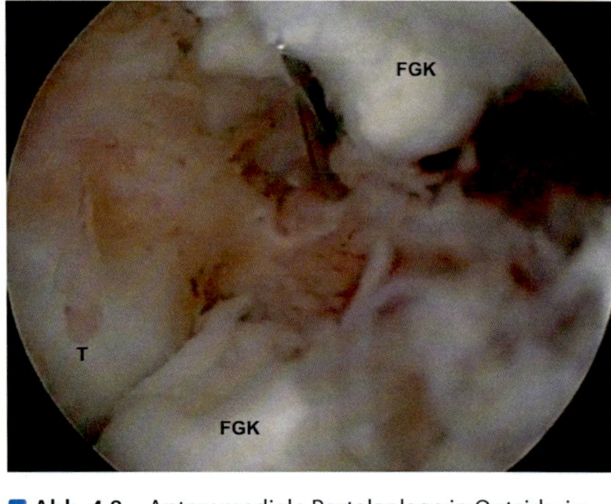

Abb. 4.8 Anteromediale Portalanlage in Outside-in-Technik: Sondierung der Portallage mit einer Kanüle zur Bestimmung des Arbeitswinkels. *FGK* freier Gelenkkörper; *T* Trochlea humeri

Abstand zum N. radialis erheblich (Claessen et al. 2016). Im eigenen Vorgehen wird das anterolaterale Portal als primäres Portal zur Anlage einer Inflow-Kanüle genutzt. Bei korrekter, intraartikulärer Lage entleert sich die zuvor über den „Soft-Spot" injizierte Spülflüssigkeit.

4.2.2 Anteromediales Portal

Dieses Standardportal befindet sich etwa 1–2 cm ventral und 2 cm proximal vom Epicondylus humeri medialis und dient sowohl als Optik- als auch als Arbeitsportal (Abb. 4.7). Unter Berücksichtigung der nervalen Strukturen kann je nach Indikation die Lokalisation variiert werden. Wichtig ist hierbei die Lage des N. cutaneus antebrachii medialis und des N. medianus. Vor Portalanlage ist in jedem Fall der Verlauf des N. ulnaris zu palpieren, um eine mögliche Subluxation nach anterior auszuschließen. Bei bereits stattgehabter, anteriorer Transposition muss der Nerv offen dargestellt und weggehalten werden, um das Portal gefahrlos anlegen zu können. Für das Arbeiten im ventralen Gelenkkompartiment können Arbeitskanülen hilfreich sein, um einen sicheren Wechsel der Arbeitsinstrumente zu gewährleisten.

Über das anteromediale Portal können der Radiuskopf, das Capitulum humeri, die Trochlea humeri, der Processus coronoideus, und die anterolateralen Kapselanteile mit dem Ligamentum anulare beurteilt werden.

Zur anteromedialen Portalanlage werden 2 Techniken unterschieden:

- Outside-in-Technik: Die Optik wird zur Darstellung der anteromedialen Kapsel ausgerichtet. Von außen wird dann mit einer Kanüle in Richtung Ellenbogenzentrum sondiert. Nach der Hautinzision erfolgt die stumpfe Präparation und Trokareinführung analog zur Anlage des anterolateralen Portals. Vorteil dieser Technik ist die gute Beurteilbarkeit der Portallage sowie die genaue Bestimmung des Instrumenten-Arbeitswinkel (Abb. 4.8).
- Inside-out-Technik: Der Optiktrokar wird ganz bis an die anteromedialen Gelenkkapsel (späterer Portaleintritt) herangeführt. Dann wird die Optik durch einen Wechselstab ersetzt und damit die mediale Gelenkkapsel durchstoßen und bis zur Subkutis vorgeschoben. Von außen erfolgt im Bereich des sich durchbohrenden Wechselstabes die Hautinzision und der Wechselstab und der Trokar werden nach medial durchgeschoben (Abb. 4.9). Über den Wechselstab kann nun der Optiktrokar nach medial umgesetzt werden. Im Anschluss kann der Wechselstab durch ein beliebiges Instrument (z. B. Shaver) über den Trokar in Shuttle-Technik in das Gelenk eingeführt werden. Der Trokar sollte dabei idealerweise in 90° senkrecht zur Humerusschaftachse liegen.

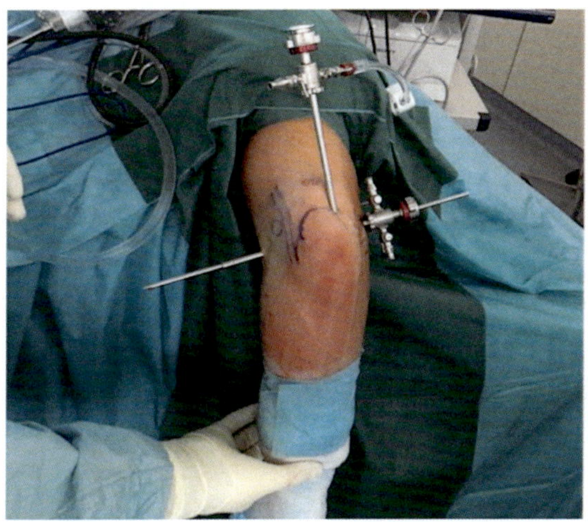

Abb. 4.9 Anteromediale Portalanlage in Inside-out-Technik: Der Trokar wird mit Hilfe des Wechselstabes von lateral nach medial „geshuttelt". Über den zweiten Trokar mit angeschlossenem Wasserschlauch (hohes posterolaterales Portal) wird der Inflow zur Gelenkdistension während des Shuttle-Manövers kontinuierlich aufrechterhalten

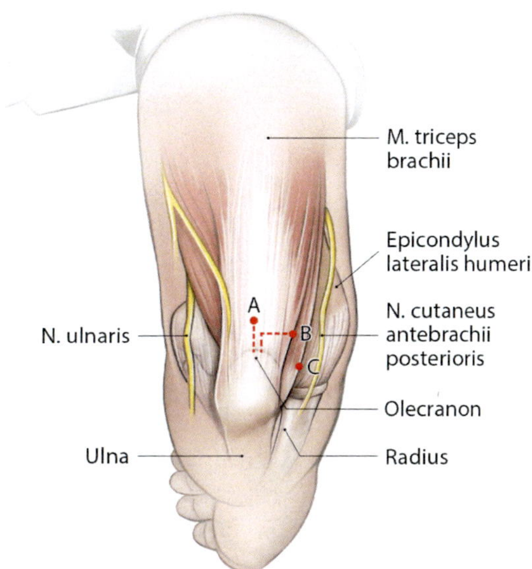

Abb. 4.10 Posteriore Portale: Posterozentrales Portal (*A*), hohes posterolaterales Portal (*B*) und tiefes posterolaterales Portal (Soft-Spot; *C*)

4.2.3 Posterozentrales Portal

Das posterozentrale Portal (Synonym: superoposteriores oder auch transtrizipitales Portal) wird ca. 3–4 cm proximal der Olekranonspitze zentral durch die Sehne des M. tricpes brachii angelegt (Abb. 4.10). Nach vorheriger Sondierung in Richtung Fossa olecrani, wird das Stichskalpell unter arthroskopischer Kontrolle bis in die Fossa eingeführt.

Das transtrizipitale Portal dient als primäres Arbeitsportal für den dorsalen Gelenkraum. Insbesondere zur Abtragung von posteromedialen Osteophyten des Olekranons ist es nicht selten erforderlich, das Portal weiter medial anzulegen, um den ulnaren Rezessus vollständig zu erreichen. In diesen Fällen sollte der N. ulnaris über eine Miniinzision weggehalten werden, um sicher arbeiten zu können (Abb. 4.11).

In speziellen Fällen kann das posterozentrale Portal auch als Kameraportal genutzt werden, um die dorsalen Gelenkanteile wie Olekranon, Fossa olecrani und ulnarer Rezessus optimal einsehen zu können.

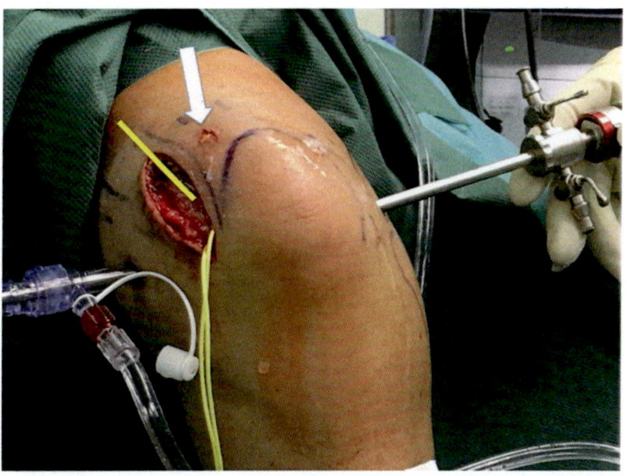

Abb. 4.11 Sehr enge Lagebeziehung des N. ulnaris (*gelber Balken*) zu dem nach medial verlagerten transtrizipitalen Portal (*weißer Pfeil*)

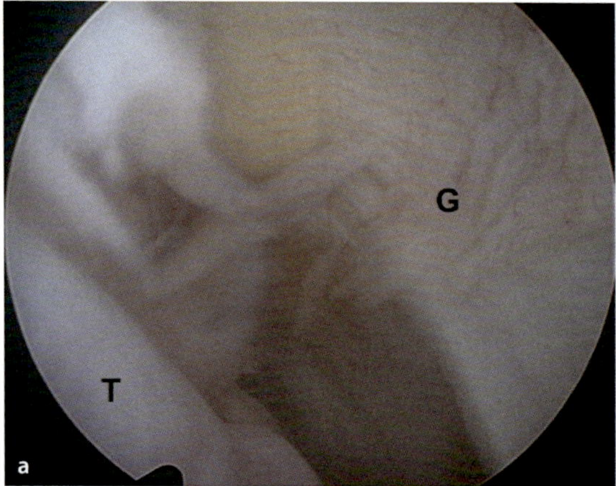

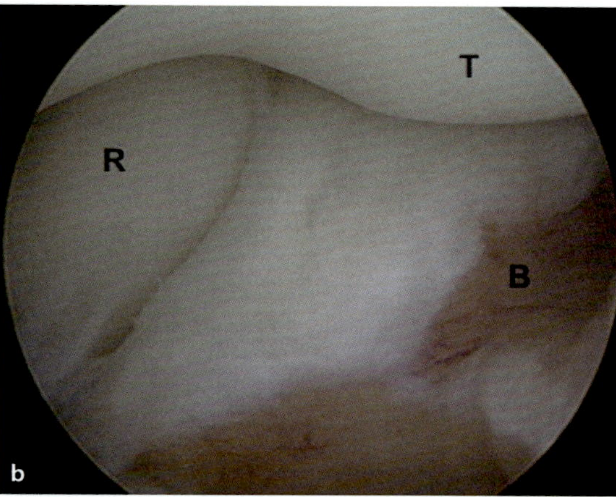

Abb. 4.12a, b **a** Ulnarer Rezessus: Posteromediale Gelenkkapsel (G), dorsale Trochlea humeri (T). **b** Einsicht in das sog. „Dreiländereck" zwischen Humeroulnargelenk („bare area" (*B*) – knorpelfreie Zone des Olekranons, Trochlea humeri (*T*) und Radiuskopf (*R*)) über das hohe posterolaterale Portal

4.2.4 Hohes posterolaterales Portal

Etwa 1–2 cm proximal der Olekranonspitze befindet sich das hohe posterolaterale Portal unmittelbar am lateralen Rand der Trizepssehne.

Mittels Stickskalpell wird das Portal durch alle Gewebsschichten in Längsfaserrichtung zum Sehnenverlauf direkt bis in die Fossa olecrani angelegt (Abb. 4.10). Der Wechselstab wird bis zum sicheren Knochenkontakt in der Fossa olecrani stumpf eingebracht. Mögliche Adhäsionen können hierbei bereits durch stumpfes Verschieben gelöst und dadurch das Kapselvolumen vergrößert werden. Anschließend wird der Trokar über den Wechselstab eingeführt. Bei der Perforation der Gelenkkapsel ist ein Widerstandverlust spürbar und nicht selten ein „Knacken" zu hören. Ferner kann bei bereits angeschlossener Spülflüssigkeit der Austritt von Wasser beobachtet werden. Bei gesicherter, intraartikulärer Lage erfolgt das Einführen der Optik. Über das hohe posterolaterale Portal können die Olekranonspitze, die Fossa olecrani sowie die kollateralen Recessi medial und lateral beurteilt werden (Abb. 4.11). Wird die Optik über den lateralen Rezessus entlang der lateralen Olekranonkante nach distal geführt, sind das dorsale Capitulum humeri, der dorsale Radiuskopf und das Humeroulnargelenk einsehbar (Abb. 4.12).

4.2.5 Tiefes posterolaterales Portal („Soft-Spot")

Das tiefe posterolaterale Portal entspricht dem dorsoradialen Soft-Spot und ist im Zentrum zwischen Radiusköpfchen, Olekranon und lateralem Epicondylus lokalisiert (Abb. 4.10). In unmittelbarer Nähe befindet sich lateral der N. cutaneus antebrachii posterior.

Zur Portalanlage wird die Optik über das hohe posterolateralen Portal nach distal eingestellt. Unter Sicht erfolgt die Punktion mit der Kanüle in gewünschter Portalposition. Anschließend wir die Haut inzidiert und mit einer Schere stumpf bis in Gelenk präpariert.

Das Soft-Spot-Portal wird primär als Arbeitsportal (z. B. Shaver) für den posterolateralen Bereich genutzt, kann aber auch als Kameraportal zur Verbesserung des Sichtwinkels in das Radiokapitellargelenk bzw. Humeroulnargelenk Verwendung finden (Abb. 4.13). Insbesondere bei der Versorgung von osteochondralen Läsionen im Bereich des Kapitulums oder zur arthroskopischen Versorgung von Radiuskopffrakturen bietet das Soft-Spot-Portal eine bessere Visualisierung als das hohe posterolaterale Portal.

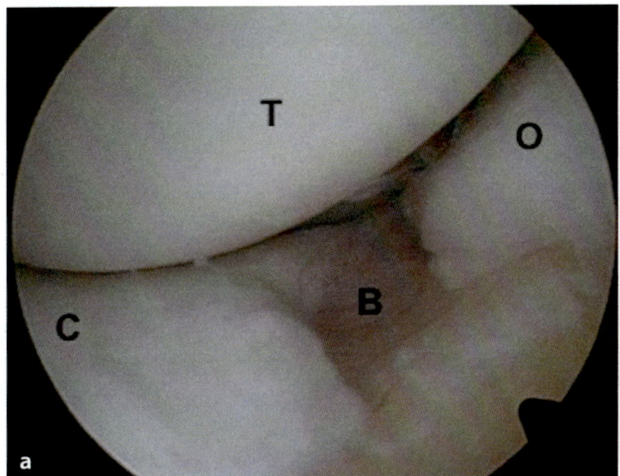

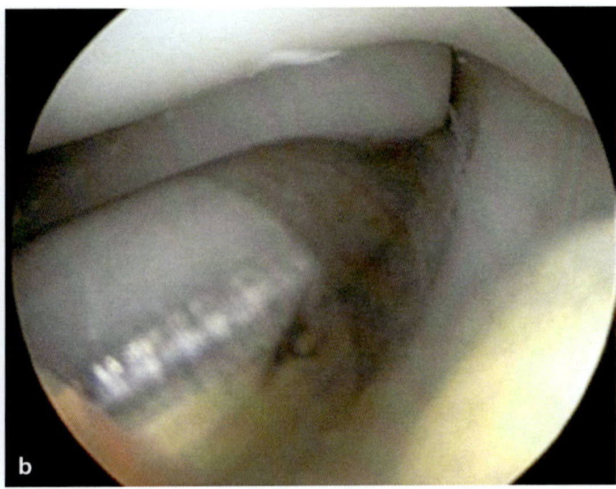

Abb. 4.13a, b **a** Einsicht in das Humeroulargelenk über das tiefe posterolaterale Portal. *O* Olekranon, *T* Trochlea humeri, *B* „bare area". **b** Stabilitätsprüfung mittels skaliertem Wechselstab über das Soft-Spot-Portal (Einsicht über das hohe posterolaterale Portal)

4.2.6 Akzessorische Portale

Für bestimmte Indikationen (z. B. bei der arthroskopischen Arthrolyse) sind zusätzliche proximale Portale für den Einsatz von Gelenkretraktoren (z. B. Wechelstab oder spezielle Ellenbogenretraktoren) hilfreich.

Das proximale anterolaterale Portal liegt ca. 1–2 cm proximaler als das „klassische" anterolaterale Portal mit Zielrichtung auf das Ellenbogenzentrum (Noonburg u. Baker 2006; Abb. 4.14).

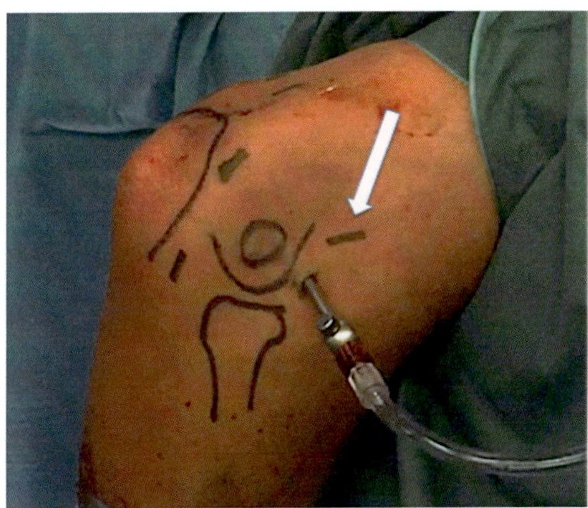

Abb. 4.14 Die Inflow-Kanüle befindet sich im Standardportal anterolateral. Der *Pfeil* zeigt auf das zusätzliche proximale anterolaterale Portal

Das proximale anteromediale Portal (Synonym: superomediales Portal) liegt proximaler (ca. 1 cm) als das anteromediale Standardportal (Lindenfeld 1990). Bei der Anlage dieses Zuganges ist darauf zu achten, ventral des palpablen Septum intermusculare mediale einzugehen. Verglichen mit anderen Portalen bietet das superomediale Portal mehr Sicherheit, sodass sich in der Literatur mehrfach die Empfehlung findet, dieses Portal als Anfangsportal zu verwenden (insbesondere bei geringer Erfahrung in Bauch-, oder Seitenlage; Verhaar et al. 1991).

Systematisches Vorgehen

Im Folgenden ist das eigene Vorgehen für den systematischen, diagnostischen Rundgang schematisch dargestellt (Abb. 4.15, Abb. 4.16, Abb. 4.17).

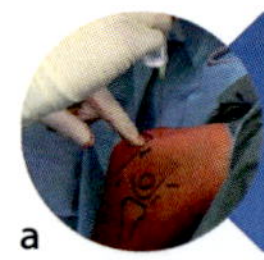

a

Auffüllen Gelenk

- Soft-Spot/transtrizipital

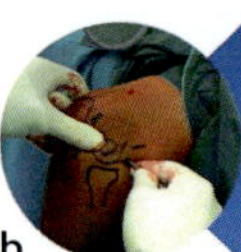

b

Anlage anterolaterales Portal

- Einbringen Inflow-Kanüle

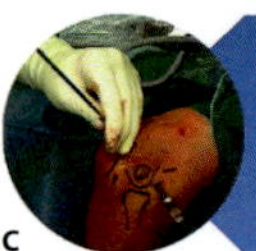

c

Anlage hohes posterolaterales Portal

- Einsicht dorsale Gelenkanteile

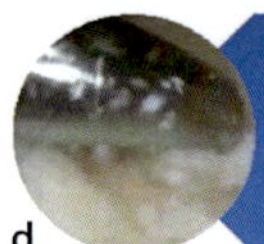

d

Anlage transtrizipitales Portal

- Dorsales Arbeiten (siehe Abb. 4.16)

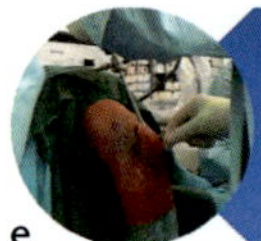

e

Anlage Soft-Spot

- Dorsolaterales Arbeiten/ Stabilitätsprüfung

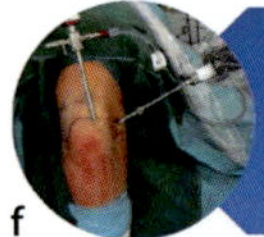

f

Umsetzen Optik nach anterolateral

- Einsicht ventrale Gelenkanteile
- Ventrales Arbeiten

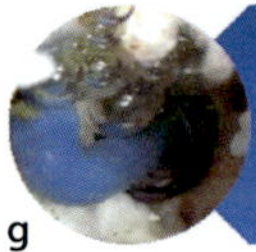

g

Anlage anteromediales Portal

- Inside-out/ Outside-in
- Ventrales Arbeiten (siehe Abb. 4.17)

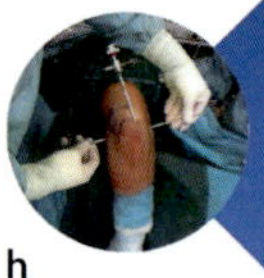

h

Wechsel Optik/Arbeitsinstrument

- Zwischen anterolateralem u. anteromedialem Portal
- Shuttle-Manöver
- ggf. Anlage Arbeitskanüle

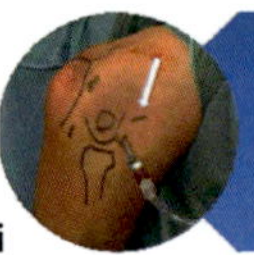

i

ggf. Anlage weiterer Portale

- Für Retraktoreneinsatz

Abb. 4.15a–i Flowchart: Systematischer diagnostischer Rundgang

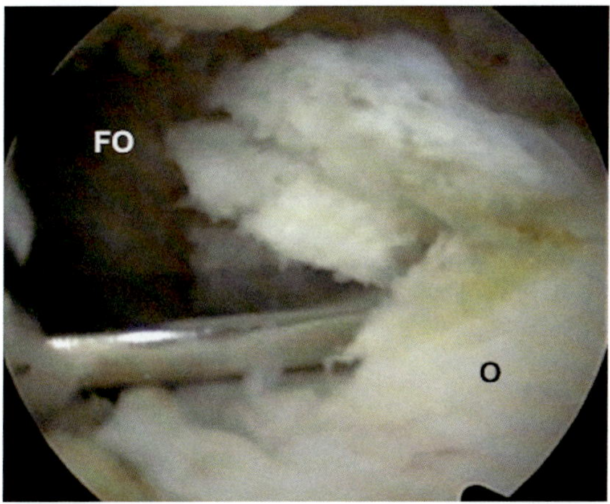

Abb. 4.16 Sicht über das hohe posterolaterale Portal: Osteophytenabtragung an der Olekranonspitze (*O*) mit dem Meißel über das transtrizipitale Portal (*FO* Fossa olecrani)

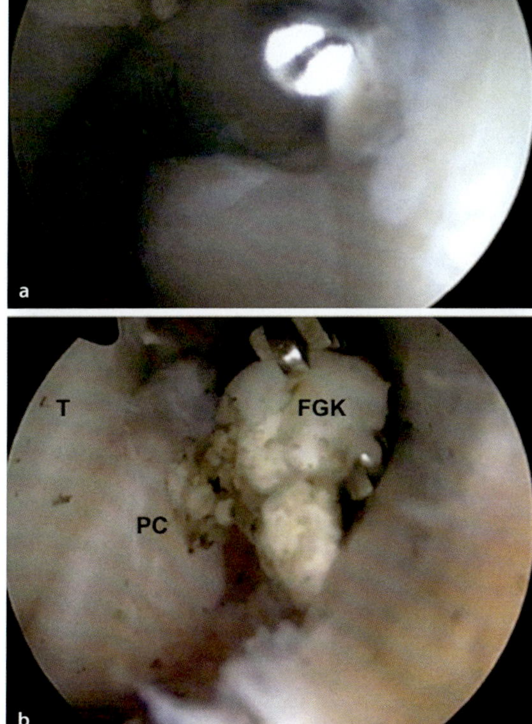

Abb. 4.17a,b Sicht über das anterolaterale Portal: Abtragung von Kapselverwachsungen mit dem Weichteilshaver. *T* Trochlea humeri

Literatur

O'Driscoll SW, Lawton RL, Smith AM (2005) The „moving valgus stress test" for medial collateral ligament tears of the elbow. Am J Sports Med 33 (2):231-239

Unlu MC, Kesmezacar H, Akgun I, Ogut T, Uzun I (2006) Anatomic relationship between elbow arthroscopy portals and neurovascular structures in different elbow and forearm positions. J Shoulder Elbow Surg 15 (4):457-462

Claessen FM, Kachooei AR, Kolovich GP, Buijze GA, Oh LS, van den Bekerom MP, Doornberg JN (2016) Portal placement in elbow arthroscopy by novice surgeons: cadaver study. Knee Surg Sports Traumatol Arthrosc

Noonburg GE, Baker CL Jr. (2006) Elbow arthroscopy. Instr Course Lect 55:87-93

Lindenfeld TN (1990) Medial approach in elbow arthroscopy. Am J Sports Med 18 (4):413-417

Verhaar J, van Mameren H, Brandsma A (1991) Risks of neurovascular injury in elbow arthroscopy: starting anteromedially or anterolaterally? Arthroscopy 7 (3):287-290

Arthroskopische Behandlungskonzepte der osteochondralen Läsion am Ellenbogen

S. Vogt, F. Blanke

A. Imhoff, A. Lenich (Hrsg.), *Arthroskopie und minimal-invasive Chirurgie des Ellenbogens*
https://doi.org/10.1007/978-3-662-56679-4_5

5.1 Hintergrund

Osteochondrale Läsionen (OCL) des Ellenbogengelenks sind im Vergleich zu anderen Gelenken selten und betreffen dann meistens den Bereich des Capitulum humeri (Ruchelsman et al. 2010, Vogt et al. 2011). Betroffen sind hiervon vor allem Jugendliche mit Aktivitäten in Wurf- und Überkopfsportarten. So wird die OCL des Ellenbogens in der Literatur insbesondere bei jungen Baseballspielern und daher vor allem in amerikanischen und japanischen Publikationen beschrieben (Mihara et al. 2010, 2009, Takeda et al. 2002, Yamamoto et al. 2006). Da in der Regel eine mikrotraumatische Genese dieser Erkrankung zugrunde liegt, ist es sinnvoll von osteochondralen Läsionen zu sprechen und nicht von der Osteochondrosis dissecans (OD), um Überschneidungen mit einer OD anderer Genese zu vermeiden.

Abzugrenzen von der OCL ist der Morbus Panner. Hierbei handelt es sich um eine juvenile Osteonekrose des gesamten Capitulum humeri, deren Äquivalent an der Hüfte der Morbus Perthes ist (Panner 1927). Er tritt hauptsächlich bei Jungen unter 10 Jahren auf und hat einen benignen Krankheitsverlauf (Kobayashi et al. 2004). Die konservative Therapie ist hier das Mittel der Wahl.

5.2 Ätiologie

Franz König, ein deutscher Chirurg (1832–1910), war 1888 der Erstbeschreiber einer Osteochondrosis dissecans (OD; König 1888). Er sah die Ursache dieser Gelenkerkrankung in einem subchondralen Entzündungsprozess mit Ausbildung freier chondraler Gelenkkörper. Die genaue Ätiopathogenese der OD ist bis heute nicht geklärt (Edmonds u. Polousky 2012; Ruchelsman et al. 2010). Neben einer entzündlichen Genese werden (mikro-)traumatische, vaskuläre sowie genetische Faktoren diskutiert (Bradley u. Petrie 2001, Kusumi et al. 2006, Schenck 1994, Yadao et al. 2004). Aufgrund mehrerer vorhandener Pathomechanismen, z. T. auch multifaktorieller, ist die OD eine nicht klar definierte Erkrankung. Deshalb sollten diese Erkrankungen insbesondere am Ellenbogen besser als osteochondrale Läsionen (OCL) bezeichnet werden.

Im Bereich des Capitulum humeri wird angenommen, dass im Wesentlichen repetitive Traumata an der Ausbildung der osteochondralen Läsion beteiligt sind (Klingele u. Kocher 2002, Kobayashi et al. 2004, Schenck 1994, Yadao et al. 2004).

Als Ursache werden hier vor allem die starken Scher- und Druckkräfte angenommen, welche während der Beschleunigungs- und Abbremsphase in Wurfsportarten auf das Humeroradialgelenk wirken (Klingele u. Kocher 2002). Kommt es bei Wurfsportlern aufgrund der hohen repetitiven Belastungen zu einer Ermüdung der medial stabilisierenden Muskulatur, so ist die Folge eine unphysiologische Mehrbelastung der sekundären Valgusstabilisatoren, so auch des radiokapitulären Gelenkanteils (Ruchelsman et al. 2010). Gestützt wird diese Hypothese durch das vermehrte Auftreten der Erkrankung an der dominanten Extremität des Sportlers.

Schenk und Mitautoren konnten in einer Kadaverstudie weiterhin eine signifikant höhere Steifigkeit des zentralen (radialen) Anteils des Kapitulums im Verhältnis zum lateralen Anteil erkennen und machen dieses Missverhältnis der Gelenkanteile für die Ausbildung der osteochondralen Läsion des Kapitulums verantwortlich (Schenck et al. 1994).

5.3 Klinische Präsentation

In der klinischen Präsentation klagen die Patienten typischerweise über belastungsabhängige laterale Ellenbogenschmerzen und z. T. auch über Bewegungseinschränkungen. Betroffen ist zumeist die dominante Extremität mit Schmerzzunahme bei Belastung und Besserung der Schmerzen in Ruhe (Ansah et al. 2007, Yadao et al. 2004). Ein einzelnes (Makro-)Trauma ist für gewöhnlich nicht erinnerlich.

Die osteochondrale Läsion betrifft vorwiegend Adoleszente. Hier sind in der Regel beide Geschlechter betroffen. Ausnahmen bezüglich der Geschlechterdisposition stellen Länder wie Japan und die USA dar, in denen besonders viele Jungen Baseball spielen. Mechanische Symptome mit rezidivierenden Blockierungen (Fragmentdislokation) sind in fortgeschrittenen Stadien häufig zu beobachten (Kobayashi et al. 2004).

5.4 Untersuchung

In der klinischen Untersuchung lässt sich neben einem druckdolenten Kapitulum zumeist ein Krepitus sowie laterale Gelenkschmerzen bei forcierten Pro- und Supinationsbewegungen unter axialer Stauchung erkennen (Kobayashi et al. 2004, Yadao et al. 2004). Gelegentlich kann auch ein endgradiges Extensionsdefizit und ein leichter Gelenkerguss bestehen (Ansah et al. 2007, Bradley u. Petrie 2001, Ruch et al. 1998).

Neben dem Erfassen der Bewegungsumfänge sollte immer einer Evaluation der medialen und posterolateralen Stabilität erfolgen (Ruchelsman et al. 2010).

5.5 Bildgebung und Klassifikation

Röntgenaufnahmen in anteroposteriorer (a.-p.) und lateraler Projektion, ergänzt durch eine zusätzliche a.-p.-Darstellung in 45-Grad-Flexion zur besseren Einsicht in das Humeroradialgelenk stellen die Standardbildgebungen dar (Ruchelsman et al. 2010, Takahara et al. 2007).

Während die Röntgendiagnostik in den Frühstadien der osteochondralen Läsion zumeist unauffällig ist, so kann in späteren Stadien eine unregelmäßige Darstellung des Kapitulums mit Sklerosezone um die Läsion erkannt werden. Bei Fragmentdislokation sind im Röntgen freie Gelenkkörper und Knochendefekte zu erkennen (Ruchelsman et al. 2010).

Die Röntgendiagnostik wird durch eine MRT-Untersuchung zur besseren Beurteilung von Ausdehnung, Stabilität und Vitalität des Fragmentes ergänzt. Für Letztgenanntes bietet sich die vorherige Applikation eines intravenösen Kontrastmittels an. Entgegen der Röntgendiagnostik erlaubt das MRT zusätzlich die Diagnosestellung bereits in der Frühphase der Erkrankung sowie eine genaue Klassifizierung der Läsion entsprechend der Einteilung nach Nelson und Dipaola (Nelson et al. 1990, Dipaola et al. 1991). Dieses Klassifizierungssystem wurde initial zur Einteilung der osteochondralen Läsionen im Bereich von Knie und Talus genutzt, findet jedoch zunehmend auch in der Klassifikation von osteochondralen Läsionen des Ellenbogens Anwendung (Ansah et al. 2007, Nelson et al. 1990, Vogt et al. 2011, Yamamoto et al. 2006).

Takahara et al. (2007) schlugen ein weiter vereinfachtes und praxisnahes System zur Klassifikation der osteochondralen Läsion des Ellenbogens vor. Sie unterteilten in stabile und instabile Läsionen. Hiernach heilen stabile Läsionen meist komplett unter Entlastung ab und sind charakterisiert durch offene Wachstumsfugen, eine umschriebene kapituläre Abflachung mit vermehrter Röntgendurchlässigkeit sowie eine freie Gelenkbeweglichkeit. Eine instabile Läsion besteht hingegen definitionsgemäß bei Vorliegen einer der folgenden Charakteristika: Geschlossene Wachstumsfugen, Fragmentation der Läsion sowie Bewegungsdefizits von mehr als 20°. In diesen Fällen zeigt die operative Versorgung signifikant bessere Ergebnisse.

5.6 Therapie

Die Entscheidung bezüglich einer operativen oder nichtoperativen Behandlung hängt von der Stabilität der Läsion und der Weite der Wachstumsfugen ab. Stabile osteochondrale Läsionen (kein loses Dissekat, Wachstumsfugen geöffnet) werden gewöhnlich konservativ behandelt, wohingegen instabile Läsionen (freies Dissekat, geschlossene Wachstumsfugen) eher operiert werden (Bradley u. Petrie 2001, Mihara et al. 2010, 2009, Takahara et al. 2007, Yadao et al. 2004).

Entgegen der osteochondralen Läsion des Kniegelenks ist im Bereich des Ellenbogens die Datenlage zum Einfluss des Epiphysenfugenstatus auf das Heilungspotenzial der Läsion nicht einheitlich. So konnten einige Autoren bessere Ergebnisse der konservativen Therapie bei Patienten mit offenen Epiphysenfugen aufzeigen (Mihara et al. 2009, Takahara et al. 2007), während in anderen Arbeiten ein solcher Zusammenhang nicht zu erkennen war (Ruch et al. 1998, Takahara et al. 1999). Trotz der teils widersprüchlichen Datenlage ist nach unserer Meinung der Status der Epiphysenfuge ein wichtiger Prognoseparameter für das Heilungspotenzial eines osteochondralen Defektes und die Evaluation des Fugenschlusses ein wesentlicher Bestandteil im eigenen Therapiekonzept.

5.6.1 Konservative Therapie

Die konservative Therapie beinhaltet vor allem eine Belastungsmodifikation mit strikter Meidung von schmerzprovozierenden Aktivitäten und ggf.

eine physiotherapeutische Beübung bei Vorliegen von Bewegungsdefiziten. Eine Rückkehr in den Sport wird unsererseits erst nach einer durch ein MRT gesicherten Konsolidierung der Läsion empfohlen.

Früh publizierte Langzeitergebnisse zur konservativen Therapie der osteochondralen Läsion des Ellenbogens zeigen mit Restbeschwerden bei mehr als der Hälfte aller Patienten, häufiger sekundärer Fragmentdislokation und Gelenkdegeneration ernüchternde Ergebnisse (Mitsunaga et al. 1982, Takahara et al. 1999). Jedoch erfolgte in beiden Studienkollektiven keine MRT-Bildgebung zur Diagnostik und Klassifizierung der Läsion.

Demgegenüber unterstützt eine aktuelle Publikationen von Mihara et al. die konservative Therapie bei niedriggradigen Läsionen (Mihara et al. 2009). Die Autoren fanden bei 39 Baseballspielern mit einem Durchschnittsalter von 12,8 Jahren (Nachuntersuchungszeitraum 14,4 Monate) eine Ausheilung bei 25 von 30 Patienten bei geringgradiger Läsion, aber lediglich bei einem von 9 Patienten bei höhergradiger Läsion.

Auch die Ergebnisse von Takahara et al. unterstützen das konservative Vorgehen bei strenger Indikationsstellung und unterstreichen die Bedeutung der konsequenten Schonung des Ellenbogens und das Heilungspotenzials bei offenen Wachstumsfugen (Takahara et al. 2007). Patienten in dieser Studie, die angaben, den Ellenbogen geschont zu haben, zeigten eine Heilung der Läsion in 7 von 10 Fällen bei offenen und in einem von 11 Fällen bei bereits geschlossenen Wachstumsfugen.

Hingegen ließen Patienten, die weiterhin den Ellenbogen belasteten, auch bei offenen Epiphysenfugen schlechtere Ergebnisse bezüglich Schmerz, Röntgenmorphologie und Geweberegeneration erkennen.

5.6.2 Operative Therapie

Die operativen Behandlungsoptionen sind zahlreich und reichen vom arthroskopischen Débridement, Mikrofrakturierung und retrograder Anbohrung, über eine Refixation des Fragmentes, einen osteochondralen Transfer oder eine matrixinduzierte Chondrozytentransplantation inklusive Spongiosaplastik bis zu entlastenden Osteotomien (Ansah et al. 2007, Bradley u. Petrie 2001, Brownlow et al. 2006, , Rahusen et al. 2006, Ruch et al. 1998, Schoch u. Wolf 2010, Shimada et al. 2005, Takahara et al. 2007, Vogt et al. 2011, Yamamoto et al. 2006).

Arthroskopische Techniken

Zahlreiche Studien wurden in den letzten Jahren zu den kurz- und mittelfristigen Ergebnissen nach arthroskopischer Fragmentresektion und Defektdébridement publiziert mit meist guten Ergebnissen hinsichtlich Schmerzreduktion, Rückkehr zum Sport und Verbesserung der Ellenbogenmobilität (Yamamoto et al. 2006, Rahusen et al. 2006, Ruch et al. 1998, Schoch u. Wolf 2010).

Nach Anlage der Standardportale zur Ellenbogengelenksarthroskopie wird die osteochondrale Läsion aufgesucht. Bei Vorliegen eines instabilen Fragmentes, das durch die Tasthakenprobe evaluiert wird, wird dieses in toto entfernt. Anschließend kann das Defektbett mittels Shaver und Kürette debridiert werden. Gerade bei jungen Patienten kann die Technik ausreichen, um eine suffiziente Einblutung und sekundäre Defektfüllung zu erreichen. Alternativ kann eine subchondrale Knocheneröffnung (Mikrofrakturierung) durchgeführt werden. Hierzu werden mit einer Ahle verschiedener Krümmungsgrade Löcher in das Defektbett angelegt, sodass eine postoperative Einblutung mit Sicherheit gewährleistet ist.

Nach Anwendung dieser Techniken konnten Brownlow et al. in ihrem Kollektiv aus 29 Patienten nach durchschnittlich 77 Monaten eine Schmerzfreiheit bei 12 Patienten erkennen. 14 Patienten beklagten leichte Restschmerzen, 3 Patienten moderate Schmerzen. 81 % des Kollektivs konnten postoperativ in ihren angestammten Sport zurückkehren. Jedoch zeigten 38 % röntgenologische Arthrosezeichen oder freie Gelenkkörper (Brownlow et al. 2006).

Auch für die arthroskopische Refixation des osteochondralen Fragmentes sind in verschiedenen Studien gute Ergebnisse hinsichtlich Fragmentintegration, Schmerz, Gelenkmobilität und Rückkehr in den Sport bei unterschiedlichen Refixationstechniken beschrieben (Takahara et al. 2007, Takeda et al. 2002, Yadao et al. 2004). Bei ausreichender Fragmentgröße und intaktem subchondralen Knochen am gelösten Fragment kann diese Technik mit guter Sicherheit durchgeführt werden. Hierzu wird das Fragment zunächst reponiert und temporär transfixiert (K-Draht). Danach erfolgt die definitive Refixation mittels kanülierten Schrauben (Leibinger-System). Diese müssen unbedingt komplett im Knorpel versenkt werden und dürfen keinerlei Kontakt zur korrespondierenden Gelenksfläche haben.

Takahara et al. Konnten bei 12 Patienten mit Fragmentrefixation eine signifikante Abnahme der Schmerzen zeigen (Takahara et al. 2007).

Offen unterstützte Techniken

Analog zur arthroskopischen Fragmentresektion kann dieses Verfahren auch offen durchgeführt werden. Diese Technik ist einfach durchzuführen und verfügt in der Literatur im Gegensatz zur arthroskopischen Resektion auch über Langzeitergebnisse. Hier zeigen sich jedoch insbesondere im Verlauf hohe Arthroseraten mit erneuter Zunahme der klinischen Symptome und die Notwendigkeit von operativen Revisionen (Bauer et al. 1992, Takahara et al. 2007).

So konnten Bauer und Kollegen durchschnittlich 23 Jahre nach offener Fragmentresektion und Débridement in etwa der Hälfte der Fälle Restbeschwerden, vor allem Schmerzen und Bewegungseinschränkungen und in über 60 % eine radiologische Arthroseentwicklung beobachten (Bauer et al. 1992). Die Langzeitergebnisse nach arthroskopischem Débridement bleiben abzuwarten.

Der osteochondrale Transfer hat in den letzten Jahren zunehmend an Popularität in der Therapie der osteochondralen Läsion des Ellenbogens gewonnen (Ansah et al. 2007, Shimada et al. 2005, Vogt et al. 2011, Yamamoto et al. 2006). Das Prinzip dieses Therapieverfahrens ist der Ersatz des erkrankten Knorpel-Knochen-Gewebes durch einen autologen osteochondralen Zylinder, welcher zumeist aus einem nichtlasttragenden Bereich des Kniegelenks gewonnen wird. Der Vorteil dieser Technik gegenüber den oben aufgeführten Therapien ist die Rekonstruktion der Gelenkfläche mittels gesundem hyalinen Knorpel. Die Darstellung des Kapitulums erfolgt für gewöhnlich über einen lateralen Zugang.

Die Faszie wird zwischen M. anconeus und dem M. extensor carpi ulnaris inzidiert. Die Gelenkkapsel wird dargestellt und auf Höhe des Radiusköpfchens eröffnet. Das Lig. anulare muss hierbei erhalten werden. Nach dem Lokalisieren der Läsion wird die Defektgröße bestimmt und der Defekt mittels eines speziellen Hohlmeißels (OATS-System, Fa. Arthrex, Naples, Florida) ausgestanzt. Hierfür erfolgt das Einschlagen des Empfänger-OATS-Meißels bis zur notwendigen Tiefe (vorher im MRT ermitteln), das Lösen des Zylinders durch schnelle Rotation und das Entfernen des Zylinders mit leichten wechselnden Drehbewegungen (◘ Abb. 5.1). Der entnommene Zylinder sollte auf der gesamten Zirkumferenz gesunden Knochen aufweisen, um eine vollständige Entnahme der Osteonekrose zu erreichen. Beim Verbleib von sklerosierten Arealen können diese mit einem K-Draht-Bohrer eröffnet werden. Über eine parapatellare laterale Miniarthrotomie wird die proximolaterale Trochlea dargestellt und ein für die Empfängerregion korrespondierender Spenderzylinder entnommen.

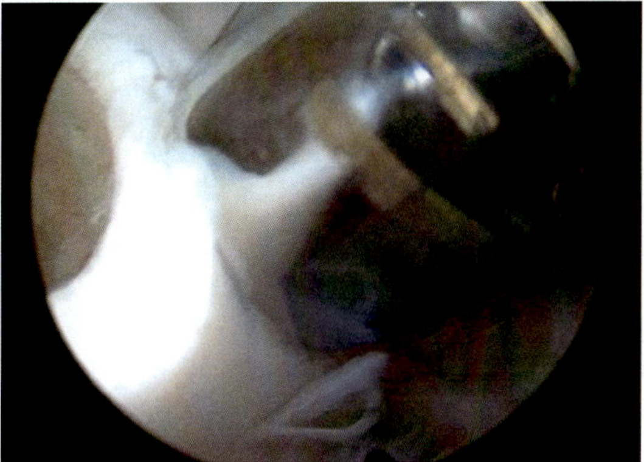

◘ **Abb. 5.1** Ausstanzen des osteochondralen Defekts mittels Hohlmeißel

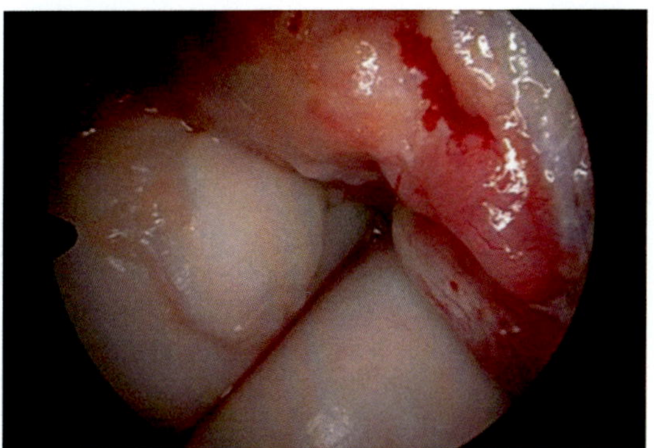

◘ **Abb. 5.2** Zustand nach Einbringen eines OATS-Zylinders am Ellenbogengelenk

Danach erfolgt das Einbringen des Spenderzylinders in Press-fit-Technik (◘ Abb. 5.2). Hierbei ist ein Überstehen des Zylinders bzw. eine sichtbare Spaltbildung zwischen Zylinder und Gelenkfläche zu vermeiden.

Diese Technik bietet eine gute Möglichkeit zur einzeitigen Versorgung einer OCL am Ellenbogengelenk Jedoch kann es durchaus in einigen Fällen zu persistierenden Schmerzen des Kniegelenkes kommen. Dieses muss dem Patienten vor der

Operation verdeutlicht werden. In zahlreichen Studien konnten gute bis sehr gute Ergebnisse hinsichtlich klinischer „Scores", Schmerzen, Ellenbogenmobilität und Rückkehr in den Sport gezeigt werden (Ansah et al. 2007, Shimada et al. 2005, Vogt et al. 2011, Yamamoto et al. 2006).

Als weitere Alternative wird in jüngster Zeit auch die matrixinduzierte Chondrozytentransplantation (MACT) in Kombination mit einer Spongiosaplastik am Ellenbogengelenk durchgeführt (Kircher 2016). Dieses zweizeitigen Vorgehen hat den Vorteil, dass die offene Entnahme eines großen Knorpel-/Knochenzylinders am Kniegelenk vermieden werden kann, aber trotzdem eine Versorgung mittels körpereigenem Knochen und hyalinem Knorpel erreicht wird.

Nach arthroskopischer Entnahme von Knorpelzellen an einer wenig belasteten Stelle im Kniegelenk („notch"), werden die Zellen extern zu einem Knorpelzelltransplantat angezüchtet. In einem zweiten operativen Schritt wird dieses Transplantat in offener Technik eingebracht (Kircher 2016, Ebert et al. 2016). Hierzu wird das Ellenbogengelenk analog zur OATS-Technik eröffnet. Nach Exzision des erkrankten Knorpels mittels Größenschablone und Kürette wird auch der erkrankte subchondrale Knochen entfernt, bis nur noch blutende, vitale Spongiosa zu erkennen ist. Der Knochendefekt wird nun mittels autologer Beckenkammspongiosa aufgefüllt und das Knorpelzelltransplantat größengerecht darüber gelegt. Nach Fixation mittels resorbierbarem Nahtmaterial weist das Transplantat eine ausreichende Stabilität, um eine sichere Einheilung zu gewährleisten.

Diese Technik zeigte im eigenen Kollektiv vielversprechende Ergebnisse. Systematische Studien bezüglich dieser Technik am Ellenbogengelenk existieren jedoch bisher nicht, sodass die Resultate hinsichtlich Kurz- und Langzeitergebnissen abgewartet werden müssen.

5.6.3 Eigenes Vorgehen

Wir sehen die Indikation zur operativen Versorgung bei instabilen fokalen osteochondralen Läsionen (Nelson/Dipaola III und IV) sowie Osteonekrosen in der Hauptbelastungszone bei geschlossenen Wachstumsfugen.

Der osteochondrale Transfer ist hierbei das Verfahren der ersten Wahl. Alternativ ist immer mehr die MACT mittels Spongiosaplastik in Erwägung zu ziehen.

Bei noch offenen Epiphysenfugen sollte grundsätzlich ein konservatives Vorgehen angestrebt werden mit Vermeidung von Spitzenbelastung des Gelenkes (aber Erhalt der Beweglichkeit) bis zu einer durch ein MRT nachgewiesenen Ausheilung des Defektes.

Liegt hingegen durch das Dissektat eine deutliche mechanische Beeinträchtigung des Gelenks vor, sollte nach Möglichkeit eine operative Fragmentrefixation erfolgen. Ist dies nicht möglich, z. B. bei Avitalität oder Fragmentation des Dissektats, so ist die arthroskopische Fragementresektion und bei Beschwerdepersistenz gegebenenfalls eine zweizeitige Versorgung mittels osteochondralem Graft/MACT inklusive Spongiosaplastik nach Wachstumsabschluss zu diskutieren.

5.7 Zusammenfassung

Die osteochondrale Läsion des Capitulum humeri betrifft überwiegend Jugendliche, die Wurfsportarten oder auch den Turnsport ausüben.

Die Ätiologie der osteochondralen Läsion ist vermutlich multifaktoriell und wird im Bereich des Ellenbogens eng mit repetitiven Mikrotraumata assoziiert. Bei stabilen Läsionen und offenen Wachstumsfugen sollte ein konservativer Therapieversuch unternommen werden. Bei instabilen Läsionen, insbesondere nach Wachstumsabschluss besteht die Indikation zum operativen Vorgehen. Zahlreiche operative Verfahren finden in der Therapie der osteochondralen Läsion Anwendung. Der Transfer eines (autologen) Knorpel-Knochen-Zylinders, sowie die MACT inklusive Spongiosaplastik sind mit Ausnahme der Refixation die einzigen Techniken, mit denen die osteochondrale Natur des Defekts berücksichtigt und sowohl der geschädigte Knorpel (hyaliner Ersatz) als auch Knochen ersetzt wird.

Die Langzeituntersuchungen nach osteochondralem Transfer zeigen hierbei überlegene klinische, als auch radiologische Ergebnisse gegenüber den immer noch am häufigsten durchgeführten Débridement-Operationen. Die Ergebnisse der MACT inklusive Spongiosaplastik müssen abgewartet werden.

Literatur

Ansah P, Vogt S, Ueblacker P, Martinek V, Woertler K, Imhoff AB (2007) chondral Transplantation to Treat Osteochondral Lesions in the Elbow. The Journal of Bone and Joint Surgery 89: 2188–2194

Bauer M, Jonsson K, Josefsson PO, Lindén B (1992) Osteochondritis dissecans of the elbow. A long-term follow-up study. Clin Orthop Relat Res : 156–160

Bradley JP, Petrie RS (2001) Osteochondritis dissecans of the humeral capitellum. Diagnosis and treatment. Clinics in Sports Medicine 20: 565–590

Brownlow HC, O'Connor-Read LM, Perko M (2006) Arthroscopic treatment of osteochondritis dissecans of the capitellum. Knee Surg Sports Traumatol Arthrosc 14: 198–202

Dipaola JD, Nelson DW, Colville MR (1991) Characterizing osteochondral lesions by magnetic resonance imaging. YJARS 7: 101–104

Duthie RB, Houghton GR (1981) Constitutional aspects of the osteochondroses. Clin Orthop Relat Res : 19–27

Ebert JR, Fallon M, Wood DJ, Janes GC. (2016) A prospective clinical and radiological evaluation at 5 years after arthroscopic matrix-induced autologous chondrocyte implantation. Am J Sports Med. 2016 Sep 1.

Edmonds EW, Polousky J (2012) A Review of Knowledge in Osteochondritis Dissecans: 123 Years of Minimal Evolution from König to the ROCK Study Group. Clin Orthop Relat Res

Kircher J (2016) Autologous chondrocyte implantation for post-traumatic cartilage defect of capitulum humeri. J Shoulder Elbow Surg. 2016 Jul;25(7)

Klingele KE, Kocher MS (2002) Little league elbow: valgus overload injury in the paediatric athlete. Sports Med 32: 1005–1015

Kobayashi K, Burton KJ, Rodner C, Smith B, Caputo AE (2004) Lateral compression injuries in the pediatric elbow: Panner's disease and osteochondritis dissecans of the capitellum. J Am Acad Orthop Surg 12: 246–254

König F (1888) Über freie Körper in den Gelenken. Dtsch. Z Chir

Kusumi T, Ishibashi Y, Tsuda E, Kusumi A, Tanaka M, Sato F, Toh S, Kijima H (2006) Osteochondritis dissecans of the elbow: histopathological assessment of the articular cartilage and subchondral bone with emphasis on their damage and repair. Pathol. Int. 56: 604–612

Laurent LE, Lindstrom BL (1956) Osteochondrosis of the capitulum humeri: Panner's disease. Acta Orthop Scand 26: 111–119

Mihara K, Tsutsui H, Nishinaka N, Yamaguchi K (2009) Nonoperative treatment for osteochondritis dissecans of the capitellum. Am J Sports Med 37: 298–304

Mihara K, Suzuki K, Makiuchi D, Nishinaka N, Yamaguchi K, Tsutsui H (2010) Surgical treatment for osteochondritis dissecans of the humeral capitellum. J Shoulder Elbow Surg 19: 31–37

Mitsunaga MM, Adishian DA, Bianco AJ (1982) Osteochondritis dissecans of the capitellum. J Trauma 22: 53–55

Nelson DW, DiPaola J, Colville M, Schmidgall J (1990) Osteochondritis dissecans of the talus and knee: prospective comparison of MR and arthroscopic classifications. J Comput Assist Tomogr 14: 804–808

Panner H (1927) An affection of the capitulum humeri resembling Calvé-Perthes' Disease of the hip (1927) Acta Radiol 10: 234–242

Rahusen FTG, Brinkman J-M, Eygendaal D (2006) Results of arthroscopic debridement for osteochondritis dissecans of the elbow. Br J Sports Med 40: 966–969

Ruch DS, Cory JW, Poehling GG (1998) The arthroscopic management of osteochondritis dissecans of the adolescent elbow. YJARS 14: 797–803

Ruchelsman DE, Hall MP, Youm T (2010) Osteochondritis dissecans of the capitellum: current concepts. J Am Acad Orthop Surg 18: 557–567

Schenck RC, Athanasiou KA, Constantinides G, Gomez E (1994) A biomechanical analysis of articular cartilage of the human elbow and a potential relationship to osteochondritis dissecans. Clin Orthop Relat Res: 305–312

Schoch B, Wolf BR (2010) Osteochondritis dissecans of the capitellum: minimum 1-year follow-up after arthroscopic debridement. Arthroscopy 26: 1469–1473

Shimada K, Yoshida T, Nakata K, Hamada M, Akita S (2005) Reconstruction with an osteochondral autograft for advanced osteochondritis dissecans of the elbow. Clin Orthop Relat Res : 140–147

Smith MG (1964) Osteochrondritis of the humeral capitulum (1964) J Bone Joint Surg Br 46: 50–54

Takahara M, Ogino T, Fukushima S, Tsuchida H, Kaneda K (1999) Nonoperative treatment of osteochondritis dissecans of the humeral capitellum. The American Journal of Sports Medicine 27: 728–732

Takahara M, Mura N, Sasaki J, Harada M, Ogino T (2007) Classification, treatment, and outcome of osteochondritis dissecans of the humeral capitellum. J Bone Joint Surg Am 89: 1205–1214

Takeda H, Watarai K, Matsushita T, Saito T, Terashima Y (2002) A surgical treatment for unstable osteochondritis dissecans lesions of the humeral capitellum in adolescent baseball players. The American Journal of Sports Medicine 30: 713–717

Vogt S, Siebenlist S, Hensler D, Weigelt L, Ansah P, Woertler K, Imhoff AB (2011) Osteochondral transplantation in the elbow leads to good clinical and radiologic long-term results: an 8- to 14-year follow-up examination. Am J Sports Med 39: 2619–2625

Yadao MA, Field LD, Savoie FH (2004) Osteochondritis dissecans of the elbow. Instr Course Lect 53: 599–606

Yamamoto Y, Ishibashi Y, Tsuda E, Sato H, Toh S (2006) Osteochondral autograft transplantation for osteochondritis dissecans of the elbow in juvenile baseball players: minimum 2-year follow-up. The American Journal of Sports Medicine 34: 714–720

Freie Gelenkkörper

C. Gerhardt, M. Scheibel

A. Imhoff, A. Lenich (Hrsg.), *Arthroskopie und minimal-invasive Chirurgie des Ellenbogens*
https://doi.org/10.1007/978-3-662-56679-4_6

6.1 Einleitung

Die Entfernung freier Gelenkkörper am Ellenbogen ist schlechthin die Indikation für ein arthroskopisches Vorgehen. Allerdings sind die Kenntnis von der neurovaskulären Anatomie am Ellenbogen sowie die adäquate Platzierung der arthroskopischen Portale essenziell, um das Risiko für Komplikationen zu vermeiden.

Nach dem Kniegelenk ist das Ellenbogengelenk die zweithäufigste Lokalisation von freien Gelenkkörpern (Phemister 1924, Clasper u. Carr 2001).

Freie Gelenkkörper des Ellenbogens können aufgrund verschiedener Ursachen entstehen, wobei die kubitale Frühарthrose sicherlich einer der häufigsten Gründe darstellt (Clasper u. Carr 2001).

6.2 Pathologie

Grundsätzlich können verschiedene Ätiologien für die Entstehung von freien Gelenkkörpern differenziert werden, jedoch liegt die Ursache in Gewebestrukturen, die das Gelenk auskleiden. James Milgram beschrieb eine Klassifikation, die grundsätzlich 3 Ursachen beinhaltet (Milgram 1977a):

- Im Rahmen von proliferativen Veränderungen der Synovia, z. B. synoviale Osteochondromatose
- Osteochondrale Fragmente in situ, die z. B. durch eine Osteochondrosis dissecans oder aufgrund einer traumatischen Genese entstehen
- Integritätsverlust der Gelenkflächen, z. B. degenerative Arthritis oder avaskuläre Nekrose

Anhand dieser Differenzierung ist es notwendig, im Falle einer unbekannten Ätiologie Biopsien aus der Synovia zu entnehmen, um diese auf mögliche multifokale, chondromatöse oder osteochondrale, metaplastische Proliferationen zu untersuchen (Milgram 1977b).

6.3 Indikation

Die Indikation zur arthroskopischen Entfernung von freien Gelenkkörpern besteht bei symptomatischen Patienten mit repetitiven Schmerzen und Blockierungserscheinungen. Hierbei sollte der Chirurg, wenn möglich, die Ursache, Ursprungslokalisation und Ätiologie der freien Gelenkkörper herausfinden, da häufig das klinische Ergebnis von dem zugrunde liegenden Krankheitsprozess bestimmt wird und nicht nur von der Entfernung der freien Gelenkkörper.

6.3.1 Anamnese

Eine sorgfältige Anamnese ist essenziell, um eine mögliche Ursache der freien Gelenkkörper zu detektieren. Das Hauptsymptom freier Gelenkkörper ist Schmerz. Zusätzlich können mechanische Probleme wie Blockaden oder Krepitationen auftreten. Entweder durch Einklemmungsphänomene oder eine reaktive Synovialitis sind Einschränkungen des Bewegungsausmaßes insbesondere der Extension möglich.

Vorangegangene Traumen wie Frakturen, Stürze oder Luxationen sind zu evaluieren, da diese ursächlich für osteochondrale Verletzungen sein können. Allerdings können auch repetitive Mikrotraumatisierungen bei Überkopf- oder Kraftsportlern zu Veränderungen mit Entstehung freier Gelenkkörper führen. Des Weiteren sind Voroperationen, insbesondere eine Neurolyse bzw. eine Transposition des N. ulnaris zu erfragen.

6.3.2 Klinische Evaluation

Die klinische Evaluation beginnt mit der Inspektion, welche häufig unauffällig ist. Allerdings kann in manchen Fällen ein diskreter Gelenkerguss apparent sein.

Druckschmerz wird gelegentlich im Bereich des freien Gelenkkörpers angegeben. Die Beurteilung des Bewegungsausmaßes ist im Vergleich zur Gegenseite essenziell, gelegentlich können Krepitationen palpiert werden. Besteht eine schmerzhafte Bewegungseinschränkung, muss differenziert werden, inwieweit der Schmerz während des Bewegungsablaufs oder bei endgradigen Bewegungen auftritt.

Selbstverständlich muss die klinische Untersuchung zur Beurteilung der zugrunde liegenden Pathologie vollständig durchgeführt werden und beinhaltet z. B. eine Stabilitätsuntersuchung sowie die Erhebung des neurovaskulären Status.

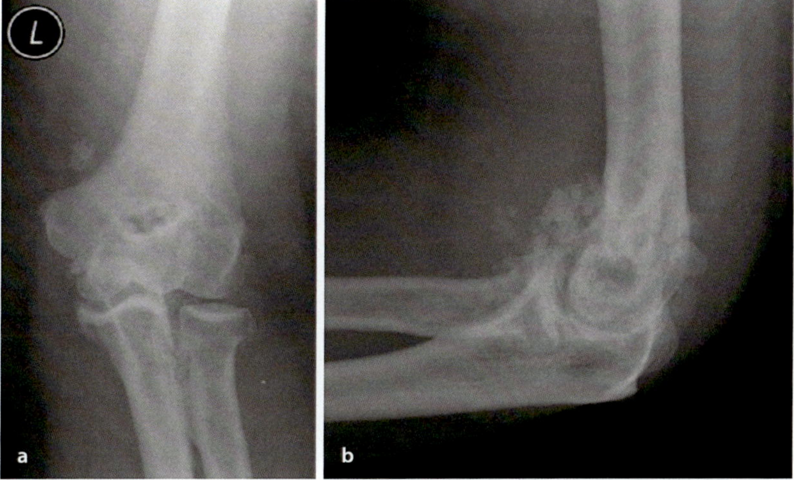

Abb. 6.1 Konventionelle Röntgenbilder des linken Ellenbogens in 2 Ebenen bei kubitaler Früharthrose und freien Gelenkkörpern

6.3.3 Bildgebende Diagnostik

Konventionelle Röntgendiagnostik

Der erste Schritt in der bildgebenden Untersuchung stellt die konventionelle Röntgendiagnostik in 2 Ebenen dar (Abb. 6.1). In dieser kann bereits zwischen angeborenen und erworbenen Gelenkkörpern unterschieden werden. Des Weiteren können Aussagen zum degenerativen Zustand des Gelenks, Lokalisation von röntgendichten Gelenkkörpern und Hinweise auf Verletzungen bei akuten Traumen getroffen werden.

Dennoch ist aufgrund der komplexen Anatomie des Ellenbogens eine Schnittbilddiagnostik notwendig, um die Lokalität zu validieren und zu charakterisieren, Aufschlüsse zur Konsistenz und Mobilität des Gelenkkörpers und nähere Information zur Ätiologie des Gelenkkörpers zu erhalten.

Schnittbilddiagnostik

Aus verschiedenen Gründen ist die MRT-Untersuchung des Ellenbogengelenks mittlerweile das Diagnostikum der Wahl geworden, insbesondere unter dem Aspekt der Strahlenhygiene (Abb. 6.2).

Weitere wesentliche Vorteile liegen in der guten Darstellung von weichteiligen Strukturen wie nichtröntgendichte Gelenkkörpern, Bandstrukturen oder Knorpelflächen. Dubberley et al. konnten eine hohe Sensitivität aber geringe Spezifität für das MRT und CT bei der Detektion von freien Gelenkkörpern am Ellenbogen finden (Dubberly et al. 2005). Bei den 26 eingeschlossenen Patienten.

Die präoperative Bildgebung ist zur Beurteilung der Lokalisation und Anzahl der Gelenkkörper sinnvoll, um die arthroskopische Erreichbarkeit planen und diese vollständig entfernen zu können. Typischerweise sind freie Gelenkkörper in der Fossa coronoidea, in der Fossa olecrani oder im radialen Rezessus lokalisiert. Dennoch müssen alle weiteren Kompartimente z. B. der ulnare Rezessus beurteilt werden, da freie Gelenkkörper in jedem Kompartiment auftreten können bzw. dorthin migrieren können.

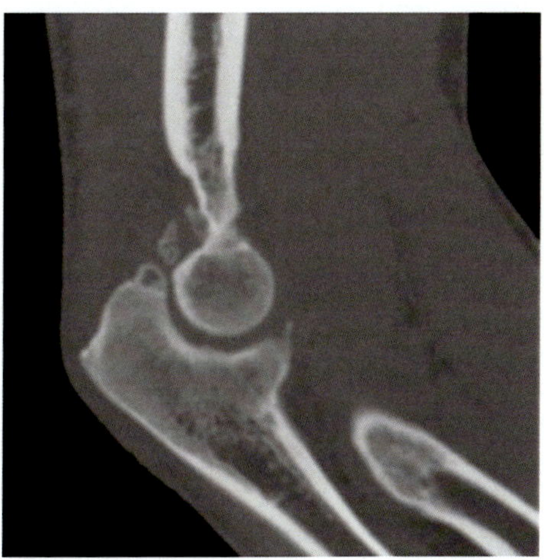

Abb. 6.2 CT-Aufnahme mit freien Gelenkkörpern insbesondere in der Fossa olecrani

6.4 Operationsprinzip/Instrumente

Heutzutage ist die arthroskopische Intervention mit Entfernung freier Gelenkkörpern des Ellenbogens etabliert. Ähnlich wie bei anderen Gelenken ist die sorgfältige Inspektion jedes Gelenkkompartiments essenziell, nicht nur zur Entfernung der freien Gelenkkörper, sondern um weitere Pathologien detektieren und therapieren zu können. Dabei sollte möglichst die zugrunde liegende Pathologie eruiert und die Ätiologie bestimmt werden. In der Tat ist die effektive Therapie der Primärpathologie sinnvoller als die alleinige Entfernung der freien Gelenkkörper (Clasper u. Carr 2001, O'Driscoll u. Morrey 1992).

In der Regel ist die Standardausstattung ausreichend. Diese beinhaltet eine Zulaufkanüle, den Trokar samt 30-Grad-Optik, mindestens 2 Wechselstäbe, Fasszangen sowie gebogene, scharfe Klemmen. Sehr hilfreich ist ein elektrothermisches Instrumentarium sowie ein Shaver bzw. eine Fräse. Je nach Begleitpathologie sind weitere Instrumente wie kleine Meißel, Küretten oder Instrumente zur Mikrofrakturierung notwendig.

6.5 Operationsvorbereitung

Im Prinzip werden die in ► Kap. 3 beschriebene Lagerungsmöglichkeiten und Portale genutzt.

Die Patienten können sowohl in Seit- als auch Bauchlage positioniert werden. Hierbei hat die Seitlagerung diverse Vorteile hinsichtlich Simplizität der Positionierung und von Seiten der Erreichbarkeit der Atemwege durch die Anästhesie. Allerdings können bei adipösen Patienten die abdominalen Weichteilverhältnisse die Mobilität der Instrumente in Seitlagerung einschränken, sodass dann im eigenen Vorgehen die Bauchlagerung favorisiert wird.

Für die alleinige Entfernung freier Gelenkkörper ist eine Allgemeinanästhesie ausreichend. Jedoch kann es im Fall von begleitender Ellenbogensteife oder anderen intraartikulären Operationsschritten für die postoperative Schmerztherapie sinnvoll sein, additive Verfahren wie z. B. die Anlage eines Axillaris- oder Interskalenuskatheters sinnvoll sein.

6.6 Operationstechnik

Nach entsprechender Lagerung des Patienten und Anlage einer Blutleere wird die betroffene Extremität steril abgewaschen und abgedeckt. Anschließend wird das Torniquet angelegt und die knöchernen Landmarken eingezeichnet (◘ Abb. 6.3).

Um eine Distension des Gelenks und damit einen sicheren arthroskopischen Zugang zum Gelenk zu erreichen, ist die Insufflation von 20–30 ml steriler Kochsalzlösung über das „Soft-Spot-Portal" oder direkt in die Fossa olecrani notwendig (Hackl et al. 2015, Miller et al. 1995). Beim eigenen Vorgehen wird nun ein anterolaterales Portal angelegt und mit der abgeschrägten Zulaufkanüle in das Gelenk eingegangen (◘ Abb. 6.4). Auf diese Weise ist im ventralen Kompartiment ein sicherer Zugang etabliert, um auch bei zunehmender Weichteilschwellung dieses Kompartiment suffizient erreichen zu können. Allerdings kann bei arthrofibrotischen Gelenken der Wasserzulauf in das posteriore Kompartiment eingeschränkt sein, sodass der Zulauf im Weiteren unter Umständen gewechselt werden muss.

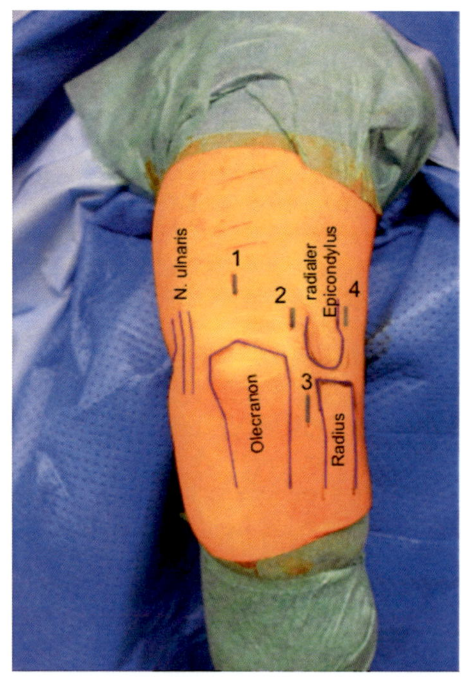

◘ **Abb. 6.3** Nach Lagerung des Patienten erfolgt das Anzeichnen der knöchernen Landmarken; *1* posteriores, transtendinöses Portal, *2* hohes posteroradiales Portal, *3* tiefes posteroradiales Portal im Soft-Spot, *4* anteroradiales Portal

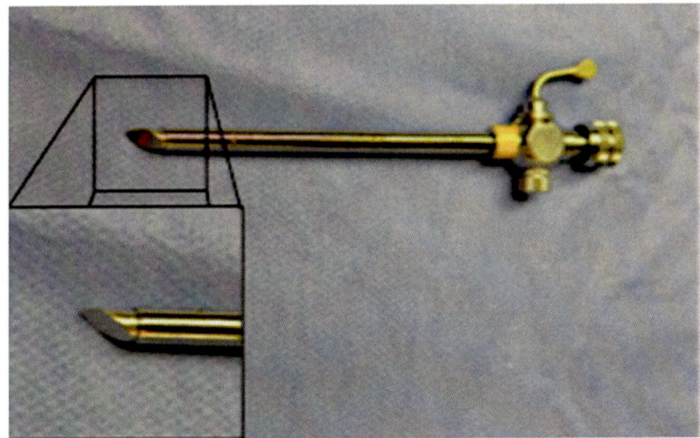

Abb. 6.4 Abgeschrägte Zulaufkanüle

Nun wird ein posterolaterales Portal leicht proximal der Olekranonspitze und lateral der Trizepssehne etabliert und mit einem Wechselstab in die Fossa olecrani eingegangen. Über diesen wird der Trokar in das posteriore Kompartiment eingebracht und die Optik konnektiert. Das posteriore Kompartiment wird nun unter Darstellung des ulnaren Rezessus, der Olekranonspitze und der Fossa olecrani exploriert (Abb. 6.5). Zur arthroskopischen Evaluation einer möglichen Instabilität sowie zur Entfernung von freien Gelenkkörpern wird ein posteriores, transtendinöses Portal durch die Trizepssehne angelegt. Mit einer gezahnten Fasszange können diese nun unter leicht drehenden Bewegungen entfernt werden. Es ist darauf zu achten, dass das Portal eine ausreichende Größe aufweist, um den Verlust des Gelenkkörpers in den Weichteilen zu vermeiden (Abb. 6.6). Ein vorsichtiges Spreizen des Zugangs mit einer Klemme oder Schere kann dazu notwendig sein.

Adhärente Gelenkkörper müssen unter Umständen vorher liberiert werden. Sollte der Gelenkkörper die Portalgröße deutlich überschreiten, muss dieser gegebenenfalls stückchenweise entfernt werden. Eine Alternative ist, diesen mit einem Shaver und einer Fräse soweit zu verkleinern, bis dieser problemlos entfernt werden kann. Insbesondere bei freien Gelenkkörpern im ulnaren Rezessus muss die Nähe des N. ulnaris unterhalb der Gelenkkapsel bedacht werden. Gegebenenfalls ist die Anlage eines weiteren posteroradialen Portals sinnvoll, um über dieses weichteilige Strukturen mit einem Wechselstab oder Retraktor wegzuhalten. Eine weitere Möglichkeit besteht im „Ausstreichen" des ulnaren Rezessus von distal nach proximal. So lassen sich zum Teil

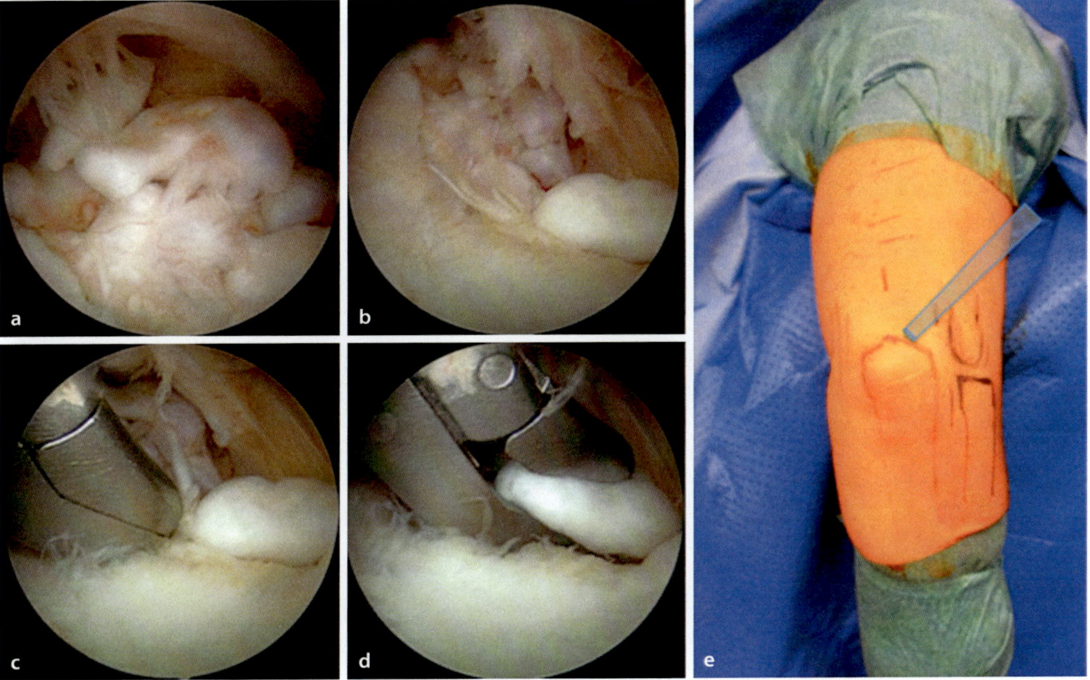

Abb. 6.5a–d Arthroskopische Bilder mit Darstellung multipler freier Gelenkkörper in der Fossa olecrani; **a, b** die Fossa ist durch mehrere freie Gelenkkörper komplett verlegt, **c, d** nach Anlage eines posterioren, transtendinösen Portals können diese mit einem Rangeur entfernt werden, **e** Positionierung der Optik im hohen posteroradialen Portal

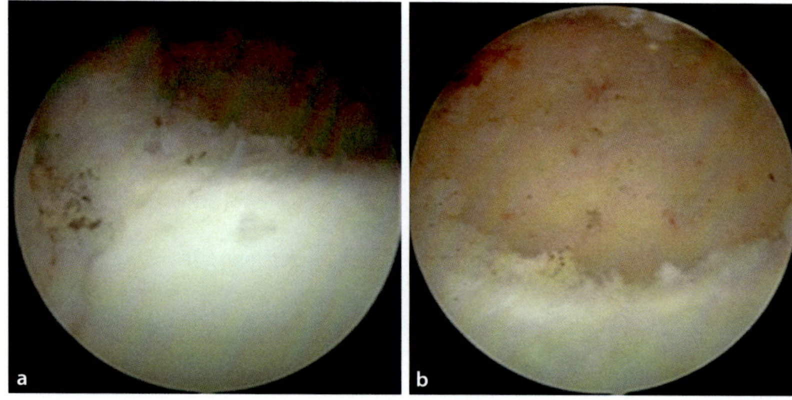

Abb. 6.6 Nach Entfernung der freien Gelenkkörpern und Débridement bzw. Resektion von osteophytären Anbauten bei kubitaler Frühartrhose ist die Fossa olecrani frei

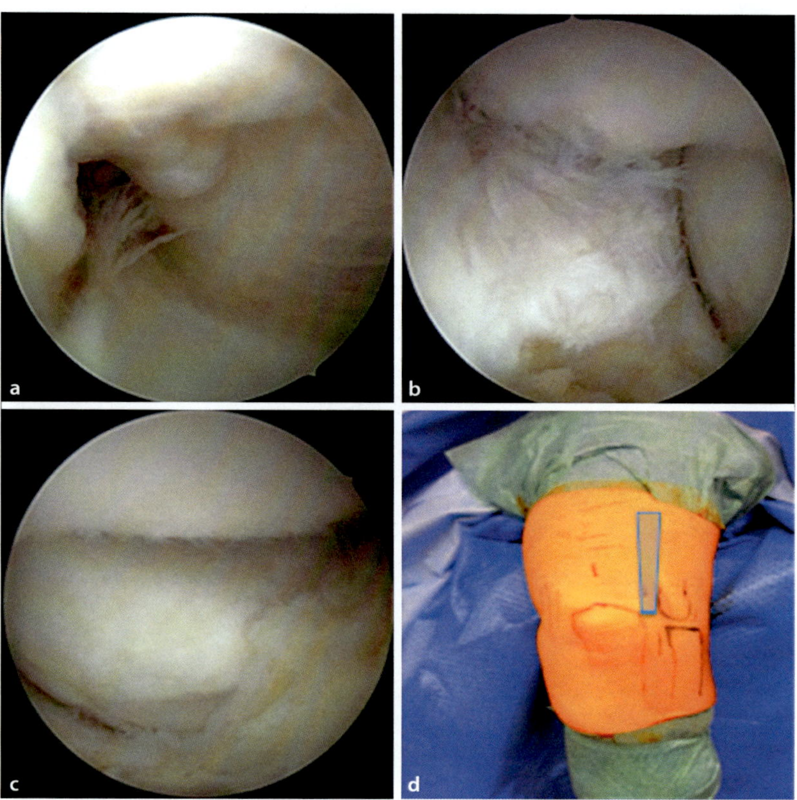

Abb. 6.7a–d **a** Die Optik wird im radialen Rezessus positioniert und nach distal vorgeschoben, bis der Radiuskopf sichtbar wird (**b**, **c**). **d** Positionierung der Optik im hohen posteroradialen Portal

auch kleine und tiefliegende Gelenkkörper in die Fossa olecrani verschieben.

Als Nächstes ist die Inspektion des radialen Rezessus notwendig. In der Regel kann das Arthroskop entlang des radialen humeroulnaren Gelenkspalts in diesen eingebracht werden. Bei arthrotischen Gelenken oder insbesondere posttraumatischen Zuständen kann dieser jedoch häufig durch Osteophyten oder einer hypertrophen Synovialitis verlegt sein. Ein Umstecken der Optik in das posteriore, transtendinöse Portal zur direkten Visualisierung des radialen Rezessus mit Vorschieben eines Wechselstabes kann in diesen Fällen hilfreich sein.

Der radiale Rezessus wird nun sorgfältig inspiziert und ein Portal im Soft-Spot unter Sicht angelegt. Zum Teil ist die Resektion von einer hypertrophen Synovialitis bzw. einer prominenten Plica posteroradialis notwendig. Auch hier muss sorgfältig auf freie Gelenkkörper, eine begleitende Instabilität oder das Vorliegen von Chondralläsionen geachtet werden (Abb. 6.7).

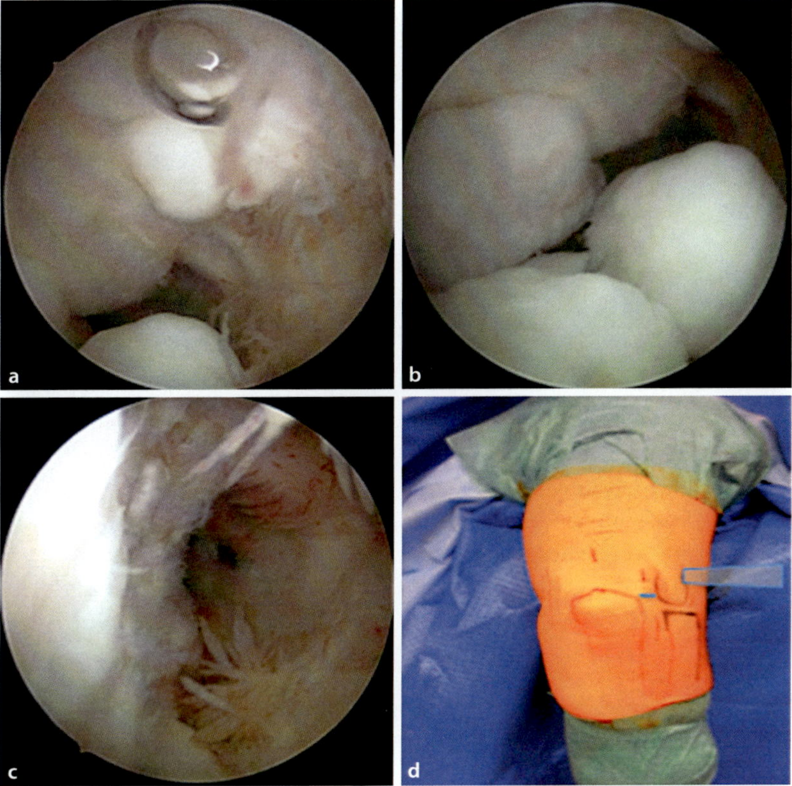

Abb. 6.8a–d Über das anteroradiale Portal wird das ventrale Kompartiment inspiziert. **a** Mehrere freie Gelenkkörper ventral; **b** der Processus coronoideus zeigt bei Früharthrose osteophytäre Anbauten; **c** nach Entfernung der freien Gelenkkörper zeigt sich die reaktive hypertrophe Synovialitis; **d** Positionierung der Optik im hohen anteroradialen Portal

Über die anteroradiale Zulaufkanüle wird ein Wechselstab eingeführt, diese dann entfernt und der Trokar in das ventrale Kompartiment positioniert und dieses inspiziert (Abb. 6.8). Da häufig freie Gelenkkörper in der Fossa coronoidea lokalisiert sind, wird von medial nach lateral der mediale Rezessus, der Prozessus coronoideus, die Trochlea, die ventrale Kapsel, das Capitulum humeri, der Radiuskopf und teilweise kann auch der radiale Rezessus inspiziert werden. Im nächsten Schritt wird ein anteromediales Portal etabliert. Hierzu kann das Arthroskop an die Stelle positioniert werden, die für die weitere Prozedur am suffizientesten ist und in der Technik nach O'Driscoll ein Wechselstab durch die Kapsel, die Flexoren und das subkutane Gewebe vorgeschoben werden, um an dieser Position die Hautinzision durchzuführen (O'Driscoll u. Morrey 1992). Alternativ kann dieses Portal in Out-side-in-Technik ca. 2 cm proximal des Epicondylus humeri medialis und ventral des Septum intermusculare angelegt werden. Es ist darauf zu achten, dass lediglich eine Hautinzision durchgeführt wird und die tieferen Gewebsanteile stumpf perforiert werden, um eine Verletzung von neurovaskulären Strukturen zu vermeiden.

Nach pathologiekonformem Vorgehen wie Entfernung der freien Gelenkkörper oder einer partiellen Synovektomie muss das Gelenk von medial inspiziert werden, um radialseitige Pathologien adäquat detektieren und beurteilen zu können. Hierzu bietet sich die Nutzung von Wechselstäben an.

Nach Entfernung der Instrumentarien erfolgt der Wundverschluss sowie die Anlage eines Kompressionsverbands.

6.6.1 Komplikationen

Die häufigste Komplikation betrifft Nervenverletzungen, die selten auftreten und in der Regel transient sind. In der Literatur wird die Inzidenz mit 0–14 % angegeben (Kelly et al. 2001, Lynch et al. 1986, Papilion et al. 1988, Ruch u. Poehling 1997). Obwohl diese eher bei komplexeren Eingriffen auftreten, sind durchaus Läsionen des N. ulnaris, des N. medianus sowie des tiefen Astes des N. radialis beschrieben worden.

6.6.2 Ergebnisse

Clasper et al. beschrieben in ihrer retrospektiven Evaluation die Ergebnisse von 57 arthroskopierten Ellenbogengelenken (n = 54 Patienten), die bei Verdacht auf freie Gelenkkörper der operativen Intervention zugeführt wurden (Clasper u. Carr 2001). Etwa 80 % der Patienten profitierten von der Prozedur, insbesondere diejenigen, die tatsächlich freie Gelenkkörper aufwiesen.

O'Driscoll et al. berichteten die Ergebnisse von 24 Ellenbogenarthroskopien, bei denen in 18 Fällen die Entfernung von freien Gelenkkörpern durchgeführt wurden (O'Driscoll u. Morrey 1992). Patienten ohne weitere Pathologie profitierten am meisten von der Intervention, wohingegen die alleinige Entfernung freier Gelenkkörper ohne Adressierung möglicher Begleitpathologien (z. B. eine Früharthrose) grundsätzlich schlechtere Ergebnisse erwarten lässt.

6.7 Postoperative Maßnahmen

Bei alleiniger Entfernung freier Gelenkkörper ist eine Ruhigstellung nicht notwendig. Eine schmerzadaptierte passive und aktive Mobilisierung ist ab dem ersten postoperativen Tag möglich. Nach Fadenzug und Erreichen der freien Beweglichkeit kann mit dem Belastungsaufbau begonnen werden.

Eine Veränderungen und Anpassung ist natürlich in Abhängigkeit der zugrunde liegenden Pathologie bzw. deren operativen Therapie notwendig.

Literaturverzeichnis

Clasper JC, Carr AJ (2001) Arthroscopy of the elbow for loose bodies. Ann R Coll Surg Engl 83: 34–36

Dubberley JH, Faber KJ, Patterson SD (2005) The detection of loose bodies in the elbow. J Bone Joint Surg 87(5): 684–686

Hackl M, Lappen S, Burkhart KJ, Leschinger T, Scaal M, Müller LP, Wegmann K. Elbow (2015)Positioning and Joint Insufflation Substantially Influence Median and Radial Nerve Locations. Clin Orthop Relat Res 473: 3627–3634

Kelly EW, Morrey BF, O'Driscoll SW (2001) Complications of elbow arthroscopy. J Bone Joint Surg Am 83-A: 25–34

Lynch GJ, Meyers JF, Whipple TL, Caspari RB (1986). Neurovascular anatomy and elbow arthroscopy: inherent risks. Arthroscopy: J Arthroscopic Rel Surg 2: 190–197

Milgram JW (1977a) The classification of loose bodies in human joints. Clin Orthop Relat Res 282–291

Milgram JW (1977b) Synovial osteochondromatosis: a histopathological study of thirty cases. J Bone Joint Surg Am 59: 792–801

Miller CD, Jobe CM, Wright MH (1995). Neuroanatomy in elbow arthroscopy. J Shoulder Elbow Surg 4: 168–174

O'Driscoll SW, Morrey BF (1992) Arthroscopy of the elbow. Diagnostic and therapeutic benefits and hazards. J Bone Joint Surg Am 74: 84–94

Papilion JD, Neff RS, Shall LM (1988) Compression neuropathy of the radial nerve as a complication of elbow arthroscopy: a case report and review of the literature. Arthroscopy: J Arthroscopic Rel Surg 4: 284–286

Phemister DB (1924) The causes and changes in loose bodies arising from the articular surface oft he joint. J Bone Joint Surg 6: 278–315

Ruch DS, Poehling GG (1997) Anterior interosseus nerve injury following elbow arthroscopy. Arthroscopy: J Arthroscopic Rel Surg 13: 756–758

Ellenbogenluxation

A. Lenich, S. Siebenlist

A. Imhoff, A. Lenich (Hrsg.), *Arthroskopie und minimal-invasive Chirurgie des Ellenbogens*
https://doi.org/10.1007/978-3-662-56679-4_7

7.1 Einleitung

Die Luxation des Ellenbogens ist die zweithäufigste Luxation großer Gelenke. Es sind die rein ligamentären Luxationen von den Luxationsfrakturen des Ellenbogens zu differenzieren. Nach der Reposition muss eine exakte Diagnostik zur Erfassung des gesamten Schadenausmaßes erfolgen. Erst durch die dann vorliegenden Befunde ist der Behandler in der Lage, die Indikation zur konservativen oder operativen Therapie zu stellen.

Die Arthroskopie (ASK) des Ellenbogens nach einer Luxation kann sowohl als diagnostisches Mittel als auch als Therapieverfahren dienen und hat somit einen hohen Stellenwert in der Behandlung unterschiedlichster Pathologien (Vester et al. 2014). Daher wird die Arthroskopie als additive Diagnostik in den letzten Jahren zunehmend häufiger eingesetzt (Dexel u. Kasten 2013, Hollinger et al. 2014).

7.2 Pathologie

7.2.1 Ligamentäre Ellenbogenluxation

Die rein ligamentäre Luxation tritt vornehmlich bei jungen Patienten auf. Es wird nach der Luxationsrichtung unterschieden und eingeteilt. Die häufigsten Luxationsrichtungen sind in 80 % der Fälle die dorsale bzw. dorsoradiale Luxation. Seltener sind die ulnare und ventrale Luxationsrichtung zu beobachten (20 %). Nur in Einzelfällen von Hochrasanztraumen wird die divergierende Luxation beobachtet (<1 %). Bei allen ligamentären Luxationen kommt es zu Verletzungen der Kapselbandstrukturen und Knorpelläsionen. Nicht selten sind auch begleitende Muskelverletzungen zu diagnostizieren (Adolfsson et al. 2017).

7.2.2 Luxationsfrakturen des Ellenbogens

Die begleitenden Frakturen im Rahmen von Ellenbogenluxationen finden sich meist bei Patienten ab dem 50. Lebensjahr oder Hochrasanztraumen. Die Frakturen stehen in Abhängigkeit der Luxationsrichtung und betreffen in abnehmender Reihenfolge knöcherne Bandausrisse, den Radiuskopf, den Processus coronoideus und die proximale Ulna im Bereich des Olekranons.

7.3 Diagnostik

7.3.1 Anamnese

Eine Anamnese zur Evaluation des Unfallgeschehens und Abschätzung der Traumagewalt ist zu erheben. Parästhesien im Versorgungsgebiet der Nn. radialis, medianus und ulnaris sind zu erfragen.

7.3.2 Klinische Evaluation

Nach einem stattgehabten Luxationsereignis sind im Rahmen der klinischen Untersuchung sowohl das Ellenbogengelenk als auch das Handgelenk schrittweise zu untersuchen. Nach der Inspektion der Gelenkkonturen und -Stellung sind die Pulse am Handgelenk zu überprüfen. Die Sensibilität und Motorik der Unterarm versorgenden Nerven (Nn. radialis, medianus und ulnaris) sind zu dokumentieren. Der passive und aktive Bewegungsumfang des Ellenbogen- und Handgelenkes werden vom Untersucher erfasst. Der Varus- und Valgus-Stresstest des Ellenbogens können erste Hinweise auf eine Instabilität zeigen. Das Handgelenk wird auf Instabilitäten im distalen Radioulnargelenk dorsal und ventral getestet.

7.3.3 Bildgebende Diagnostik

Sonografie

Die Sonografie des Ellenbogens ermöglicht die dynamische Visualierung von möglichen Muskel- und Kapselbandverletzungen. Die Stabilität der Seitenbandapparate im Varus- und Valgus-Stresstest lässt sich auf diese Weise dokumentieren. Einblutungen in die Gelenkkapsel und Muskulatur können ebenfalls dokumentiert werden.

Konventionelle Röntgendiagnostik

Zur bildgebenden Untersuchung ist die Röntgendarstellung des Ellenbogengelenkes in a.-p. und lateral der Standard. Ergänzend kann eine Radiuskopfzielaufnahme durchgeführt werden.

In der nativen Röntgenuntersuchung nach der Reposition können folgende Veränderungen indirekt auf eine Gelenkinstabilität hinweisen:

- „river delta sign“: Asymmetrische Gelenklinie in der a.-p.-Aufnahme, bedingt durch eine mediale oder laterale Instabilität bzw. durch eine Koronoidfraktur
- „drop sign“: Vermehrter ulnohumeraler Abstand >3 mm im seitlichen Bild als Zeichen einer persistierenden Rotationsinstabilität (Coonrad 2005)
- „Stoeren-Linie“: Nach dorsal verschobene Radius-Kapitulum-Achse
- „Osborne-Cotterill-Läsion“: Knöcherne Impression dorsal am Kapitulum als Zeichen der stattgehabten Luxation des Radiuskopfes hinter das Kapitulum („Hill-Sachs-Delle“ des Ellenbogens; Osborne u. Cotterill 1966)

Schnittbilddiagnostik

Die CT-Untersuchung des Ellenbogengelenkes ist bei Verdacht auf ossäre Absprengungen und freie Gelenkkörper indiziert, um diese präoperativ genau zu lokalisieren und zu klassifizieren.

Mittels MRT kann der ligamentäre und muskuläre Schaden evaluiert werden. Fragliche Inkongruenzen und deren Ursachen (Knorpelfragmente, Weichteilinterponate) können diagnostiziert werden.

Die Untersuchung muss in strecknaher Stellung des Gelenks durchgeführt werden. Nur so können Inkongruenzen und Bandverletzungen sicher beurteilt werden, da erst in extensionsnaher Stellung durch die fehlende aktive muskuläre Führung eine Subluxation der Gelenkpartner resultiert (Osborne u. Cotterill 1966).

7.4 Indikationen zur Arthroskopie

Bei Verdacht auf freie Gelenkkörper und Knorpelschäden ist die Indikation für eine ASK nach einer Ellenbogenluxation gegeben. Bei gering dislozierten Frakturen der intrakapsulären Gelenkanteile kann eine ASK-unterstütze Frakturversorgung indiziert sein. In Fällen von chronischen Ellenbogenerkrankungen kann die Indikation zu einer diagnostischen Arthroskopie und Stabilitätsprüfungen der einzelnen Kapselbandstrukturen gestellt werden.

7.5 Operationsprinzip/Instrumente

- Standard-ASK-Ellenbogen-Instrumente (► Kap. 4)
- Kirschner-Drähte und kanülierte Headless Screws (HCS = kopflose Kompressionsschrauben) für die Frakturversorgung (► Kap. 14)

7.6 Operationsvorbereitung

Die Verwendung einer Blutsperre ist vorteilhaft, aber nicht zwingend erforderlich.

- Lagerung auf der kontralateralen Seite
- Zu operierender Arm in Höhe der Blutsperre auf einem flexiblen Armhalter (z. B. Trimano-Schiene). Hautdesinfektion und steriles Abdecken, Anzeichnen der palpablen anatomischen Strukturen und aller möglichen Zugangswege (► Kap. 4)
- Team-Time-Out

7.7 Operationstechnik

- Punktion und Auffüllen des Gelenkes nach Aspiration mit Spülflüssigkeit
- Anteriolaterales Portal für die Spülkanüle. Dorsale Gelenkaspekte – Recessus ulnaris, radialis und Fossa olecrani – werden inspiziert (◘ Abb. 7.1, ◘ Abb. 7.2, ◘ Abb. 7.3, ◘ Abb. 7.4, ◘ Abb. 7.5, ◘ Abb. 7.6, ◘ Abb. 7.7, ◘ Abb. 7.8, ◘ Abb. 7.9)
- Abschluss dorsal und Wechsel nach ventral
- Wundverschluss subkutan und intrakutan mit resorbierbarem Nahtmaterial

▪▪ Komplikationen (Vester et al. 2014, Dexel u. Kasten 2013, Hollinger et al. 2014)

Die Patienten sind auf folgende postoperativen Komplikationen hinzuweisen:

- Irreparable Nervenläsion
- Temporäre Nervenaffektionen bzw. Parästhesien
- Zunehmende Bewegungseinschränkung des Ellenbogens
- Allgemeine chirurgische Komplikationen (z. B. Wundheilungsstörung, Fistelbildung, Infektion)

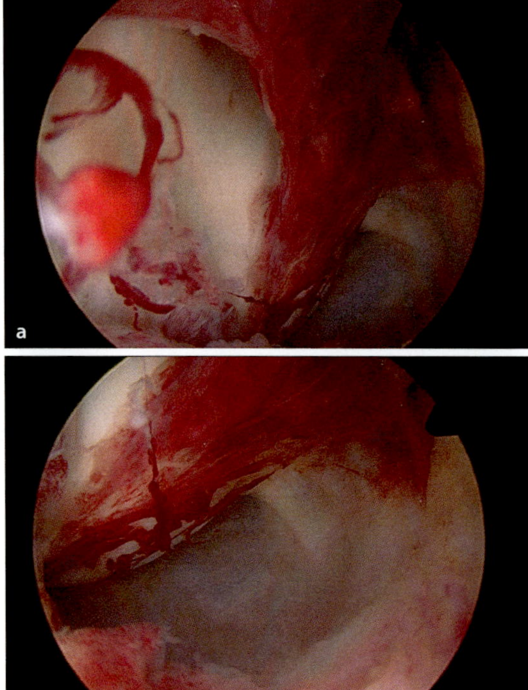

Abb. 7.1a,b Der arthroskopische Einblick in den Recessus radialis (**a**) und Recessus ulnaris (**b**) ist nach einer Luxation durch Hämatome und kleinste freie Gelenkkörper erschwert. Diese können mit dem Shaver und Fasszangen entfernt werden

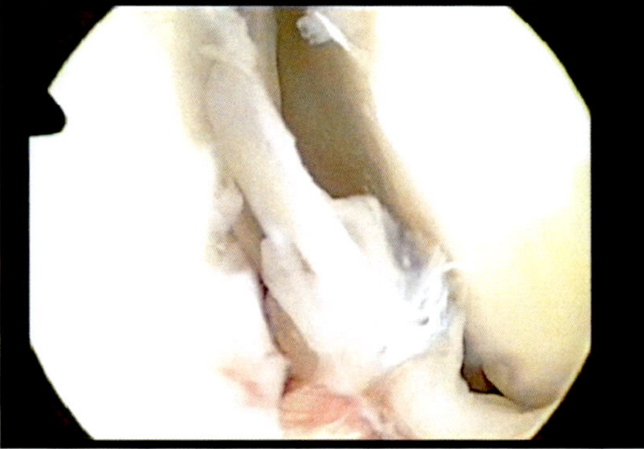

Abb. 7.2 Knorpelfragment im Humeroulnargelenk. Bei dem arthroskopischen Rundgang lassen sich Knorpelabschlagfragmente identifizieren und entfernen. Somit lassen sich Blockaden verhindern und die freie Gelenkbewegung wiederherstellen

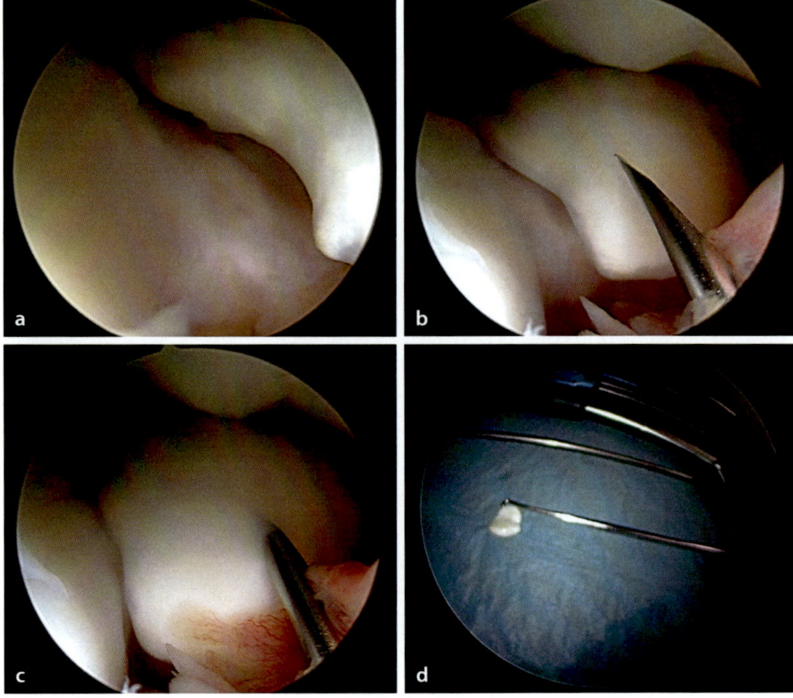

Abb. 7.3a–d **a** Freier Gelenkkörper im Humeroulnargelenk. **b,c** Bei sehr hoher Mobilität kann dieser mit einer Kanüle fixiert werden, um den Körper sicher zu fassen und ein Verrutschen in unzugänglichere Gelenkbereiche zu verhindern. **d** Auf dem OP-Tisch wird der Gelenkkörper vermessen und auf seine Qualität geprüft. Stabile Abschlagfragmente können refixiert werden. Sind die Knorpelstücke kleiner als 1 cm^2 oder fragmentiert, ist eine Replantation nicht ratsam

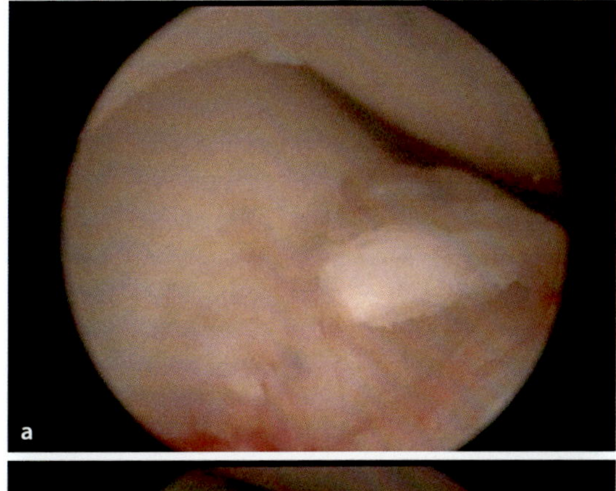

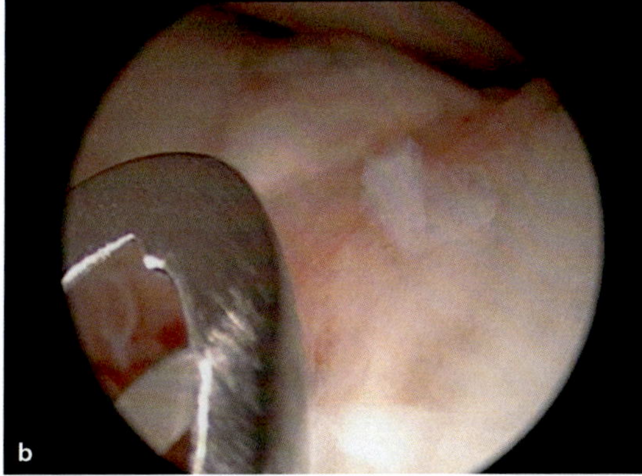

Abb. 7.4a, b **a** Knorpelflake im Bereich der Trochlea humeri einseitig anheftend. **b** Um die Entstehung eines freien Gelenkkörpers zu verhindern, wird der Flake mit dem Dukebill entfernt

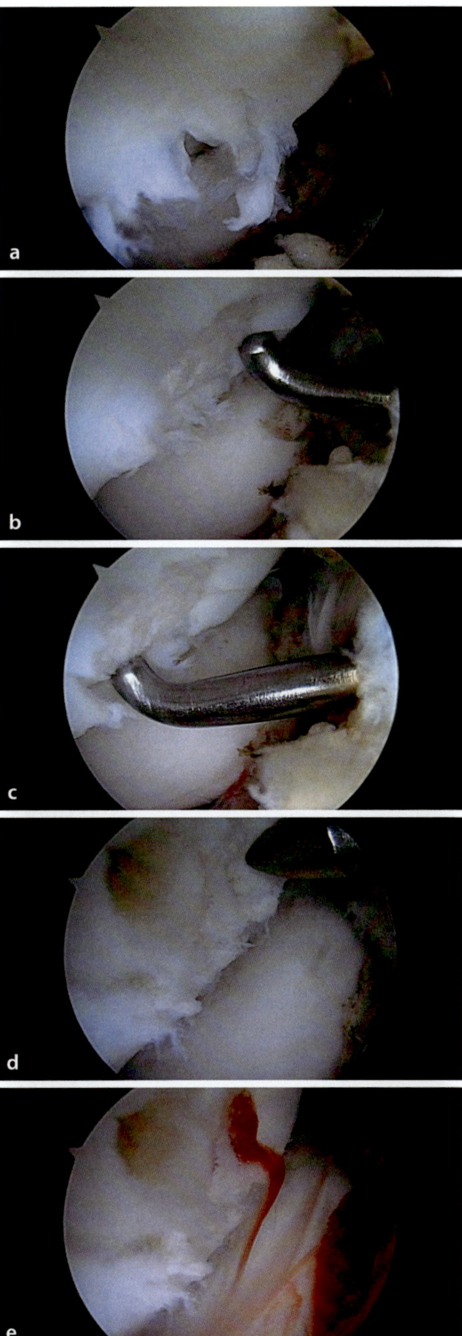

Abb. 7.5a–e **a** Ausgefranste Defektstelle am Capitulum humeri. **b** Nach dem Dèbridement der losen Knorpelrandstücke ist die Stabilität des Randwalles mit dem Tasthaken zu prüfen. **c** Um Frakturen zu identifizieren, ist der Defektgrund im nächsten Schritt auf seine Stabilität mit dem Tasthaken zu untersuchen. **d** Liegt ein stabiler Defektgrund vor, kann mit dem Mikrofrakturierungsmeißel im Abstand von 2–3 mm die Fläche mikrofrakturiert werden. **e** Ausströmendes Blut und Fett aus dem Knochen bestätigen den Erfolg. Hierfür ist manchmal der Spülflüssigkeitsdruck zu reduzieren

Abb. 7.6 Stabilitätsprüfung im Humeroulnargelenk mit dem Wechselstab bestätigt die Läsion des lateralen ulnaren kollateralen Ligaments (LUCL) und zeigt einen Knorpeldefekt an der Kapitulumspitze

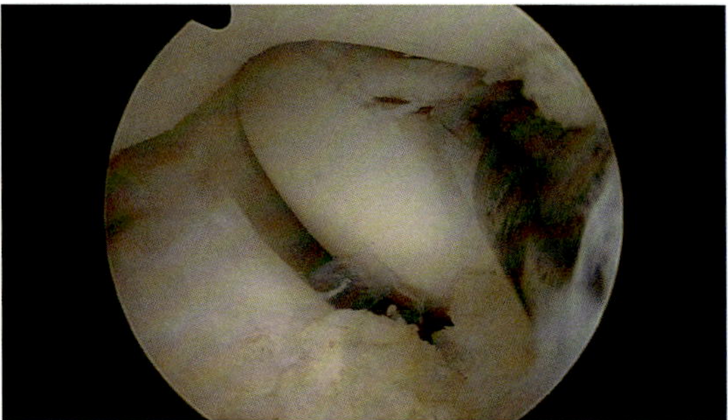

Abb. 7.7 Stabilitätsprüfung im Humeroradialgelenk mit dem Wechselstab zeigt eine großen Knorpelschaden am Radiuskopf mit festsitzendem Knorpelflap

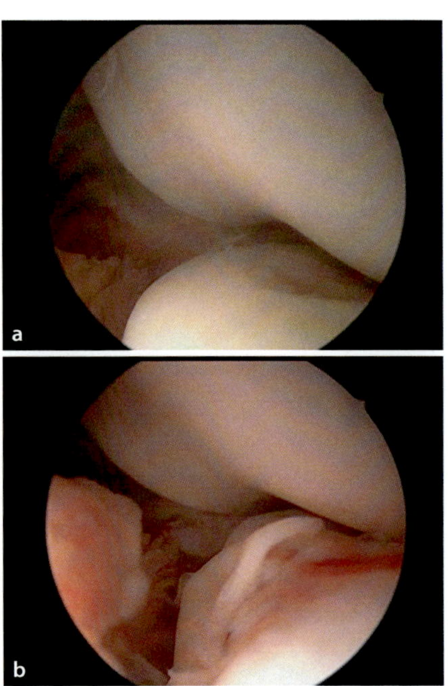

Abb. 7.8a, b **a** Sicht im ventralen Ellenbogengelenk auf den unverletzten Radiuskopf und das Kapitulum in Supinationsstellung des Unterarmes. **b** In gleicher Arthroskopposition und Pronationsstellung des Unterarmes zeigt sich der fragmentierte Knorpel über einer Delle der Radiuskopfkontur. Es ist wichtig, bei einem diagnostischen Rundgang die Gelenkkörper zu bewegen, um alle Anteile sicher zu sehen und um Verletzungen zu dokumentieren und ggf. therapieren zu können

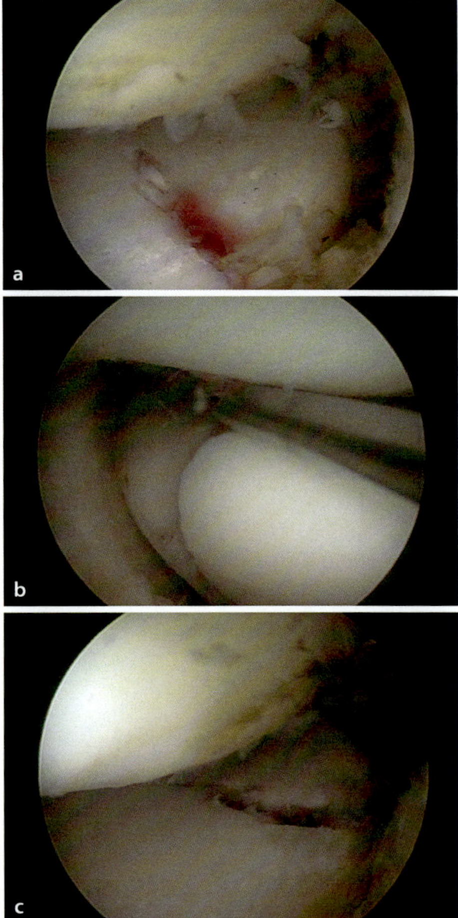

Abb. 7.9a–c Arthroskopische Sicht auf den Radiuskopf von dorsoradial. **a** Radiuskopffraktur mit leichter Dislokation und Frakturhämatom im Frakturspalt. **b, c** Ausräumen der Fragmente und des Frakturhämatoms sowie Reposition der Fraktur mit dem Tasthaken. Positionierung des Frakturspaltes für eine minimalinvasive Schraubenosteosynthese (► Kap. 14)

7.8 Postoperative Maßnahmen

Die Nachbehandlung steht in Abhängigkeit der Verletzung und Versorgung. Somit kann ein allgemeingültiges Schema für die Nachbehandlung der mannigfaltigen Luxationsmöglichkeiten nicht gegeben werden und sollte vom Operateur festgelegt werden.

Literaturverzeichnis

Adolfsson LE, Nestorson JO, Scheer JH (2017) Extensive soft tissue lesions in redislocated after simple elbow dislocations. J Shoulder Elbow Surg 26(7): 1294–1297

Coonrad RW, Roush TF, Major NM, Basamania CJ (2005) The drop sign, a radiographic warning sign of elbow instability. J Shoulder Elbow Surg 14: 312–317

Dexel J, Kasten P (2013) Technik der Ellenbogenarthroskopie. Arthroskopie 26: 174–180

Hollinger B, Dehlinger F, Franke S (2014) Diagnostic and treatment of elbow instability. Obere Extremität 2014; 9: 147–155

Osborne G, Cotterill P (1966) Recurrent dislocation of the elbow. J Bone Joint Surg Br 1966; 48: 340–346

Siebenlist S, Biberthaler P (2013) Acute soft tissue injuries of the elbow. Trauma Berufskrankh 17 (Suppl 1): 132–139

Vester H, Siebenlist S, Imhoff AB, Lenich A (2014) Arthroscopy of the elbow: diagnostic and therapeutic approaches. Orthopäde 43: 943–956

Radiale Instabilität

C. Schoch, M. Geyer

A. Imhoff, A. Lenich (Hrsg.), *Arthroskopie und minimal-invasive Chirurgie des Ellenbogens*
https://doi.org/10.1007/978-3-662-56679-4_8

8.1 Ätiologie

Die posterolaterale Ellenbogeninstabilität kann Folge einer isolierten varisierenden oder hyperextendierenden Verletzung sein, aber auch als Residuum nach konservativ therapierter Ellenbogenluxation verbleiben. Auch nach operativer Versorgung einer Makroinstabilität kann eine posterolaterale Rotationsinstabilität (PLRI) verbleiben. Auch das Entstehen einer chronischen Instabilität ohne Makrotrauma ist möglich: Durch repetitive (Mikro-)Traumatisierungen in prädestinierenden Sportarten oder bei beruflicher Exposition kann es zu einer Elongation oder Verletzung des posterolateralen Kapsel-Band-Sehnenansatz-Komplexes kommen, die ebenso in der PLRI endet.

Während zur Inzidenz der akuten Ellenbogeninstabilität mit 6–13 Fällen/100.000 Einwohner/Jahr (Josefsson et al. 1986) genaue Zahlen vorliegen, kann die Zahl der jährlich auftretenden isolierten radialen Instabilitäten, akut wie chronisch, nicht benannt werden. Die Autoren gehen von einer ähnlich hohen Zahl an okkulten Instabilitäten aus, die im klinischen Alltag aufgrund der Schmerzsymptomatik an den Sehnenansätzen gelenknah der „chronischen Epikondylitis" zugeordnet werden (Geyer et al. 2013).

Die chronische laterale Instabilität kann in der klinischen Untersuchung und in der Bildgebung relativ diskret ausfallen, in Narkose unter Verlust des Muskeltonus und vor allem bei arthroskopischer Instabilitätsprüfung umso eindrücklicher erscheinen. Es ist daher bei unklaren Schmerzzuständen des lateralen Ellenbogens eine diagnostische Arthroskopie zu empfehlen.

8.2 Indikation

Bei der lateralen Instabilität dient die Arthroskopie zum einen dem Nachweis und der Graduierung der Instabilitätsrichtung, zum anderen können Begleitpathologien wie Chondromalazien oder eine rupturierte Plika mit therapiert werden. Eine Stabilitätsprüfung mittels Pivot-Shift nach O'Driscoll beim wachen Patient und bei entsprechendem Weichteilmantel auch beim schlafenden Patienten ist nicht immer sicher durchführbar (O'Driscoll et al. 1991). Sonografisch wurden mittlerweile die ersten Tests am Leichenpräparat publiziert, im klinischen Alltag ist dies jedoch noch nicht angekommen (Camp et al. 2016).

Radiologisch lässt sich die PLRI im biplanaren Röntgenbild ebenso allenfalls vermuten. Die Bildwandlerkontrolle mit in 45 Grad flektiertem und kraftvoll supinierten Ellenbogen zeigt gegebenenfalls die Subluxation (Eygendaal et al. 2002). Im direkt offenen Vorgehen nach erfolgtem Bildwandlernachweis der Instabilität können trotz immer besserer MRT-Bildgebung Knorpelschäden und andere intraartikuläre Begleitpathologien – die ebenso wie die Instabilität lateralen Ellenbogenschmerz auslösen – übersehen werden und entgehen somit der Therapie. Die Arthroskopie stellt daher bei lateraler Instabilität ein diagnostisches und therapeutisches Mittel für die Entscheidungsfindung zur adäquaten Therapie dar. Die nach positiver Diagnostik durchzuführende Stabilisierung ist aktuell ein offenes Vorgehen mit Bandplastik aus Trizepssehne oder Grazilissehne. Einzelne Arbeitsgruppen berichten im akuten Fall von arthroskopisch-assistierter Bandrefixation (O'Brien u. Savoie 2014) oder Bandraffungen (VanRiet 2015). Im chronischen Fall ist jedoch sicher die Bandrekonstruktion mit autologem Sehnen-Graft der Goldstandard.

8.3 Operationsprinzip/Instrumente

Die Arthroskopie dient zum einem dem Ausschluss und der Therapie anderer Begleitpathologien, zum anderen vor allem der Diagnostik der Instabilitätsrichtung. Hierfür ist mindestens eine dorsale und dorsolaterale Arthroskopie mit Testinstrument (Wechselstab) durchzuführen. Hierbei wird versucht mit einem Wechselstab die Stabilität der einzelnen Gelenkpartner gegeneinander absolut und relativ zu evaluieren.

Zur Dokumentation kommen:

- Die absolute Aufdehnbarkeit in mm und
- das Gefühl am Ende des Bewegungsausmaßes, ob ein Bandanschlag vorhanden ist oder nicht.

Hier wird, angelehnt an O'Driscoll, eine Graduierung in 3 Instabiltätsgrade durchgeführt (O'Driscoll et al. 1992). Getestet wird die Eingängigkeit des Wechselstabs von dorsal zwischen Olekranon und Humerus bei 90-Grad-hängendem Arm. Durch den Wechselstab wird das Ellenbogengelenk in die rotatorische posterolaterale Instabilität der Ulna gegenüber dem Humerus gedrängt (PLRI), bei instabilen Gelenken kommt

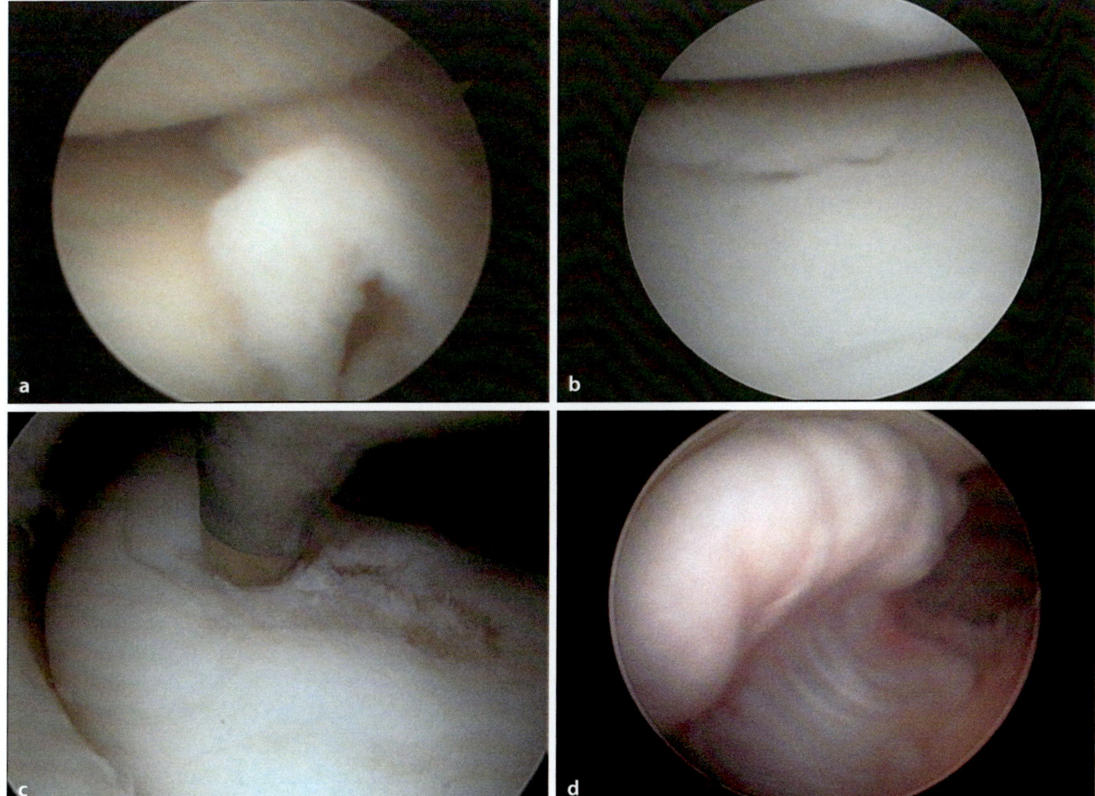

Abb. 8.1a–d Mögliche Begleitpathologien: **a** Plika, **b** Knorpelschaden Radiuskopf (pathognomonisch am Radiuskopfrand), **c** Knorpelschaden zentral mit Mikrofrakturierung, **d** pathognomonische Osteophyten am Koronoid

es zur Subluxation des Koronoids nach dorsal. Gegebenenfalls kann der Wechselstab von dorsal über die Koronoidspitze geschoben werden oder quer durch das Gelenk zwischen Ulna und Humerus geschoben werden („drive through sign"). Ebenso kann die Stabilität des proximalen Radioulnargelenks und die reine Varus-/Valgusinstabilität evaluiert werden. Bei einer Rotation entsprechend dem „Pinzettengriff" lässt sich die Dorsalisierung des Radiuskopfes gegenüber dem Kapitulum beurteilen. Hier zeigen sich bei ausgedehnten Instabilitätsbefunden arthroskopisch gut erkennbare, pathognomonische Knorpelarosionen am Radiuskopfrand. Eventuelle Begleitpathologien wie Synoviahypertrophie oder Chondromalazie können mit Débridement behandelt werden (Abb. 8.1).

Folgendes Instrumentarium wird für die arthroskopische Stabilitätsprüfung (mit therapeutischer Option) benötigt:

- Vakuummatratze oder Halterungen zur Seitlagerung des Patienten
- Armhalter zur Auslagerung des Arms
- Tourniquet (optional)
- Steriler Hautmarker
- Sterile 20-ml-Spritze und Punktionskanüle (zur Gelenkinsufflation)
- Stichskalpell (Nr. 11)
- Inflow-Kanüle
- Standard-4-mm-Arthroskop mit 30-Grad-Optik mit Trokar, Trokarhülse und Lichtquelle
- Wechselstab 4 mm
- Shaver (z. B. 3,5 mm)
- Nahtmaterial für den Verschluss der Portale

Soll eine LUCL(Laterales-ulnares-kollaterales-Ligament)-Bandplastik durchgeführt werden, werden folgende Instrumente zusätzlich benötigt:

- Armlagerungstisch/Bänkchen
- Normales Skalpell (Nr. 20)
- Scharfe Haken, Langenbeck-Haken, kleine Hohmann-Haken
- Präparierschere

- Bohrdraht zum Überbohren mit 5-mm-Bohrer
- Bizeps-Button für ulnare Fixation (alternativ Tenodeseschraube)
- 4,75-mm-Peek-Tenodeseschraube (alternativ z. B. SwiveLok-4,75-mm-Peek) mit entsprechendem Schraubendreher
- 2-mal hochstabiler Nahtfaden (z. B. FibreWire Nr.2/FibreLoop) zur Bandarmierung
- 2,5-mm-Bohrer (für transossäre Nähte, alternativ knotenfreier Anker)
- 0er, 1er und 2er resorbierbare Nähte (z. B. Vicryl) zum Wundverschluss

8.4 Operationsvorbereitung

8.4.1 Anamnese und klinische Untersuchung

- Unfallmechanismus sofern vorhanden, Schmerzanamnese
- Voroperationen (anteriore Transposition des N. ulnaris), Vorinfiltrationen
- Haut-Weichteil-Verhältnisse (offene Wunden, Schwellung/Hämatom, vorbestehende Narben)
- Stabilitätstestung im wachen Zustand (meist Apprehension) und in Narkose (mediale/laterale Aufklappbarkeit, posterolaterale Rotationsinstabilität, Luxationstendenz)

8.4.2 Bildgebung

Röntgenaufnahmen in 2 Ebenen stellen die Grundlage der bildgebenden Diagnostik dar. Hier können das „drop sign" oder a.-p.-Gelenkinkongruenzen erkannt werden.

Die Kernspintomografie zeigt in der chronischen Instabilität nicht nur die Verletzung der Ligamente und gegebenenfalls den begleitenden Extensorendefekt, die bei einer entsprechenden Schädigung als direktes Instabilitätszeichen gewertet werden können, vielmehr kann die Weitung des Gelenkspaltes auf die jeweilige Instabilitätsrichtung hindeuten. Die dorsale Subluxationsstellung des Radiusköpfchens im MRT weist auf eine PLRI hin.

Das Drop Sign zeigt sich im MRT deutlich genauer und deutet auf eine posterolaterale Subluxationsstellung hin mit einer Inkongruenz der Ulna in der Trochlea. Diese Fehlstellung der Gelenkpartner ist sowohl in der sagittalen, als auch in der axialen Schicht zu erkennen.

Eine Beurteilung des Extensorenansatzes ist ebenso möglich. Bei langfristig bestehenden Instabilitäten kommt es nicht nur klinisch zu Ansatzbeschwerden der Extensoren, sondern auch im MRT lassen sich nicht selten Degenerationen nachweisen und deuten auf vermehrten muskulären Stabilisierungsversuch mit konsekutiver Gewebeermüdung und Teilruptur hin.

Ebenso zeigen sich bei langem Krankheitsverlauf am Olekranon entsprechend der Instabilitätsrichtung abstützende Osteophyten (Cain et al. 2003).

8.5 Operationstechnik

Im Weiteren wird der stabilitätsprüfende Rundgang dargelegt. Die ◘ Abb. 8.2, ◘ Abb. 8.3 und ◘ Abb. 8.4 zeigen die 3 verschiedene Ausprägungsgrade der PLRI. Mögliche Begleitbefunde wie Plika, Chondromalazie, freie Gelenkkörper (FGK) können diagnostiziert und therapiert werden (◘ Abb. 8.1).

In seltenen Fällen zeigt sich eine ausgeprägte Instabiltiät des proximalen radioulnaren Gelenks (PRUG; ◘ Abb. 8.5).

Im Nachgang wird exemplarisch die offene Bandplastik erläutert und in ◘ Abb. 8.6 dargestellt.

Der Eingriff wird in Allgemeinanästhesie und in Seitenlage des Patienten durchgeführt. Die betroffene Extremität wird an einem Armhalter in 90-Grad-Flexion ausgelagert. Hierbei muss sich der Operateur präoperativ vergewissern, dass die Lagerung einen ausreichenden Bewegungsradius des zu operierenden Armes erlaubt und insbesondere keine Beugehindernisse vorliegen. Ebenso ist die konsequente Polsterung des nicht zu operierenden Armes zu kontrollieren (N. radialis!). Perioperativ sollte eine i.v.-Antibiose erfolgen.

Nach Anlegen einer Blutsperre/-leere mit 250 mmHg Druck, sterilem Abwaschen und Abdecken, werden die zur arthroskopischen Orientierung wichtigen anatomische Landmarken (Olekranonspitze, Radiuskopf, Kapitulum, Trochlea, N. ulnaris) angezeichnet. Im Anschluss erfolgt die Gelenkinsufflation mit 20–30 ml NaCl-Lösung über das dorsale „Soft-Spot-Portal" und die An-

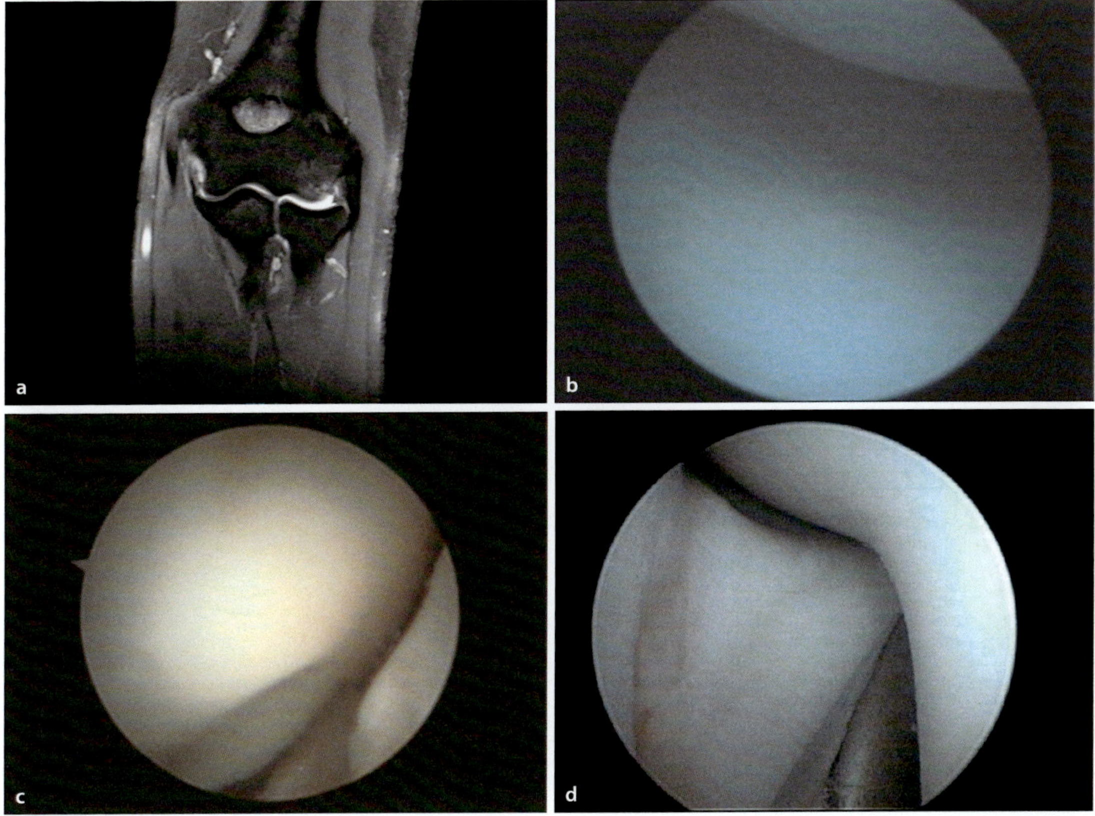

Abb. 8.2a–d PLRI 1°, Aufdehnbarkeit <5 mm, feste Anschläge. **a** MRT koronar, unauffällig. **b** Instabilitätsprüfung humeroradial, **c** Instabilitätsprüfung im proximalen Radioulnargelenk (PRUG), **d** Instabilitätsprüfung humeroulnar

lage eines anterolateralen Spülportals über eine angeschliffene Spülkanüle. Das Auffüllen des Gelenkes zur Distension der Kapsel und somit Entfernen von den der Kapsel aufliegenden neuronalen Strukturen ist wie bei jeder Ellenbogenarthroskopie wichtiges Prinzip. Der Zulaufdruck wird über die anterolateral eingebrachte Spülkanüle aufgebaut (35–40 mmHg). Zunächst erfolgt ein diagnostischer Rundgang, um Begleitpathologien zu entdecken und entsprechend in das therapeutische Vorgehen einzuschließen. Hierfür wird das superoposteriore Portal als initiales Kameraportal verwandt. Der erste Blick geht daher in die Fossa olecrani, die ulnare Seite der dorsalen Gelenkkapsel und die Olekranonspitze. Um hier bereits eine Instabilität zu diagnostizieren, bietet sich die Anlage eines transtrizipitalen Portals an, sodass ein Wechselstab von kranial zwischen Olekranon und Trochlea eingebracht werden kann. Ist dies möglich oder klafft dieser Gelenkanteil spontan, ist dies bereits ein positiver Instabilitätsnachweis (Abb. 8.4d).

Die Optik wird nun geschwenkt und entlang des radialen Olekranons unter Anheben der Kamera in Richtung dorsolaterales Soft-Spot-Portal geschwenkt. Hier zeigt sich oft hpyertrophe Synovia. In Outside-in-Technik wird das dorsoradiale Soft-Spot-Portal angelegt, gegebenenfalls mit dem Shaver von Synovia befreit. Bei einer groben Instabilität klafft der Gelenkspalt zwischen Olekranon und Humerus bereits spontan. Nach Etablierung einer adäquaten Übersicht über Radiuskopf und Kapitulum (gegebenenfalls wurde eine Plika teilreseziert) wird ein Wechselstab oder der Optiktrokar als Messinstrument eingebracht. Die erste Überprüfung erfolgt im PRUG (proximalen Radioulnargelenk); hierfür wird versucht die Spitze des Wechselstabes zwischen Radiuskopf und Ulna in das PRUG einzubringen. Als nächstes erfolgt das Einführen des Wechselstabes zwischen Kapitulum und Radiuskopf, mit entsprechendem Hebel kann nun eine Aufklappbarkeit im Varusstress überprüft werden. In derselben Übersicht kann durch den Assistenten eine posterolaterale

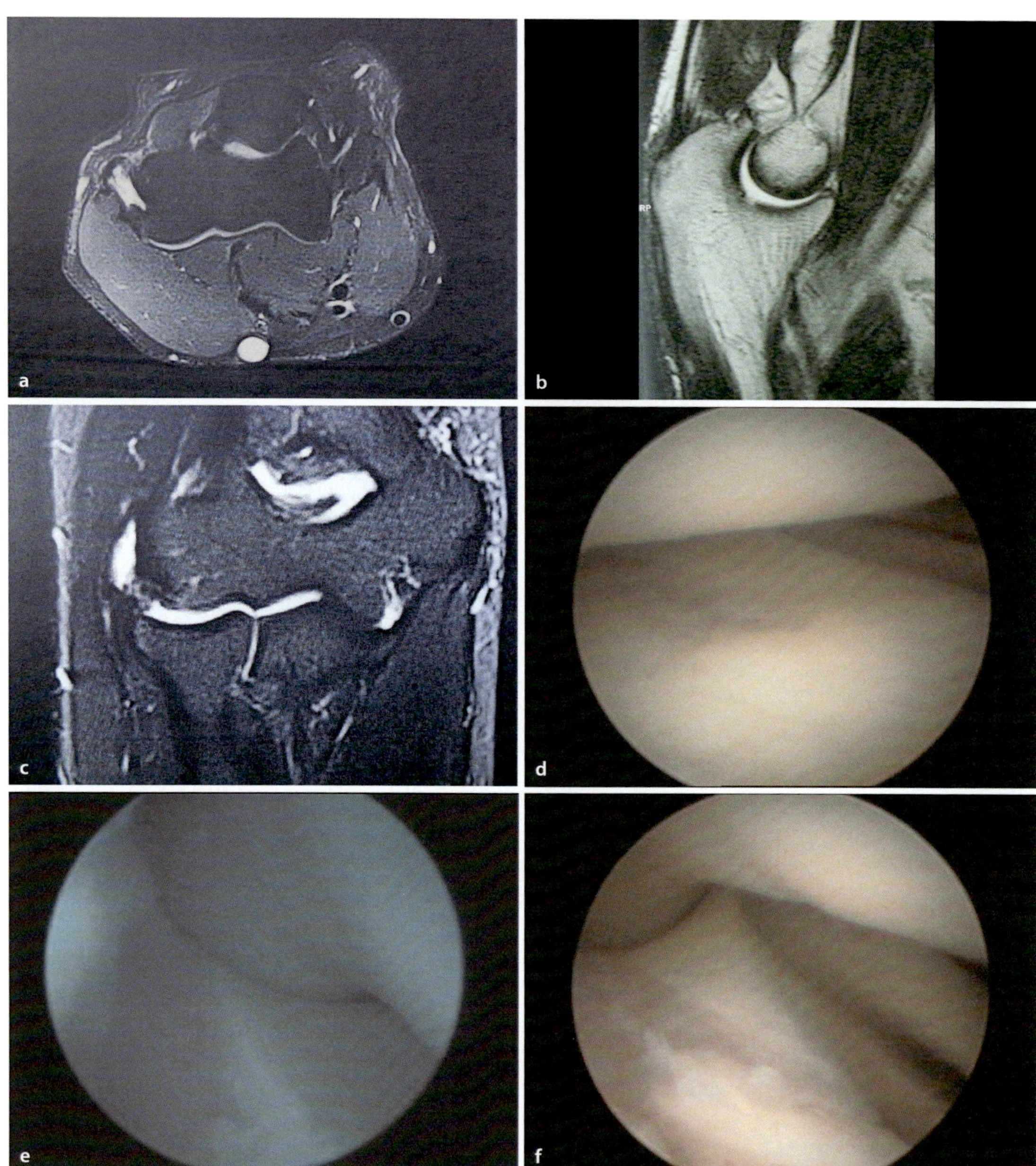

Abb. 8.3a–f PLRI 2°, Aufdehnbarkeit 5–10 mm, fester Anschlag, Koronoidspitze nicht einhakbar. **a** MRT axial klaffender humeroulnarer Gelenkspalt, **b** MRT „sagittal drop sign", **c** MRT koronar, Extensorenveränderungen intratendinös, **d** Instabilitätsprüfung humeroradial mit vermehrtem Abstand, jedoch Anschlag, **e** humeroulnare Aufdehnbarkeit <10 mm, fester Endanschlag, **f** Wechselstabspitze eben bis Koronoidspitze von dorsal einbringbar

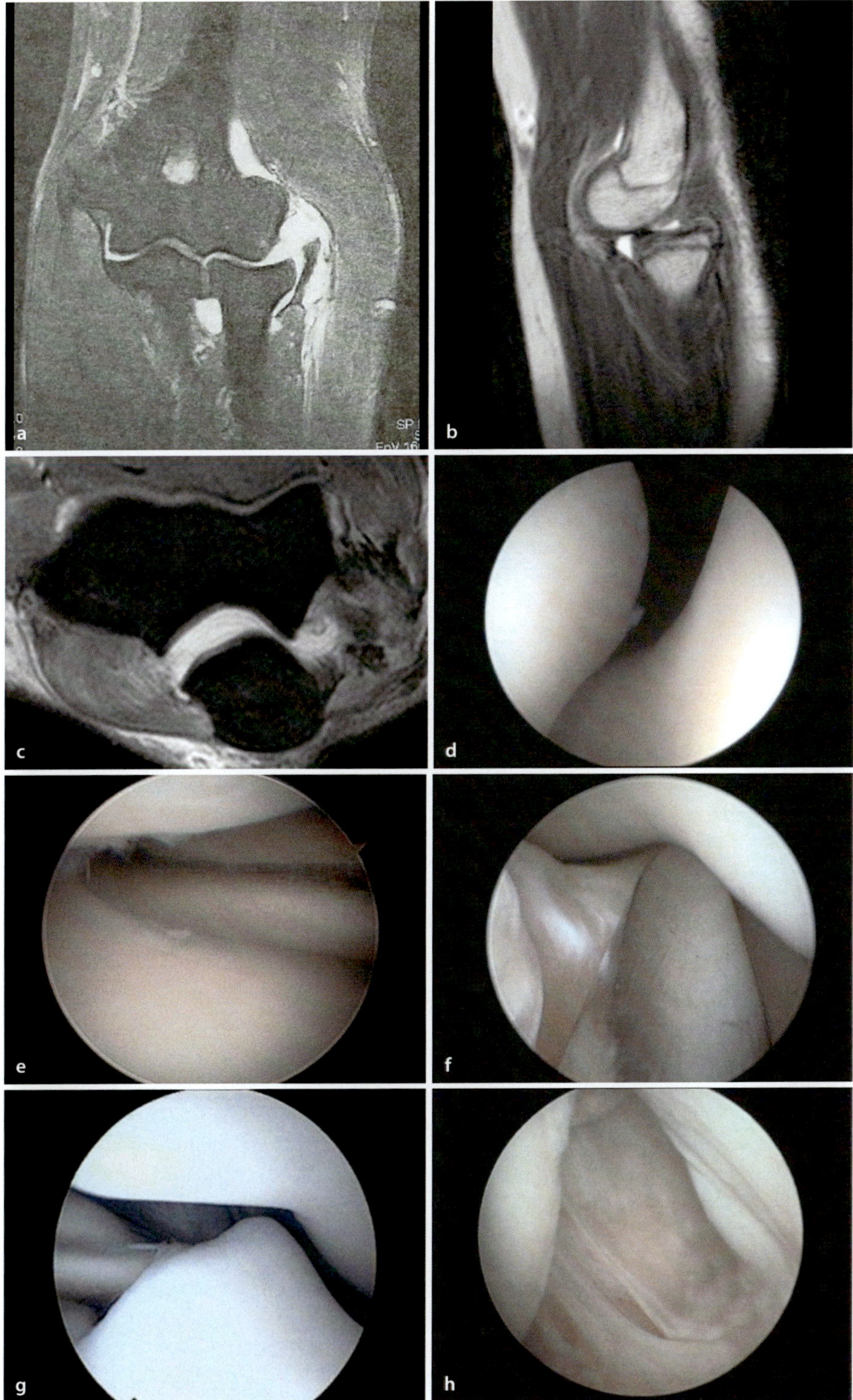

Abb. 8.4a–h PLRI 3°, Aufdehnbarkeit >10 mm, ohne festen Anschlag, Koronoidspitze subluxierbar. **a** MRT koronar, Läsion Extensoren und LUCL, radial klaffend, **b** MRT sagittal, Drop-Sign, **c** MRT axial, klaffender humeroulnarer Spalt, **d** spontan klaffender Gelenkspalt zwischen Olekranon und Humerus, **e** humeroradial vermehrte Aufdehnbarkeit mit positivem „drive through", **f** humeroulnare Aufdehnbarkeit >10 mm, kein Anschlag, **g** luxierbares Koronoid von dorsal, **h** Extensorenschaden von intraartikulär (i.a.)

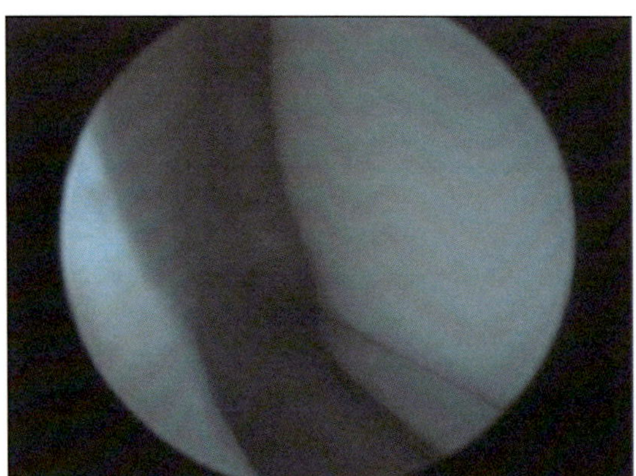

Abb. 8.5 Instabilität im proximalen Radioulnargelenk (PRUG)

Rotation eingebracht werden (Pinzettengriff), sodass unter Sicht die Translation des Radiuskopfes erkennbar wird. Abschließend wird der Trokar zwischen Humerus und Ulna in Richtung Koronoidspitze vorgeschoben. Ist ein „Einhängen" am Koronoid möglich oder lässt sich der Gelenkspalt weit (>10 mm) und ohne festen Anschlag aufdehnen, so wird eine Grad-3-Instabilität dokumentiert. Ist ein Aufdehnen nur bis ca. 5 mm möglich und ist die Spitze des Trokars nicht über das Koronoid schiebbar, sprechen wir von einer Grad-2-Instabilität, unter 5 mm von einem stabilen Ellenbogen (Grad-1-Instabilität). Nun wird das Kameraportal gewechselt, die einliegende Spülkanüle kann als Optik-Sleeve genutzt werden. Varusstress kann auf den medialen Gelenkanteil durchgeführt werden, um somit eine ulnare Instabilität oder Kombinationen auszuschließen. Die Etablierung eines anteromedialen Portals in Ulnarisnähe ist im Rahmen der reinen Instabilitätsdiagnostik nicht zwingend notwendig.

Die 2.- und 3.-gradige Instabilität sollte mittels einer Bandplastik versorgt werden: Hierfür wird das Arthroskopiematerial entfernt, der Arm waagerecht auf einem Armtischchen gelagert. Die dorsalen Zugänge dienen als Leitlinie für den offenen Zugang. Dieser erfolgt unter Einbeziehung der Portale bogenförmig von etwa Höhe Radiuskopf nach proximal hinter dem Epikondylus zum Trizeps hin. Nach Durchtrennen des Subkutangewebes wird die Unterarmfaszie dargestellt und längs gespalten. Die Faszie wird dann sorgsam nach ventral über die Extensorengruppe hinaus mobilisiert, sodass der gemeinsame Ansatz zur Darstellung kommt. Die Extensoren werden nun von dorsal des Epikondylus vom M. anconeus kommend nach ventral subperiostal abgelöst und im Kocher-Intervall mobilisiert. Der Epikondylus wird elektrothermisch denerviert und mit dem Luer angefrischt. Im eigenen Vorgehen wird ein ca. 7 mm breiter und 6 cm langer Trizepsstreifen aus dem zentralen Drittel entnommen, der Hebedefekt Seit-zu-Seit verschlossen und die Sehne an einem Ende mit Bunnel-Nähten mit FibreWire armiert. Als Revisions- oder Alternativtransplantat bieten sich Palmarissehne oder Grazilissehne an. Nun erfolgt die Positionierung des Transplantates. Ulnar wird im Kocher-Intervall das Lig. anulare dargestellt, am distalen Ansatz erfolgt dann die erste Bohrung in die Fläche der Ulna. Hier wird ein mit den Fäden der Bandarmierung versehener Bizeps-Button (Fa. Arthrex, Naples, USA) eingebracht und geflippt, das Band hierüber eingezogen und fixiert.

Die Fäden werden lang belassen, sodass hiermit eine Isometriemessung humeral möglich ist. Hierfür wird am Insertionspunkt des LUCL ein Bohrdraht eingebracht und über das Fadenmodell die korrekte Isometrie nochmals überprüft, der Draht dann mit dem 5-mm-Bohrer überbohrt. Auf diese Bohrung erfolgt von dorsal eine Zielbohrung für eine transossäre Naht, eine zusätzliche Bohrung wird am proximaleren Epikondylus angelegt. Nun wird das Gelenk reponiert, das Transplantat abgelängt und das proximale Ende mit FibreWire-Bunnel-Nähten armiert, das Transplantat nun in die Bohrung eingezogen und unter maximaler Anspannung mit einer Tenodeseschraube (Peek, 4,75 mm, Fa. Arthrex) fixiert. Die Restfäden werden transossär ausgezogen und die abgelösten Extensoren wieder refixiert. Hierbei muss großes Augenmerk darauf gelegt werden, dass die Unterarmfaszie nicht mitfixiert wird, um ein Gleiten der Schichten zu gewährleisten. Das Kocher-Intervall wird verschlossen, der M. anconeus gegen die Extensoren genäht, sodass die Fadenknoten gedeckt sind. Die Unterarmfaszie wird ebenso vernäht, hiernach erfolgt der schichtweise Wundverschluss. Abschließend erfolgt eine elastokompressive Wickelung und eine Oberarmgipsschiene wird angelegt.

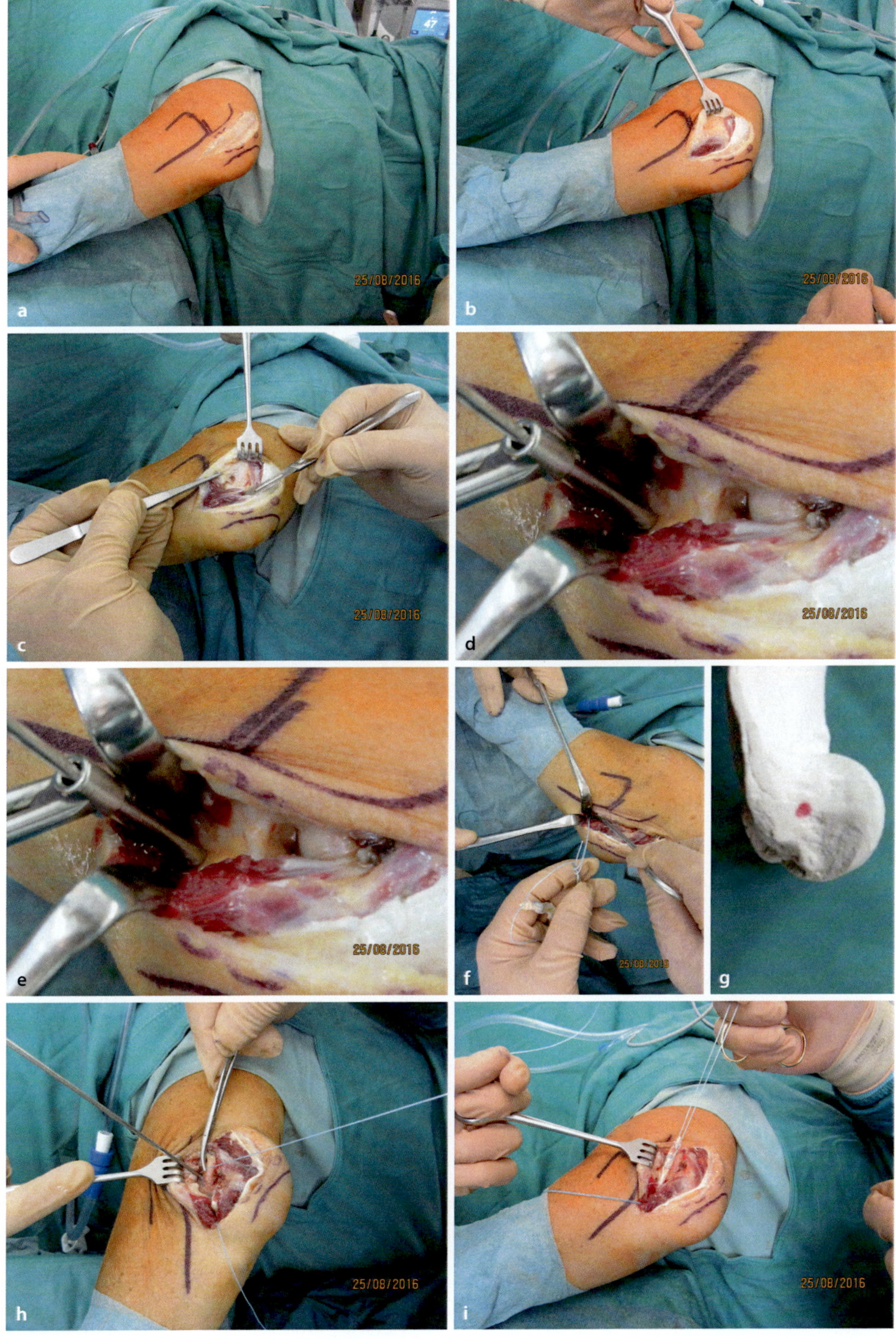

◘ Abb. 8.6a–o Standardablauf einer Bandplastik des lateralen ulnaren kollateralen Ligaments (LUCL). **a** Zugang, **b** Spalten der Unterarmfaszie, **c** Zugang Kocher-Intervall mit subperiostalem Auslösen vom M. anconeus her, **d** Trizepssehnenentnahme, **e** Bohrung ulnar, Höhe Ansatz distales Lig. anulare, **f** Einbringen des Fixations-Buttons, **g** Isometriepunkt humeral, **h** Isometriemessung mit humeral eingebrachtem Bohrdraht, **i** humerales Ablängen und Armieren, **j** Anlegen der transossären Refixationsfäden, **k** LUCL-Fixation mit 4,75-mm-Peek-Tenodeseschraube, **l** Extensorenrefixation **m** Kocher-Intervall-Verschluss und Adaptation M. anconeus gegen Extensoren, **n** Verschluss der Unterarmfaszie, **o** Post-OP-Röntgenbild

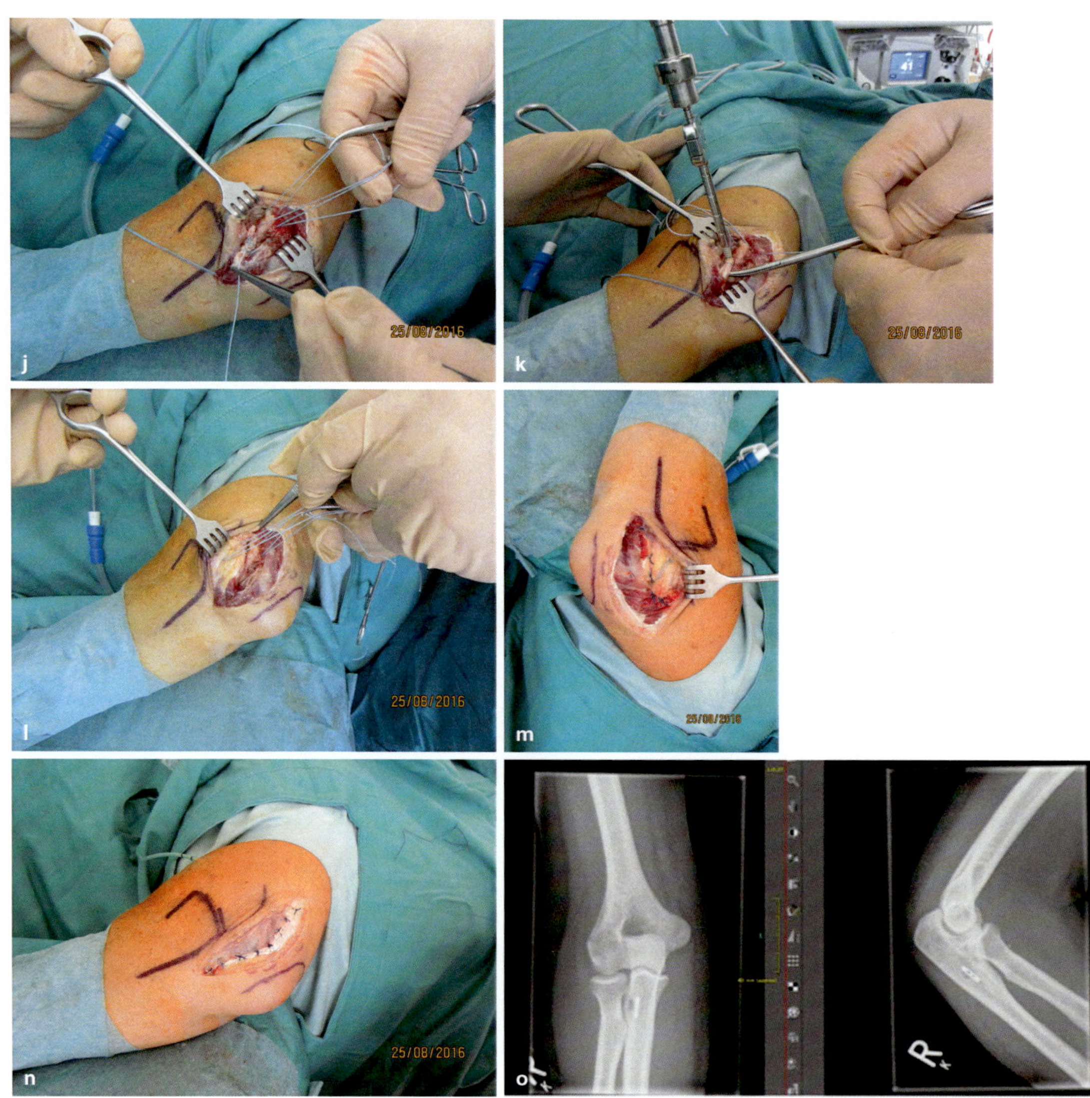

Abb. 8.6j–o (Fortsetzung)

8

8.6 Nachbehandlung

In der Schmerztherapie hat sich ein perioperativer interskalenärer Schmerzkatheter bewährt, gerade die ersten 48 h sind stark schmerzhaft (Schoch 2014). Eine postoperative radiologische Kontrolle sollte erfolgen. Abb. 8.7 zeigt die regelrechte postoperative Kontrolle mit verschiedenen Fixationsmaterialien/optionen.

Nach 3–5 Tagen der Wechsel auf eine bewegungslimitierende Orthese (z. B. EpicoRom, Fa Medi, Bayreuth) als Schutz für insgesamt 4 Wochen. Anfangs erfolgt Lymphdrainage und passive Mobilisation. Nach Ausheilen der Flexoren kann nach ca. 6 Wochen mit zunehmender Kräftigung begonnen werden. Freies Bewegungsausmaß und gute Belastbarkeit sind ca. 3 Monate nach der Operation zu erwarten.

Tipps und Tricks

- Die Arthroskopie ist der diagnostische Schlüssel zur Instabilitätsgraduierung.
- Eine Isometriemessung vor Bandrefixation ist obligat, um keine durch das Band hervorgerufene Beuge- oder Streckhemmung hervorzurufen.
- Der Gelenkschluss sollte durch die Lagerung bereits erfolgen, sodass eine Refixation des Bandtransplantates in maximaler Spannung erfolgen kann.

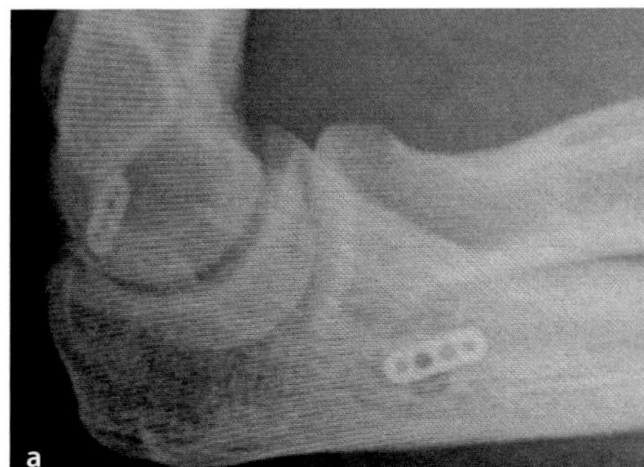

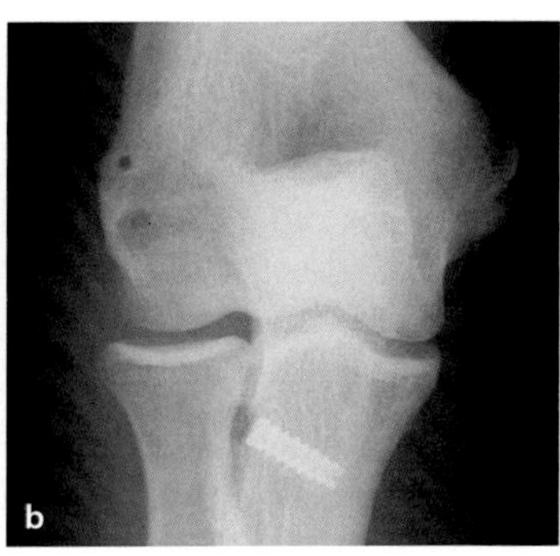

Abb. 8.7a,b Fixationsvarianten. **a** Button-Button, **b** Tenodeseschraube-Tenodeseschraube (Titan ulnar, Peek humeral)

- Wurde das Band zu kurz entnommen, um eine Einzugslänge von mindestens 10 mm zu gewährleisten, ist die stabile Fixation über eine Tenodeseschraube gefährdet. Hier sollte dann eine zusätzliche Sicherung über Auszugsnähte mit den Armierungsfäden mit Button-Augmentation erwogen werden.
- Ist das entnommene Transplantat zu lang, wird keine Spannung aufbaubar sein.
- Ist das Transplantat zu groß im Durchmesser, wird ebenso ein Einziehen nicht adäquat möglich sein bzw. gegebenenfalls die Tenodeseschraube nicht greifen. Ist das Transplantat nicht reduzierbar, ist bei eben passender Bohrung eine Auszugsnaht und Button-Augmentation denkbar.

Literatur

Cain EL Jr., Dugas JR, Wolf RS, Andrews JR (2003) Elbow injuries in throwing athletes: a current concepts review Am J Sports Med 31(4): 621–635

Camp CL, O'Driscoll SW, Wempe MK, Smith J (2016) The sonographic posterolateral rotatory stress test for elbow instability: a cadaveric validation study. PM R: 1934–1482(16)30193–30199

Eygendaal D et al. (2002) Biomechanical evaluation of the elbow using roentgen stereophotogrammetric analysis. Clin Orthop Rel Res 396:100–105

Geyer M, Schoch C, Harnoss T (2013) Therapiemöglichkeiten der chronischen ligamentären Ellbogeninstabilität. Arthroskopie 26 (3): 197–206

Josefsson et al. (1986) Incidence of elbow dislocation. Acta Orthop Scand 57(6): 537–538

O'Brien MJ, Savoie FH 3rd. (2014) Arthroscopic and open management of posterolateral rotatory instability of the elbow. Sports Med Arthrosc 22(3): 194–200

O'Driscoll SW, Bell DF, Morrey BF (1991) Posterolateral rotatory instability of the elbow. J Bone Joint Surg Am 73(3): 440–446

O'Driscoll SW, Morrey BF, Korinek S, An KN (1992) Elbow subluxation and dislocation: a spectrum of instability. Clin Orthop Rel Res 280: 186–197

Schoch C (2014). Learning curve in Ellbogen-Arthroskopie und LUCL-Bandplastik – eine persönliche Studie. Lecture Gesellschaft für Arthroskopie und Gelenkchirurgie (AGA), Jahreskongress Innsbruck 2014

VanRiet RP (2015) Arthroscopic LUCL augmentation. Lecture International Advanced Course on Elbow Surgery (IAECS) Madrid 2015

Chronische ulnare Instabilität

K. J. Burkhart, M. M. Schneider, B. Hollinger

A. Imhoff, A. Lenich (Hrsg.), *Arthroskopie und minimal-invasive Chirurgie des Ellenbogens*
https://doi.org/10.1007/978-3-662-56679-4_9

9.1 Pathologie

Die chronische ulnare Instabilität kann zum einen durch ein akutes Valgustrauma ohne adäquate Therapie oder durch multiple repetitive Mikrotraumata entstehen. Gerade der letztere Mechanismus ist typisch für Überkopf- und Wurfsportler, bei denen mitunter extreme Valguskräfte auf den Ellenbogen wirken. Bei einem Baseballwurf und Tennisaufschlag treten Valguskräfte von über 60 Nm auf. Die Belastbarkeit des medialen Kollateralbandes (MCL) liegt biomechanischen Studien zufolge aber nur bei 33 Nm (Callaway et al. 1997). Diese Diskrepanz muss von der Flexoren-/Pronatorengruppe kompensiert werden. Wenn die Belastung jedoch die Kompensationskapazität der Muskulatur übersteigt, kommt es durch die repetitiven Belastungen zur allmählichen MCL-Insuffizienz (◘ Abb. 9.1; Chen et al. 2001). Diese wiederum erlaubt ein vermehrtes ulnares Aufklappen des Gelenks unter Valgusstress mit steigenden Zugkräften auf den ulnaren Weichteilen, zunehmendem Anschlagen des Olekranons an der medialen Wand der Fossa olecrani und steigenden Kompressionskräften im radialen Kompartiment (Chen et al. 2001). Dadurch kommt es zu den typischen Pathologien des Werferellenbogens:

- Posteromediale Osteophyten an Olekranon und Fossa olecrani
- Humeroradiale Arthrose
- Freie Gelenkkörper
- Beugekontraktur
- Gegebenenfalls Ulnarisneuropathie

9.2 Indikation

Die Indikation zur Arthroskopie kann auf der einen Seite zur Diagnosesicherung und Erhebung des Gelenkstatus im Rahmen der chronischen ulnaren Instabilität gestellt werden. Zum anderen kann die Arthroskopie effektiv in der Behandlung mechanischer Konflikte des Werferellenbogens eingesetzt werden. Die Indikation muss hier anhand klinischer und radiologischer Befunde sehr differenziert gestellt und gegenüber einer MCL-Bandplastik abgewogen werden: Es muss entschieden werden, ob die Instabilität oder die mechanischen Konflikte im Vordergrund stehen. Beklagt der Patient Beschwerden ähnlich einer ulnaren Epicondylitis mit klinisch auslösbarer Valgusinstabilität und im CT/MRT fehlenden posteromedialen Osteophyten, radialen Knorpelschäden und freien Gelenkkörpern, ist eher die Bandplastik indiziert. Steht dagegen eher ein mechanisches Impingement im Vordergrund mit typischen klinischen Befunden wie Hyperextensionsschmerz, Streckdefizit und Blockadephänomenen sowie mit den entsprechenden radiologischen Befunden (◘ Abb. 9.2), sollte zunächst ein arthroskopisches Débridement durchgeführt werden. Sollten trotz adäquatem Débridement Beschwerden zurückbleiben, die auf die Instabilität zurückzuführen sind, kann sekundär eine MCL-Plastik erforderlich werden, sofern der Knorpelstatus akzeptabel ist.

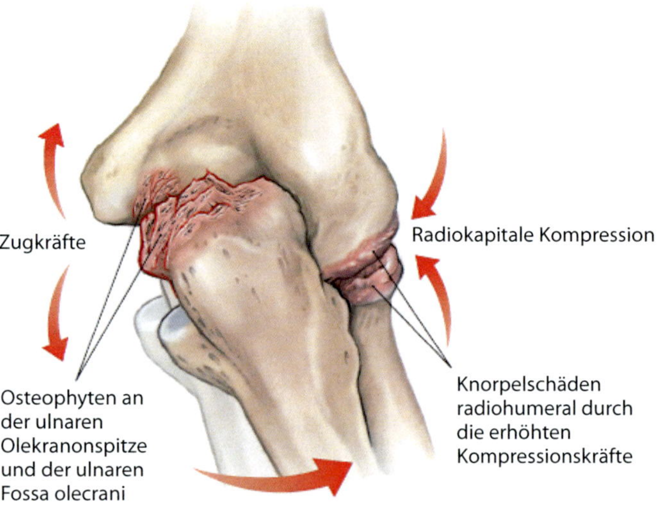

◘ Abb. 9.1 Pathophysiologie des Werferellenbogens

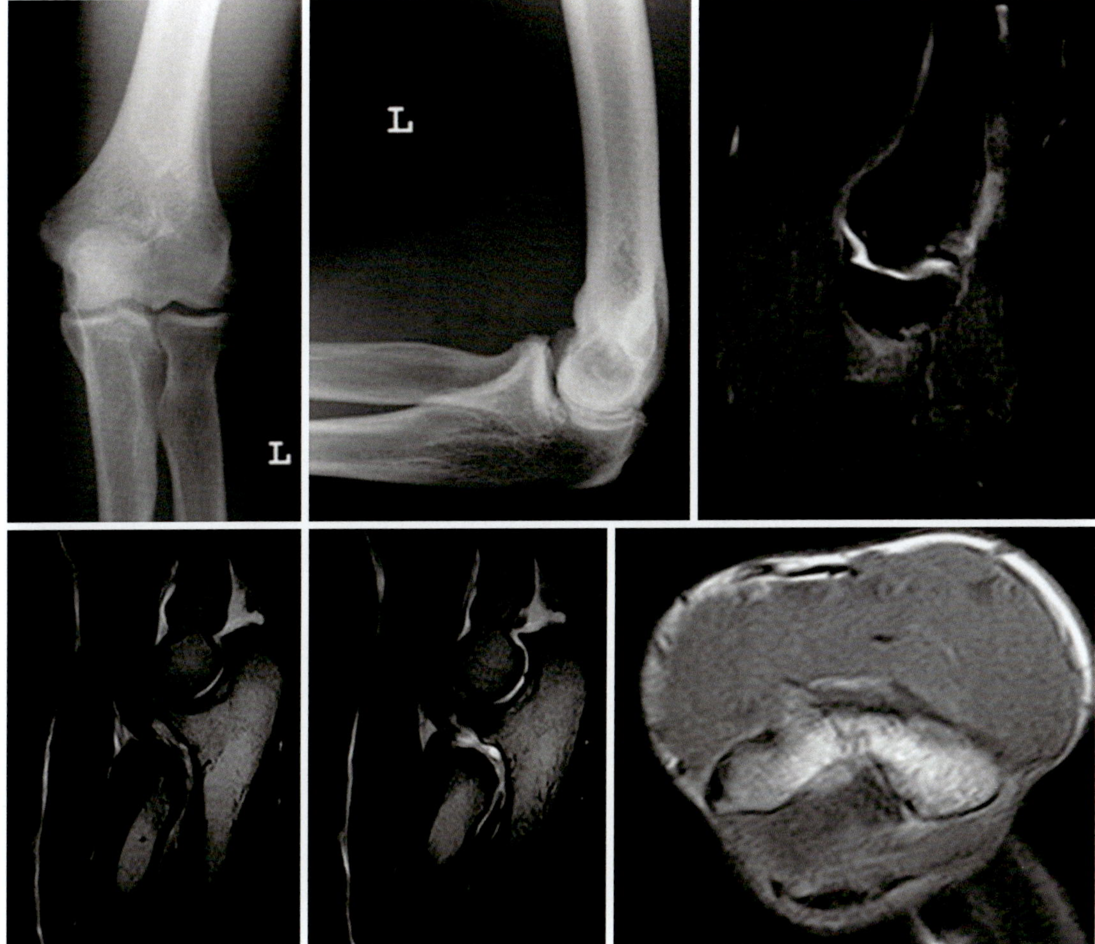

Abb. 9.2 30 Jahre alter Tennisspieler mit klinisch vorherrschendem Impingement. Im konventionellen Röntgen zeigen sich beginnende degenerative Veränderungen. Erst im MRT wird das Ausmaß klar mit Osteophyten der Fossa olecrani und coronoidea sowie der Koronoidspitze. Weiterhin zeigen sich die radiohumeralen Knorpelschäden deutlich

Tipps

- Indikation zur Arthroskopie (ASK) ggf. im Rahmen der Instabilitätsdiagnostik
- Indikation zur medialen Bandplastik bei
  - Valgusinstabilität mit ulnarer Schmerzsymptomatik ohne Streckhemmung, Osteophyten und freie Gelenkkörper
- Indikation zum ASK-Débridement bei
  - Streckhemmung
  - Osteophyten des ulnaren Olekranons und der medialen Fossa olecrani
  - Freien Gelenkkörpern
- Bandplastik gegebenenfalls sekundär nach Rekonvaleszenz nach ASK-Débridement

9.3 Operationsprinzip/Instrumente

9.3.1 Prinzip

Das Gelenkdébridement mit Beseitigung mechanischer Hindernisse wird bei der chronischen ulnaren Instabilität eingesetzt, um die freie Beweglichkeit zu gewährleisten und den Impingementschmerz zu beheben.

9.3.2 Instrumente

- 4-mm-30-Grad-Winkeloptik
- 4-mm-Wechselstab
- Scharfer Löffel
- Meißel
- Fasszange
- 4-mm-Shaver, ggf. Akromionizer

9.4 Operationsvorbereitung

Im eigenen Vorgehen wird die Seitenlage mit Armhalter bevorzugt. Der betroffene Arm sollte so gelagert werden, dass Extension und Flexion frei möglich sind. Single-Shot-Antibiose ca. 30 min vor dem Hautschnitt. Eine unsterile Blutsperre wird angelegt und als Blutleere nach Auswickeln mit einer Esmarch-Binde aktiviert. Steriles Abwaschen und Abdecken mittels Lochtuch. Anzeichnen der Landmarken und Portale:

- Olekranon
- N. ulnaris
- Ulnarer und radialer (Epi-)Condylus
- Radiuskopf
- Anteroradiales Portal
- Hohes dorsoradiales Portal
- Tiefes dorsoradiales Portal
- Transtrizipitales Portal
- (Das anteroulnare Portal wird im eigenen Vorgehen in Inside-out-Technik angelegt.)

Vor dem Hautschnitt wird ein Team-Time-Out durchgeführt. Auffüllen des mit 20 ml Kochsalzlösung über den dorsalen Soft-Spot.

9.5 Operationstechnik

Die Operationstechnik ist in den ◘ Abb. 9.3, ◘ Abb. 9.4, ◘ Abb. 9.5, ◘ Abb. 9.6, ◘ Abb. 9.7, ◘ Abb. 9.8, ◘ Abb. 9.9, ◘ Abb. 9.10, ◘ Abb. 9.11 dargestellt.

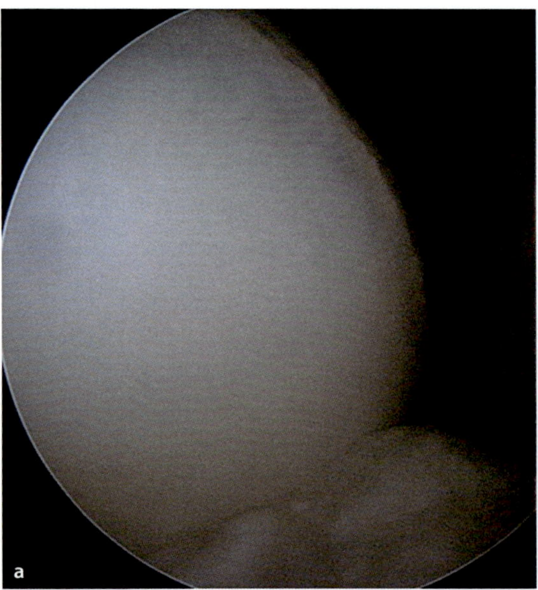

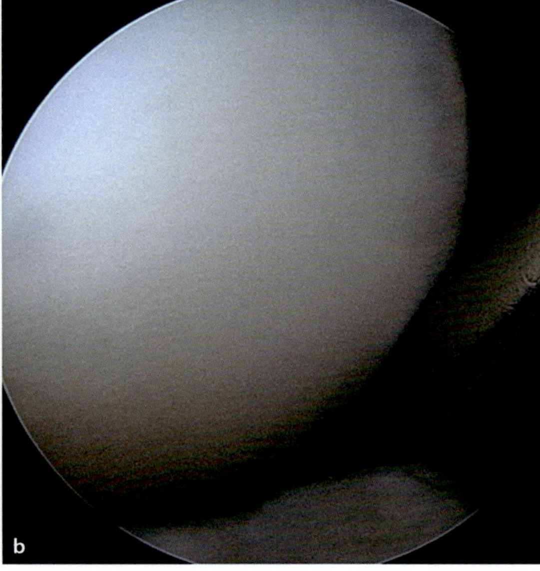

◘ **Abb. 9.3a,b** Das Arthroskop wird über das hohe dorsoradiale Portal eingebracht. Blick auf den ulnaren Anteil des Humeroulnargelenkes (**a**). Der Wechselstab wird über das transtrizipitale Portal eingeführt, um den Grad der Aufklappbarkeit zwischen Olekranon und Trochlea am medialen Gelenkspalt zu messen. Dabei dient der maximal 4 mm dicke Wechselstab als Referenz. Bei einem stabilen Gelenk lässt sich der Wechselstab nicht in den Gelenkspalt einbringen. Bei diesem Test darf kein übermäßiger Druck aufgebracht werden. Der Knorpel darf hierbei nicht verletzt werden. Ist das Gelenk ulnar instabil, lässt sich der Wechselstab ohne Kraftaufwendung zwischen Trochlea und Olekranon einbringen. Im vorliegenden Fall zeigt sich eine Aufklappbarkeit von 4 mm, da sich der Wechselstab bis zu dicksten Stelle einbringen lässt (**b**)

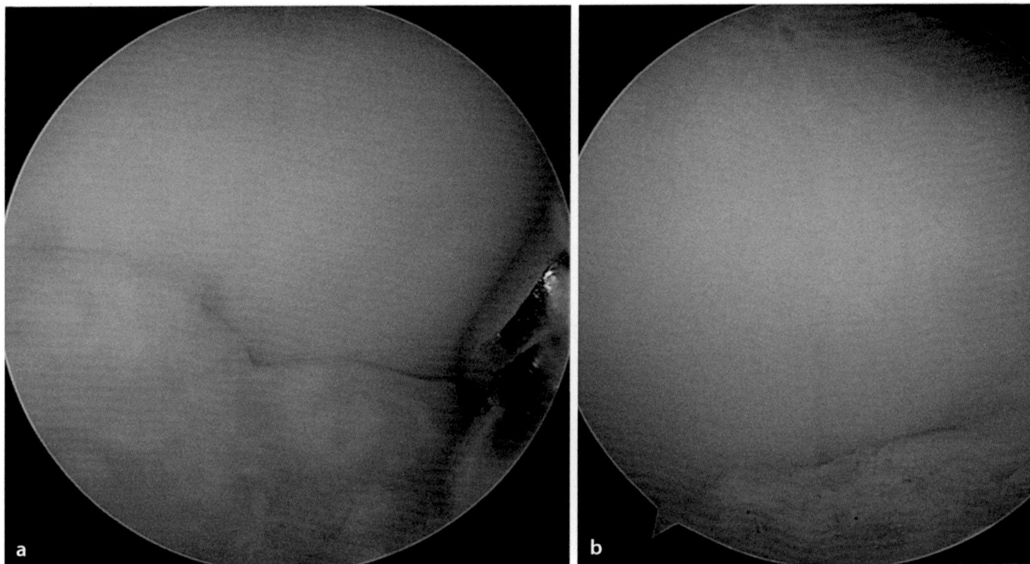

Abb. 9.4a,b Über dieselbe Kameraeinstellung wird der posteromediale Osteophyt des Olekranons dargestellt (**a**). Dieser wird mit einem Meißel oder einem Shaver abgetragen. Hierzu bringt der Assistent in aller Regel den Ellenbogen in Extension, damit der Osteophyt mit dem Meißel oder Shaver gut erreicht werden kann. Es ist darauf zu achten, dass die ursprüngliche Anatomie möglichst wiederhergestellt wird (**b**). Eine Überkorrektur ist kontraproduktiv, da bei erneuter Valgusbelastung der Stress auf das mediale Kollateralband (MCL) zusätzlich erhöht wird, da die stabilisierende Funktion des Olekranons beeinträchtigt wird

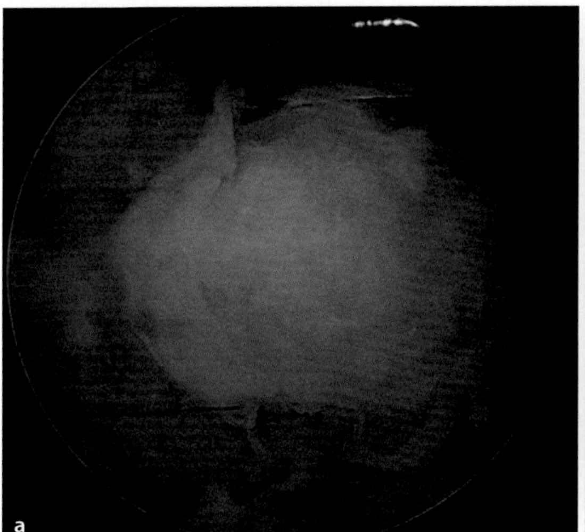

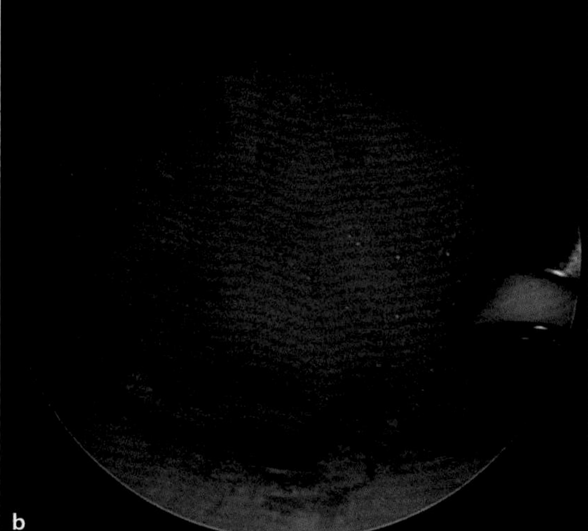

Abb. 9.5a,b Über dieselbe Kameraeinstellung wird der posteromediale Osteophyt der Fossa olecrani dargestellt (**a**). Dieser wird mit einem scharfen Löffel, Meißel oder Shaver abgetragen (**b**), um die anatomische Form der Fossa wiederherzustellen

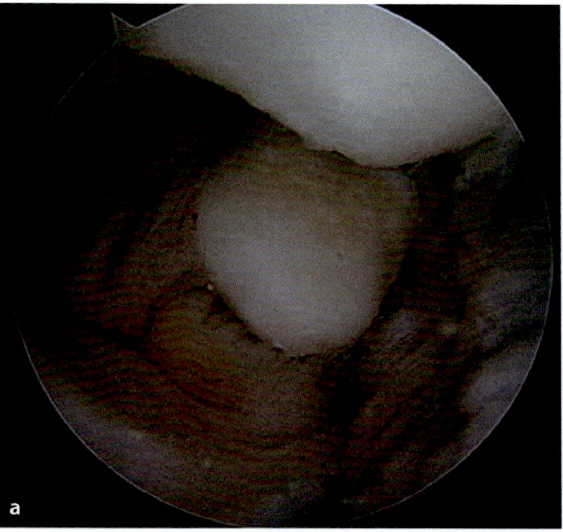

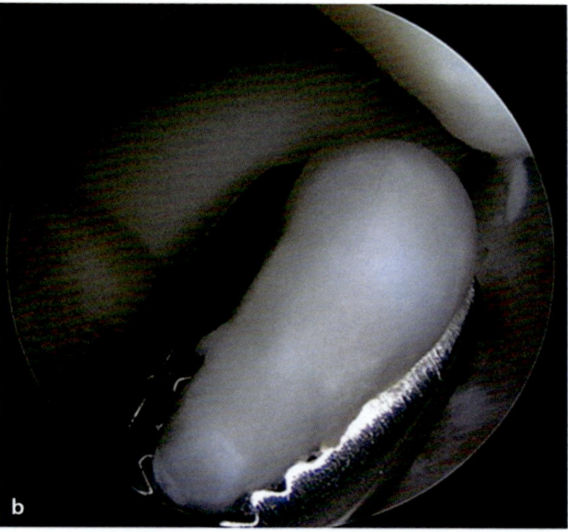

Abb. 9.6a,b Das Arthroskop ist weiterhin über das hohe dorsoradiale Portal einbracht. Es wurde entlang des lateralen humeroulnaren Gelenkspaltes in Richtung des Radiuskopfes geschwenkt. Der Blick auf den Radiuskopf ist durch die Plica, Synovitis und einen freien Gelenkkörper versperrt (**a**). Es wird ein tiefes dorsoradiales Portal angelegt, über das mit einem Shaver die Plica und synovitisches Gewebe abgetragen werden können. Mit einem Nukleotom wird der freie Gelenkkörper reseziert (**b**)

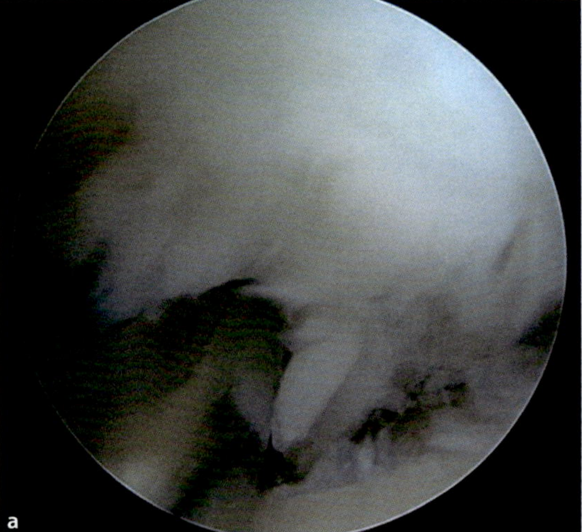

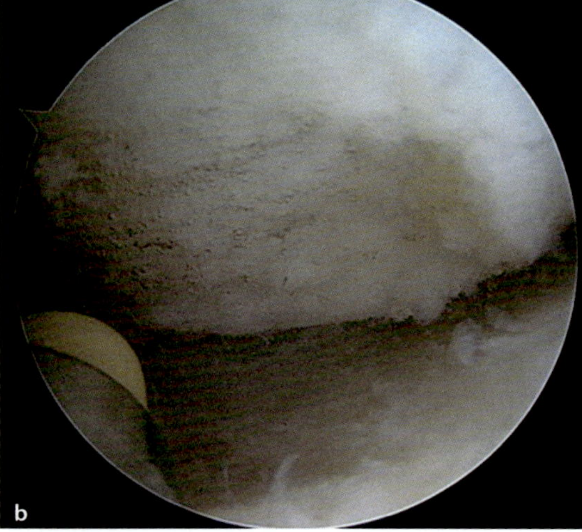

Abb. 9.7a,b Am dorsalen Capitulum zeigt sich eine Chondromalazie (**a**). Das Areal wird mit Shaver und Thermosonde geglättet (**b**). Am Radiuskopf sind nun die korrespondierenden Knorpelschäden sichtbar. Diese Knorpelschäden entstehen durch die erhöhten Kompressionskräfte, die durch das vermehrte Valgusspiel bei insuffizientem MCL im radialen Kompartiment auftreten

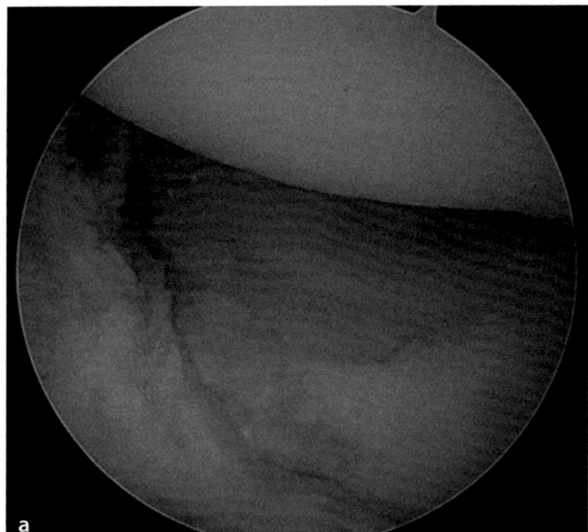

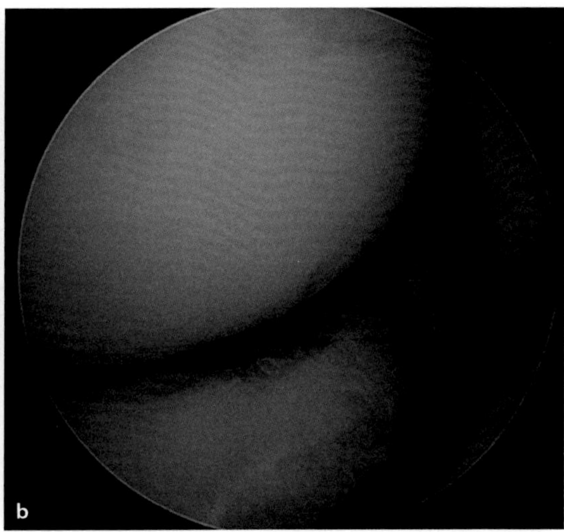

Abb. 9.8a,b Blick auf das humeroradiale Gelenk, mit der Kamera im hohen dorsoradialen Portal (**a**). Die Plica ist regelrecht reseziert. Es gibt keine Anteile mehr, die in das Gelenk einschlagen. Bei der Resektion der Plica ist darauf zu achten, dass die Kapsel lateral nicht verletzt wird, da hier Anteile des LCL in der Kapsel verlaufen. Das Gelenkdébridement auf der dorsalen Seite ist abgeschlossen. Das Débridement wird nun ventral fortgesetzt. Blick auf das Humeroradialgelenk von ventral (**b**)

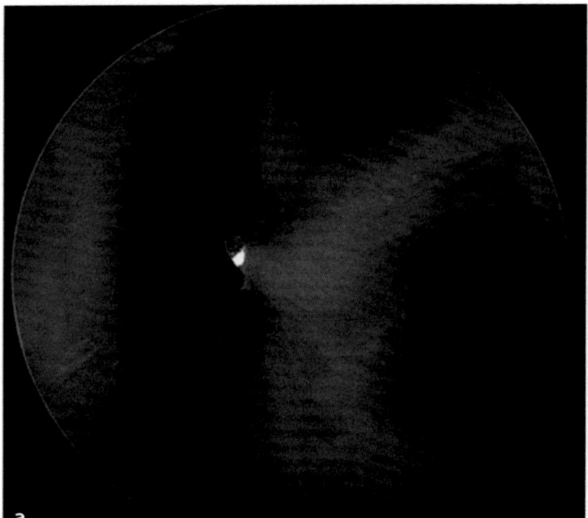

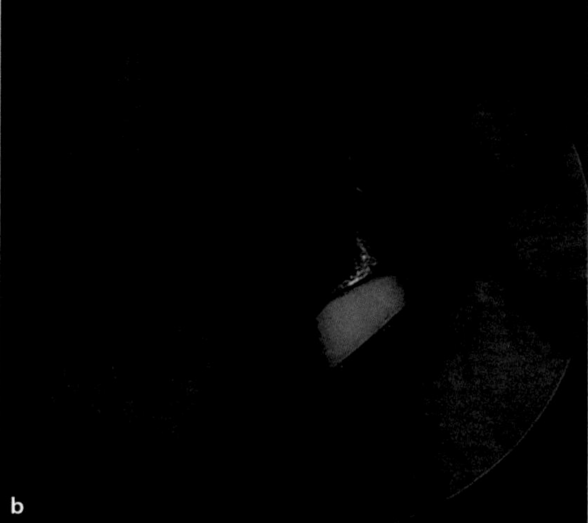

Abb. 9.9a,b Beginn der anterioren Kapselektomie (**a**). Blick über die Kamera von anteroradial. Der Shaver wurde über das in Inside-out-Technik angelegte anteroulnare Portal ins Gelenk eingebracht. Die Kapselektomie wird anteroulnar proximal begonnen, da hier der Abstand zu den neurovaskulären Strukturen am größten ist. Sobald die Grenze zwischen Kapsel und M. brachialis etabliert ist, kann die Kapsel selektiv ohne Verletzung des M. brachialis und der neurovaskulären Strukturen komplett reseziert werden (**b**). Es ist essenziell, immer eine gute Übersicht über das Gelenk zu haben und nie ohne direkte Sicht auf den Shaver zu arbeiten. Bei schlechter Übersicht kann die Anlage eines Hilfsportals zum Einsatz eines Retraktors hilfreich sein

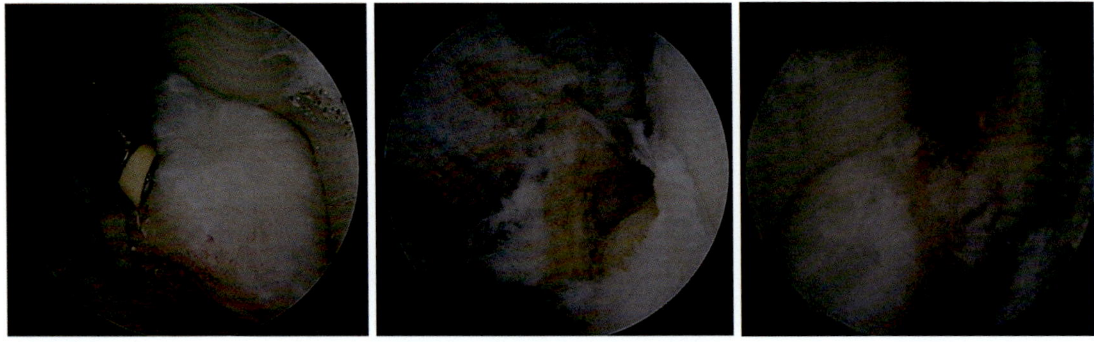

Abb. 9.10 Resektion des anteroulnaren Koronoidspitzenosteophyten. Blick über die Kamera von anteroradial. Der Akromionizer ist über das anteroulnare Portal eingebracht

9

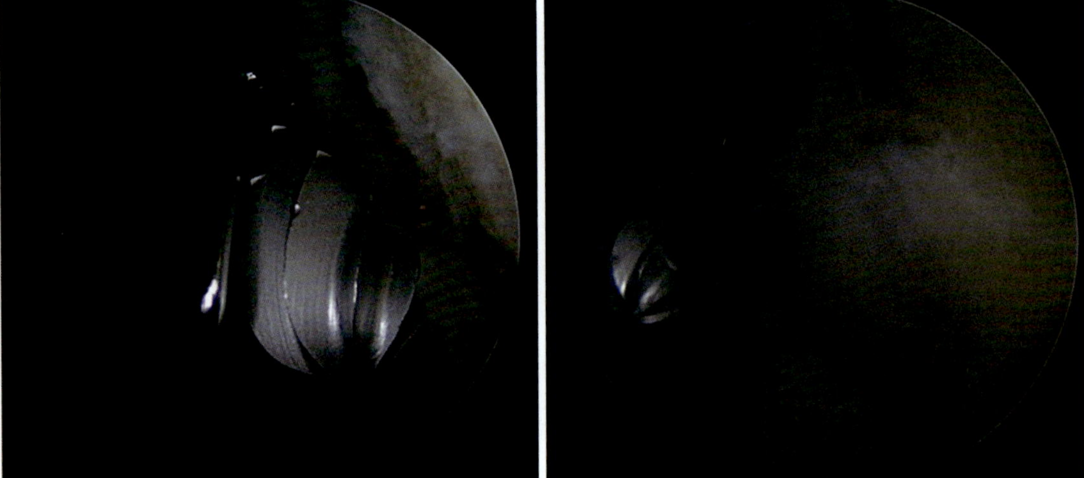

Abb. 9.11 Resektion des Osteophyten der Fossa coronoidea. Blick über die Kamera von anteroradial. Der Akromionizer ist über das anteroulnare Portal eingebracht

9.6 Postoperative Maßnahmen

Steriler Verband mit elastokompressiver Wickelung.

Nachbehandlung

Nach dem arthroskopischen Débridement kann der Ellenbogen frühfunktionell nachbehandelt werden. Abschwellende Maßnahmen werden in den ersten Tagen und Wochen nach Bedarf angewandt. Ziel ist die schnelle Wiedererlangung der freien Beweglichkeit.

Tipps und Tricks

- Wichtig ist die Indikationsstellung mit Unterscheidung der Indikation zur medialen Bandplastik bzw. dem arthroskopischen Débridement.
- Es sollte eine ausreichende Erfahrung mit der ASK des Ellenbogens bestehen. Die normale Anatomie muss bekannt sein, damit die oft kleinen Osteophyten adäquat erkannt und reseziert werden können.
- Das Olekranon und die Fossa olecrani müssen anatomisch remodelliert werden. Eine Überkorrektur ist gerade für den Wurf-/Überkopfathleten kontraindiziert, da dies die stabilisierende Funktion des Olekranons schwächt und die Belastung des MCL weiter erhöht.
- Das gesamte Gelenk sollte inspiziert werden, um sicher alle freien Gelenkkörper aufzufinden.
- Die oben dargestellte Technik, bei der die anteriore Kapsulektomie vor der Osteophytenabtragung empfohlen wird, ist eher für den

fortgeschrittenen Ellenbogenarthroskopeur praktikabel. Die Kapsulektomie erleichtert häufig die Übersicht, kann aber auch zu einem Kollaps des Gelenkes mit deutlicher Verschlechterung des Gelenkes führen. Dann muss ein Retraktor eingesetzt werden. Alternativ kann die Osteophytenabtragung auch vor der Kapsulektomie erfolgen, was gerade für den Anfänger meist einfacher und sicherer ist, da die Kapsel zunächst als Trennschicht zu den neurovaskulären Strukturen erhalten bleibt.

Literatur

Callaway GH, Field LD, Deng XH, Torzilli PA, O'Brien SJ, Altchek DW et al. (1997) Biomechanical evaluation of the medial collateral ligament of the elbow. J Bone Joint Surg Am 79(8): 1223–1231

Chen FS, Rokito AS, Jobe FW (2001) Medial elbow problems in the overhead-throwing athlete. J Am Acad Orthopaedic Surg 9(2): 99–113

Arthroskopische Therapie der Ellenbogenarthrose

K. Wegmann, M. Hackl, L. P. Müller

A. Imhoff, A. Lenich (Hrsg.), *Arthroskopie und minimal-invasive Chirurgie des Ellenbogens*
https://doi.org/10.1007/978-3-662-56679-4_10

10.1 Pathologie

Die Ellenbogenarthrose kann eine schmerzhafte Erkrankung sein, die die Funktionalität und damit die Lebensqualität der gesamten betroffenen Extremität signifikant einschränkt. Auch wenn angenommen wird, dass der Ellenbogen im Vergleich zum Knie- oder dem Hüftgelenk viel geringeren Lasten ausgesetzt ist, treten – wenn auch selten – primäre arthrotische Veränderungen auf. Wesentlich häufiger sind jedoch die sekundären posttraumatischen Arthrosen des Ellenbogens. Neben den posttraumatischen, können auch sekundäre Arthrosen des Ellenbogens auf Grund von infektiösen, rheumatischen und osteonekrotischen Veränderungen entstehen. Im Folgenden werden die Diagnostik und arthroskopische Therapie der primären und posttraumatischen Arthrose dargestellt.

Die primäre Ellenbogenarthrose ist mit 2–3 % der arthrotischen Veränderungen des Ellenbogens selten. Sie manifestiert sich initial zumeist im ulnohumeralen Gelenk bei durch Sport oder Arbeit, aber auch durch die Mobilität verbunden mit einem Rollstuhl oder Krücken, körperlich stark belasteten Patienten. Typischerweise findet sie sich in der dominanten Extremität von Männern mit einem Alter von 40–50 Jahren. Das ulnohumerale Gelenk weist eine hohe knöcherne Kongruenz auf. In maximaler Extension und Flexion kann es zum abrupten Anschlag der knöchernen Strukturen kommen. So zeigt sich eine primäre Arthrose nicht selten initial durch Osteophytenbildung der Olekranonspitze bzw. der Koronoidspitze. Beispiele hierfür sind Kampfsportler die durch forcierte Extension beim Schlag einer entsprechenden Hyperextension ausgesetzt sind. Übermäßige Flexion hingegen findet sich z. B. bei Kraftsportlern oder Torhütern. Ein weiteres Beispiel ist der Gerüstbauer oder Monteur, der häufig schwere Lasten über Kopf aufnehmen und abfangen muss.

Im weiteren Verlauf der Erkrankung bleibt das ulnohumerale Gelenk abgesehen von den Osteophyten des Olekranons und des Koronoids erhalten. Die Arthrose erstreckt sich dann zunächst auf den radialen Gelenkabschnitt, wobei eine isolierte primäre Arthrose des radiohumeralen Gelenkes seltener vorzufinden ist. Wenn, dann tritt sie in der Regel am Radiuskopf unterhalb einer hypertrophen Plica posterolateralis auf. Bei der fortgeschrittenen Arthrose sind sowohl das radiale als auch das ulnare Kompartiment betroffen. Zur konkreten Genese der primären Arthrose bestehen multiple Erklärungsansätze, im Detail konnte die Ätiologie jedoch noch nicht abschließend verstanden werden. In Verbindung mit einer mechanischen Be- und Überlastung des Knorpels wird vermutlich eine komplexe Kaskade zwischen Entzündungsmediatoren und nozizeptiver Stimulation ausgelöst, was zur fortschreitenden Destruktion der Gelenkflächen und zu Schmerzen führt (Dimitroulas et al. 2014).

Bei der sekundären, posttraumatischen Arthrose, die deutlich häufiger ist als die primäre Form, besteht in der Regel ein traumatischer Knorpelschaden bzw. eine Inkongruenz der Gelenkflächen. Der Gelenkknorpel ist geschwächt, wodurch die Arthrose Anstoß erhält. Die verschiedenen Ellenbogenfrakturen variieren in dem Risiko, mit einer sekundären Arthrose einherzugehen. Die Arbeitsgruppe um Guitton analysierte retrospektiv 139 Patienten nach Ellenbogentrauma, um die unterschiedlichen Risiken zu quantifizieren (Guitton et al. 2010). Sie identifizierten den Frakturtyp als unabhängigen Risikofaktor für die Entwicklung einer posttraumatischen Ellenbogenarthrose. Insbesondere Frakturen des distalen Humerus und Luxationsfrakturen wiesen eine hohe Wahrscheinlichkeit auf. Bis zu 80 % der Patienten mit distaler Humerusfraktur scheinen eine sekundäre Arthrose zu erleiden (Doornberg et al. 2007).

Männliche Patienten sind sowohl bei der primären als auch bei der sekundären Ellenbogenarthrose deutlich häufiger betroffen. Die primäre Arthrose befällt in über 80 % der Fälle zuerst die dominante Extremität, ein beidseitiger Befall findet sich in bis zu 60 %. Die Beschwerden der Betroffenen treten in der Regel gemäß den strukturell vornehmlich befallenen Regionen auf. So können die Osteophyten des Olekranons und der Koronoidspitze zu Schmerzen und Krepitationsgefühl in Extension bzw. Flexion führen. Die radiohumerale Arthrose schmerzt typischerweise bei mechanischer Kompression des radialen Gelenkes in Verbindung mit Rotation. Letztlich ist die klinische Manifestation der Ellenbogenarthrose jedoch nicht immer komplementär zur bildgebenden Darstellung des Gelenkschadens. Abhängig von der nativ radiologischen Darstellung, wurden die primäre Arthrose (nach Hastings und Rettig) und die posttraumatische Arthrose (nach Broberg und Morrey) mit steigender Ausprägung in 3 Schweregrade eingeteilt (Amini et al.

2015). Es sind jedoch bildgebend schwere Formen mit ausgeprägter Gelenkspaltverschmälerung und Osteophytenbildung mit nur mäßigen klinischen Beschwerden vorzufinden. Durch lose Gelenkkörper kann es zu Einklemmungserscheinungen und einschießenden Schmerzen kommen. Liegt bei dem Betroffenen ein Schmerz über den gesamten Bewegungsumfang und nicht nur bei endgradiger Beugung bzw. Streckung vor, kann dies auf eine fortgeschrittene Destruktion der zentralen Gelenkflächen radiohumeral bzw. ulnohumeral hindeuten. Ebenso wird für die Ellenbogenarthrose ein gestörtes Bewegungsmuster im Hinblick auf die Rotationsachse diskutiert. Miyake und Kollegen untersuchten das Bewegungsmuster des Ellenbogens an Patienten mit primärer Arthrose anhand von CT-Daten (Miyake et al. 2013). Es zeigte sich, dass Patienten mit radiohumeraler Arthrose einen stärkeren Valguswinkel während Flexion aufweisen als gesunde Ellenbogen. Dies unterstreicht einmal mehr die Relevanz der degenerativen Pathologie der Arthrose, die durch eine derartige Fehlstellung und damit einhergehender Belastungsspitzen einen selbstverstärkenden Charakter besitzt.

Häufig haben Patienten mit Ellenbogenarthrose eine begleitende Symptomatik seitens des N. ulnaris (Kato et al. 2002). Beim gesunden Ellenbogen konnte nachgewiesen werden, dass die Flexion den Druck im Sulcus ulnaris durch eine Verengung um ca. 45 % ansteigen lässt (Gelberman et al. 1998). Kawanishi und Kollegen berichteten 2014 einen Zusammenhang zwischen der Struktur der distalen, medialen Humerusosteophyten und dem Auftreten einer Ulnarissymptomatik (Kawanishi et al. 2014). So scheint eine direkte mechanische Irritation des Nerven durch Osteophyten ursächlich zu sein. Der N. ulnaris und die versorgten Gebiete müssen somit unbedingt ebenso der klinischen Untersuchung unterzogen werden.

Ein weiteres charakteristisches Symptom der Ellenbogenarthrose ist die Steife. Auf Grund der sich bildenden Osteophyten kann es zur mechanischen Bewegungseinschränkung kommen. Nach Adams und Kollegen findet sich häufig eine Einschränkung der Extension, die sich nicht selten als schmerzhaftes Extensionsdefizit darstellt (Adams et al. 2008). Hier spielen insbesondere Osteophyten der Olekranonspitze bzw. der Fossa olecrani bei der Limitierung der Extension eine Rolle. Die Flexion kann durch Osteophyten der Fossa coronoidea, des Processus coronoideus bzw. der Fossa radialis behindert werden. Darüber hinaus können krankhafte Veränderungen der dorsalen und ventralen Gelenkkapsel ebenso zur Bewegungseinschränkung mit Flexions- beziehungsweise Extensionsdefizit führen.

10.2 Indikation

Die Therapie der Ellenbogenarthrose reicht von der konservativen Behandlung mit Krankengymnastik sowie der Verwendung von Quengelschienen und „Continuous Passive Motion“ (CPM), bis hin zum Gelenkersatz. Sollte eine relevante Gelenksteife über 6 Monate trotz konservativer Behandlung persistieren, ist eine operative Therapie indiziert. Der prothetische Ersatz leistet gute Schmerzreduktion und Beweglichkeitsgewinn, geht jedoch zu Kosten einer begrenzten Haltbarkeit bzw. anstehenden Wechseloperationen. Vor der prothetischen Versorgung lohnen sich somit Eingriffe, die auf das Débridement des Gelenks abzielen und den Ersatz hinauszögern. Die Indikation zur OP muss jedoch auf den Patienten abgestimmt sein. So kann eine Entfernung von Osteophyten zu einer Destabilisierung des Gelenkes führen und einen degenerativen Prozess, der auf dem Boden einer chronischen Instabilität angestoßen worden war, zusätzlich beschleunigen.

Offene Verfahren zum Débridement des Ellenbogens bei Arthrose wurden mehrfach beschrieben, in klinischen Studien konnten erfolgreiche Resultate mit Schmerzreduktion und verbesserter Beweglichkeit berichtet werden (Oka et al. 1998, Tsuge u. Mizuseki 1994, Vingerhoeds et al. 2004, Wada et al. 2004). Die arthroskopische Therapie der Ellenbogenarthrose hat sich in den vergangenen Jahren entwickelt und etabliert (Liu et al. 2012, MacLean et al. 2013, O‹Driscoll 1995, Ogilvie-Harris et al. 1995, Redden u. Stanley 1993). Cohen und Kollegen verglichen 2000 das Outcome von 44 Patienten, wovon 18 einer offenen und 26 einem arthroskopischen Débridement unterzogen worden waren (Cohen et al. 2000). Die Autoren fanden eine bessere Reduktion des Flexionsdefizites durch das offene Vorgehen, darüber hinaus zeigten sich keine signifikanten Unterschiede zwischen den beiden Verfahren. In einer prospektiven Studie zur arthroskopischen Arthrolyse zeigten Cefo und Eygendaal eine Verbesserung des Bewegungsumfanges von 99° auf 125°, bei einer geringen Komplikationsrate (Cefo u. Eygendaal 2011).

Beim arthroskopischen Gelenkdébridement besteht jedoch die Gefahr der iatrogenen Nervenschädigung. In der Literatur existieren hierzu eine Vielzahl von Fallberichten bzw. Fallserien (Dumonski et al. 2006, Gupta u. Sunil Tm 2004, Haapaniemi et al. 1999, Hahn u. Grossman 1998, Kelly et al. 2001, Nelson et al. 2014, Ruch u. Poehling 1997, Thomas et al. 1987), die entsprechende Schädigungen einzelner oder sogar mehrerer peripherer Nerven am Ellenbogen schildern. Die präzise Kenntnis der Anatomie und ein standardisiertes operatives Vorgehen sind unumgänglich, um die Sicherheit der Prozedur zu optimieren. Generell muss bedacht werden, dass posttraumatische Arthrosen bzw. voroperierte Gelenke auf Grund der Vernarbungen ein deutlich höheres Risiko der iatrogenen Nervenschädigung mit sich bringen und somit der arthroskopischen Therapie nur bedingt bzw. nur bei entsprechender Erfahrung zugänglich sind. Es ist wie bei allen anderen arthroskopischen Eingriffen essenziell, komplementäre offene Verfahren zu beherrschen, um bei frustraner Arthroskopie konvertieren zu können.

10.3 Operationsprinzip/Instrumente

Die Operation zielt zum einen auf die Entfernung der konfliktierenden Osteophyten ab (Adams et al. 2008). Die relevanten Osteophyten finden sich in der Regel an den mechanisch exponierten, prominenten Punkten wie der Olekranonspitze, der Koronoidspitze sowie an den korrespondierenden Bereichen der Fossa olecrani und der Fossa coronoidea. Des Weiteren finden sich Osteophyten in der Fossa radialis, die durch repetitives Anschlagen des Radiuskopfes hervorgerufen werden. Darüber hinaus weist der arthrotische Ellenbogen nicht selten osteophytäre Randanbauten der radialen und ulnaren Olekranonkante auf. Diese können ebenso wie Olekranonspitzenosteophyten ein Extensions-Hemmnis darstellen. Mittels Shaver oder arthroskopischen Zangen, aber auch mittels Meißel können sämtliche Osteophyten reseziert werden. Es bleibt aber zu bedenken, dass das Erreichen der Osteophyten mit dem chirurgischen Instrumentarium äußerst anspruchsvoll sein kann. Insbesondere das Débridement im ulnaren Rezessus ist komplex und mit der unmittelbaren Gefahr der iatrogenen Schädigung des N. ulnaris verknüpft.

Als zusätzliche Schmerzgeneratoren sollten freie Gelenkkörper entfernt werden, die ein Einklemmen und Blockieren mit einschießenden Schmerzen verursachen können. Die Knorpeltherapie bei der degenerativen Schädigung ist limitiert.

Das Glätten von überstehenden Knorpellefzen bzw. Auffaserungen kann zur Schmerzreduktion beitragen. Die Mikrofrakturierung als Therapie von Knorpelläsionen wird seit vielen Jahren durchgeführt. Es bestehen Nachweise für die Wirksamkeit insbesondere am Kniegelenk, die aber eine begrenzte Dauer der Schmerzreduktion sehen (Goyal et al. 2013, Lubowitz 2015). Eine weitere Maßnahme im Rahmen des arthroskopischen Débridements ist die Behandlung der Steife. Zu Teilen erfolgt dies bereits durch die Entfernung der Osteophyten, die durch den Anschlag nicht nur Schmerzgeneratoren, sondern natürlich auch Bewegungshemmnisse darstellen. Aber auch die Resektion der Gelenkkapsel ventral sowie dorsal dient der Verbesserung der Beweglichkeit.

Die Neurolyse des N. ulnaris sollte bei entsprechenden Beschwerden vor dem Eingriff offen bzw. endoskopisch erfolgen. Die Durchführung empfiehlt sich vor der Arthroskopie, da die Lokalisation des Nerven das Débridement im medialen Rezessus erleichtert. Des Weiteren ist die Neurolyse einfacher durchzuführen, bevor die Schwellung der Weichteile durch die Arthroskopieflüssigkeit eingetreten ist. Im Folgenden wird nicht detailliert auf die Kapsulektomie bzw. Kapsulotomie eingegangen, da diese im Kapitel Arthrofibrose abgehandelt wird.

Zum Standardinstrumentarium des arthroskopischen Débridements sollte gehören:

- Vakuummatratze, alternativ Sakrum- und Symphysenstützen
- Armschale/Armstütze
- Tücher, ggf. Wärmedecke, Plexuskissen
- Blutsperre (die Verwendung einer Blutsperre ist möglich, jedoch nicht zwingend notwendig)
- Steriler Hautmarker
- Luer-Lock Spritze, Punktionskanüle (z. B. 20 G)
- Skalpell Nr. 11
- Präparierschere
- Spitze Inflow-Kanüle
- Trokarhülse mit stumpfem Trokar

- Arthroskopieturm
- mit Kamera und Videoprozessor, Dokumentationseinheit, Rollpumpe, Kaltlichtquelle, Optik
- Shaver-Einheit mit z. B. 3,5 Weichteilshaver und 4,0 Knochenfräse
- Diathermie
- Feine Meißel (0,6–2,0 cm breit), leichter Hammer
- Arthroskopische Zangen (Fasszange, arthroskopische Schere, Punches z. B. 45° rechts/links), Rongeur (Wirbelsäulensieb)
- Elevatorium z. B. 4 mm und 8 mm
- K-Drähte 1,6–2,0
- Gebogene Ahle in z. B. 30°, 40°, 60°
- 3/0 nichtresorbierbare Naht
- Gegebenenfalls Anlage Extensions-/Flexionsschiene Kunststoffgips, alternativ Quengelorthese

10.4 Operationsvorbereitung

Präoperativ müssen neben der üblichen Anamnese die folgenden Punkte unbedingt abgeklärt sein:

- Hautzustand im OP-Gebiet
- Vorbestehende Inzisionen/Narben
- Knöcherne Deformierungen, pathologische Inkongruenz posttraumatisch, Pseudarthrosen, knöcherne Defekte (CT!)
- Status des N. ulnaris: Hier ist es unausweichlich, zu wissen, ob Voroperationen erfolgt sind oder gar eine Transposition durchgeführt worden ist (bei fraglicher Lokalisation des Nerven nach Voroperationen sollte sicherheitshalber eine Exploration mit Lokalisation in Betracht gezogen werden. Cave: Bezug in chirurgischer Aufklärung!) Auch externe OP-Berichte können in Zusammenhang mit der Position des N. ulnaris fehlerhaft sein und den revidierenden Operateur fehlleiten.
- Gelenkstabilität?
- Vorhandene Implantate/Osteosynthesematerial (Hersteller, Status, Lage)
- Heterotope Ossifikationen

Der Eingriff erfolgt im eigenen Vorgehen in Seitenlage. Die Seitenlage wird in der Regel vom wachen Patienten nicht auf Dauer toleriert, weshalb der Eingriff in Allgemeinnarkose durchgeführt wird. Eine additive Plexusnarkose ist angeraten, insbesondere bei Eingriffen, die eine rasche postoperative Beübung (Therapie der Steife) notwendig machen. Der Patient wird in einer Vakuummatratze auf der gesunden Seite gelagert. Der zu operierende Arm wird in eine Armschale (z. B. Ontario-Armhalterung) gelegt, eine weitere Fixierung erfolgt nicht, um die Extremität intraoperativ bewegen zu können. Alternativ kann der Patient ohne Vakuummatratze, unter Zuhilfenahme von Sakrum- und Symphysenstützen stabilisiert werden.

Es ist größte Sorgfalt darauf zu verwenden, den Patienten trocken zu lagern, um die Entstehung von Verbrennungen zu verhindern. Des Weiteren gilt es, die gesunde Extremität entspannt und ohne Druck zu lagern, die Verwendung eines Plexuskissens auf der in Seitenlage unten liegenden Seite ist wünschenswert. Vor dem Schließen einer Blutsperre sollte eine perioperative Antibiose verabreicht worden sein.

10.5 Operationstechnik

Nach Anzeichnen der anatomischen Landmarken erfolgt das Auffüllen des Gelenkes mit steriler Kochsalzlösung (20–30 ml. Cave: Bei degenerativen Veränderungen, Steife etc. kann das Volumen deutlich herabgesetzt sein). Beim gesunden Gelenk verteilt sich die Flüssigkeit nach Injektion im dorsalen oder ventralen Kompartiment im gesamten Gelenk. Beim arthrotischen Gelenk mit Osteophyten und Steife kann es sein dass die Kommunikation der Räume gestört ist. Im eigenen Zugang erfolgt das Anlegen der Spülkanüle durch das proximale anterolaterale Portal. Ist ein optimaler Spüleffekt vor der Kamera notwendig, kann die Flüssigkeitszufuhr ebenso über den Trokar erfolgen.

Wir beginnen die Arthroskopie dorsal über das hoch-posterolaterale Portal und das transtrizipitale Portal. Die Portale können im Laufe der Prozedur beliebig gewechselt werden, um die Einsicht bzw. den Angriffswinkel der Instrumente zu optimieren. Des Weiteren ist es unter strenger Beachtung der neurovaskulären Strukturen möglich, Hilfsportale anzulegen. Dorsal wird beim arthrotischen Ellenbogen in der Regel eine Synovialitis und eine fibrotische Verwachsung gefunden. Um die Osteophyten und freien Gelenkkörper visualisieren zu können, sollten diese weichteiligen Verwachsungen reseziert werden. Wir beginnen mit der Kamera im hoch-posterolateralen Portal und dem Shaver transtriziptal. Mit der Shaver-Öffnung

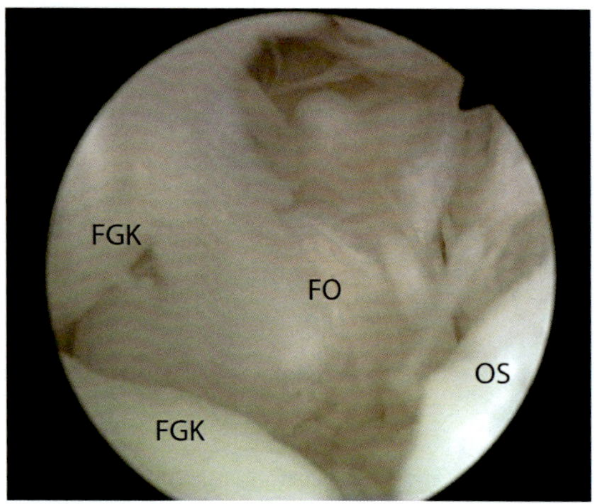

◘ **Abb. 10.1** Verwachsungen in der Fossa (*FO*) mit freien Gelenkkörpern (*FGK*) und Osteophyten (*OS*)

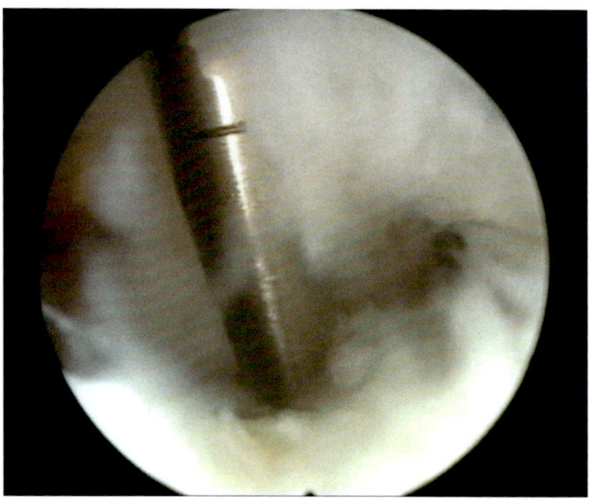

◘ **Abb. 10.2** Resektion der Verwachsungen und der Synovialitis

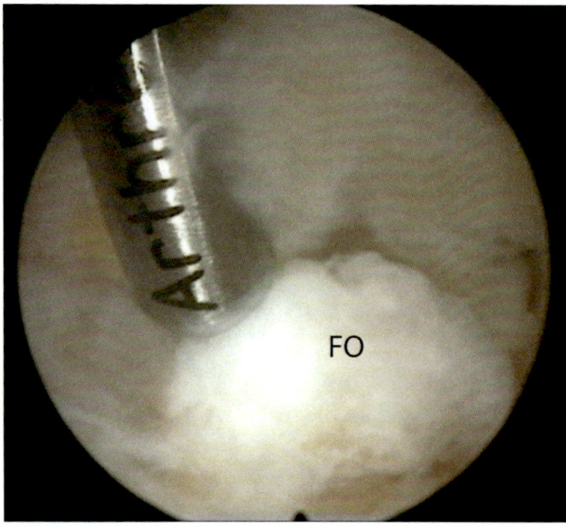

◘ **Abb. 10.3** Am Fossaboden kann der solide Osteophyt (*FO*) isoliert werden

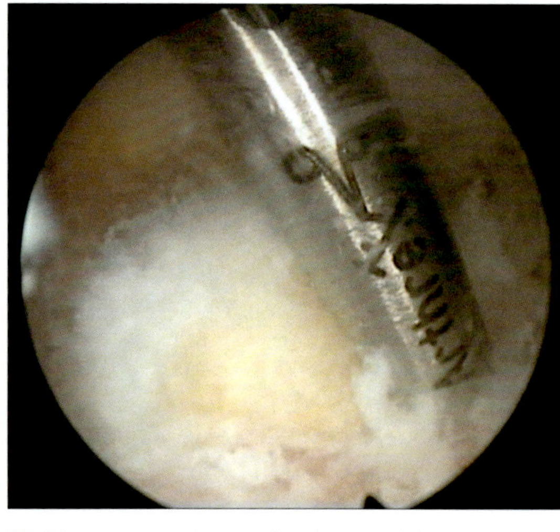

◘ **Abb. 10.4** Mit der Knochenfräse wird der Osteophyt reseziert

nach lateral gewandt, werden die Verwachsungen reseziert. Beginnend an der radialen Begrenzung der Fossa wird nach kranial und dann von dort nach medial fortgefahren (◘ Abb. 10.1, ◘ Abb. 10.2, ◘ Abb. 10.3). Jeweils, wenn die Begrenzung dargestellt ist, wird von dort nach zentral auf den Fossaboden zugearbeitet. Es ist unbedingt größte Aufmerksamkeit auf den Schutz des N. ulnaris zu legen. Der Nerv muss im ulnaren Rezessus unmittelbar medial der Gelenkkapsel erwartet werden. Nachdem die Weichteile reseziert sind, können hierdurch freigelegte Osteophyten bzw. freie Gelenkkörper reseziert oder geborgen werden (◘ Abb. 10.4, ◘ Abb. 10.5).

Finden sich osteophytäre Anbauten des Olekranons, werden diese mit der Fräse oder dem Meißel entfernt (◘ Abb. 10.6, ◘ Abb. 10.7, ◘ Abb. 10.8). An der medialen Olekranonkante muss wiederum mit äußerster Vorsicht vorgegangen werden, um den N. ulnaris nicht zu gefährden. Treten hierbei Schwierigkeiten auf, empfiehlt es sich, den N. ulnaris darzustellen bzw. offen vorzugehen. Diese beiden Erweiterungen der Operation müssen dringend in der Aufklärung vermerkt sein und der Patient muss entsprechend informiert worden sein.

Nach Abschluss des dorsalen Débridements erfolgt der Schwenk der Kamera in den radiohu-

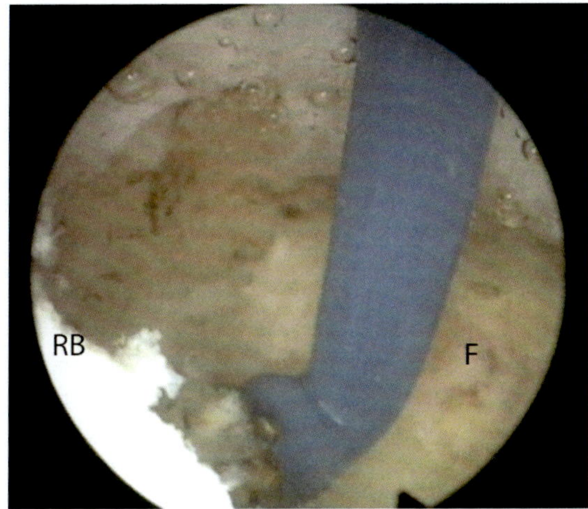

Abb. 10.5 Im Anschluss wird der Fossaboden mit der Diathermie von verbliebenen Weichteilen befreit. *F* Fossa, *RB* radiale Begrenzung der Fossa

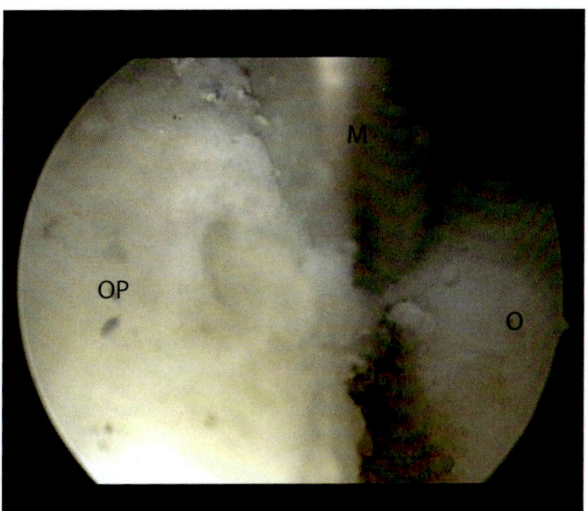

Abb. 10.7 Mit dem Meißel (*M*) wird der Osteophyt (*OP*) vom medialen Olekranon (*O*) getrennt

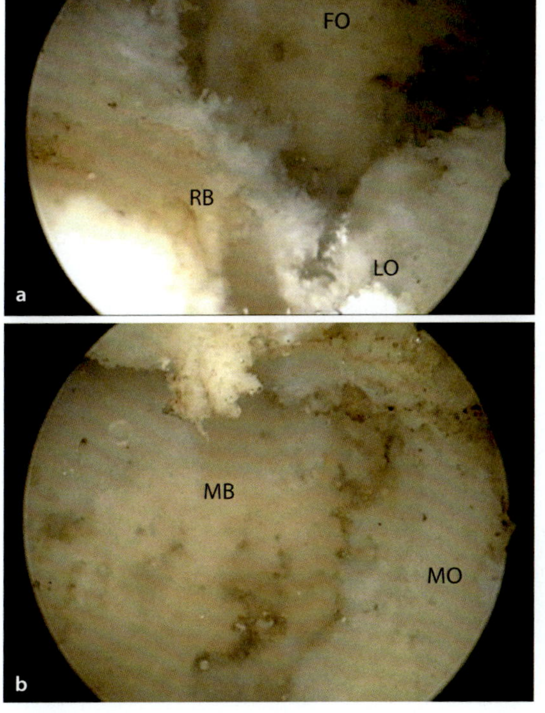

Abb. 10.6a,b **a** Die radiale Begrenzung (*RB*) der Fossa olecrani (*FO*) wird von einem flügelartig auslaufenden Osteophyten des lateralen Olekranons (*LO*) überragt. **b** Medial bietet sich ein komplementäres Bild. *MB* mediale Begrenzung der Fossa, *MO* mediales Olekranon

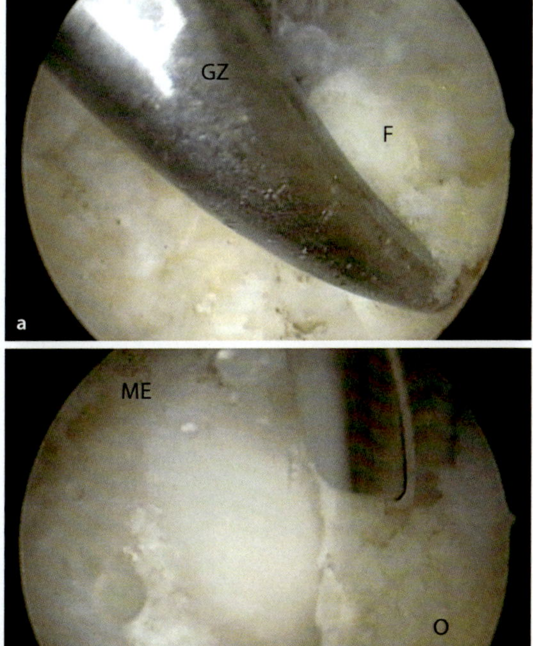

Abb. 10.8a,b **a** Nach Bergen des Fragmentes (*F*) mit der Greifzange (*GZ*) und nach Glätten mit dem Shaver zeigt sich der mediale Epikondylus (*ME*) mit der Trochlea bei flektiertem Ellenbogen befreit (**b**)

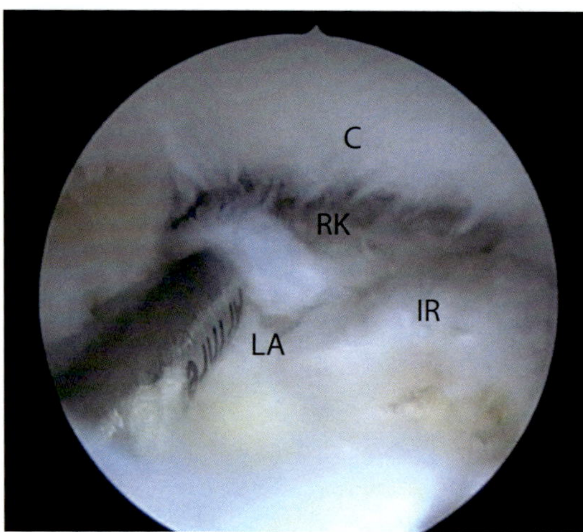

Abb. 10.9 Blick vom hoch-posterolateralen Portal auf den Radiuskopf (*RK*), das Kapitulum (*C*), die Incisura radialis ulnae (*IR*) und den posterioren Anteil des Lig. anulare (*LA*) in einem linken Ellenbogen. Erst nach dem Weichteildébridement mit dem Shaver erhält man Einsicht auf die deutlich arthrotisch veränderten knöchernen Strukturen

0

meralen Gelenkabschnitt. Nachdem die Kamera in das sogenannte „Dreiländereck" zwischen Radiuskopf, Olekranon und Kapitulum eingebracht worden ist, wird unter Sicht ein tiefes posterolaterales Portal im Soft-Spot angelegt. Hierdurch kann nun der Shaver bzw. die Diathermie eingebracht werden. Natürlich ist es nach Belieben möglich, die Portale mit Sicht und Arbeitsinstrument zu wechseln bzw. bei Bedarf Hilfsportale anzulegen. Hier erfolgt ebenso ein Débridement der Synovialitis bzw. der fibrotischen Vernarbungen. Bei einer fortgeschrittenen Arthrose, insbesondere bei sekundärer Arthrose und stattgehabter Osteosynthese des Radiuskopfes, trifft man hier auf eine kräftige Narbenbildung (Abb. 10.9). Freie Gelenkkörper werden von Weichteilen befreit und geborgen (Abb. 10.10).

Liegt eine lokal begrenzte Arthrose vor, kann eine Anbohrung des Defektes am Radiuskopf oder am Kapitulum mit Eröffnung des subchondralen Markraumes im Sinne einer Mikrofrakturierung die Generation von Faserknorpel ermöglichen. Hierzu werden kleine Bohrungen (z. B. K-Draht 1,6 mm oder gebogene Ahle) im Abstand von 3–4 mm im Bereich des Defektes angebracht, bis sich Tröpfchen von spongiösem Fettgewebe entleeren. Bei abgeschalteter Flüssigkeitszufuhr kann bei suffizienter Eröffnung darüber hinaus ein Blutaustritt beobachtet werden. Bei fortgeschrittener Degeneration des Radiuskopfes mit klinischem Nachweis eines radialen Ellenbogenschmerzes ist dessen Resektion eine mögliche Therapieoption (Menth-Chiari et al. 2001). Die Indikation muss jedoch streng gestellt werden, da beschleunigte ulnohumerale Degeneration sowie eine Valgusdekompensation nach der Radiuskopfresektion beobachtet worden sind. Die Resektion des Radiuskopfes ist arthroskopisch möglich und geht mit einer reduzierten Zugangsmorbidität und vergleichbarer OP-Zeit einher, insbesondere da der Rückzug bei der offenen Resektion aufwendiger ist. Zur OP-Technik s. Abb. 10.11, Abb. 10.12 und Abb. 10.13.

Im eigenen Vorgehen wird nach dem operativen Vorgehen eine Drainage eingelegt, wenn ausgedehnt Knochenfläche eröffnet worden ist und damit das Risiko eines Hämatoms erhöht ist. Nach der Hautnaht der Portale (mit z. B. 3/0 Einzelknopf) erfolgt die Anlage eines sterilen Wundverbands und eine elastokompressive Wickelung. Hat präoperativ eine Steife vorgelegen, wird eine extendierende bzw. flektierende Orthese angelegt.

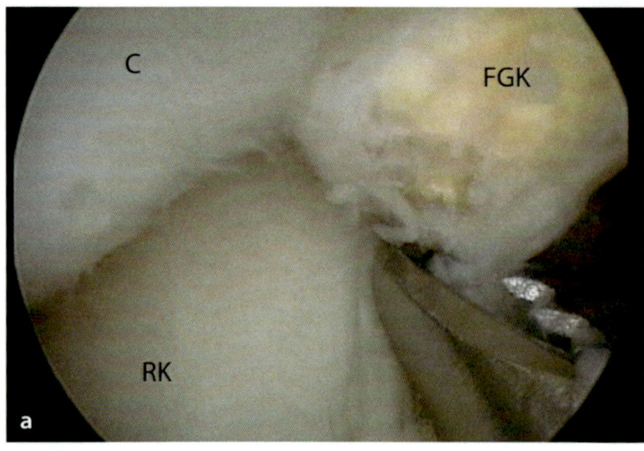

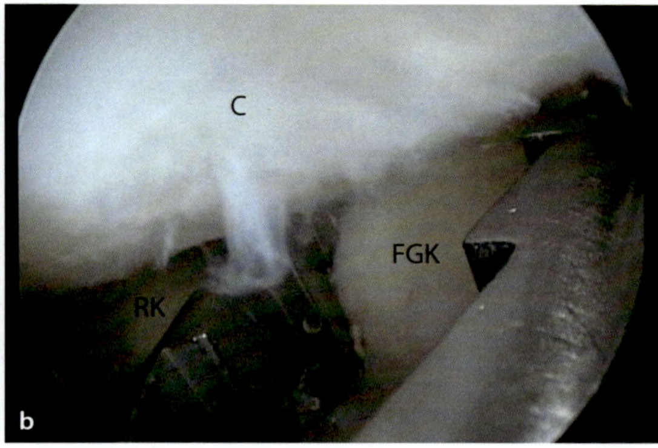

Abb. 10.10a,b **a** Zwischen Kapitulum (*C*), Olekranon (von *FGK* verdeckt) und Radiuskopf (*RK*) ist ein freier Gelenkkörper (*FGK*) eingeklemmt. **b** Dieser wird mit der Fasszange geborgen

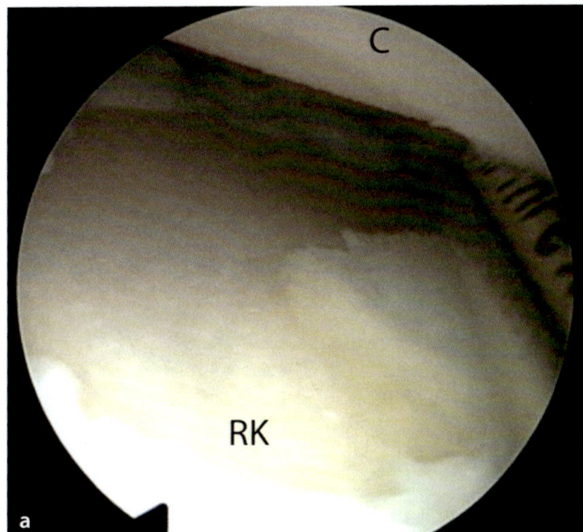

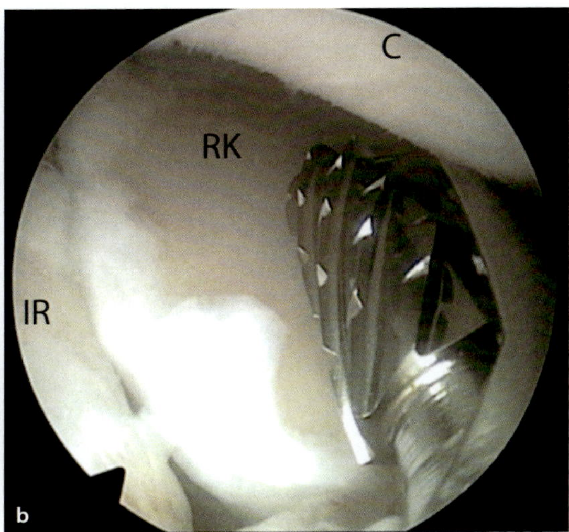

Abb. 10.11a, b **a** Vor der Resektion wird die komplette arthrotische Degeneration des Radiuskopfes (*RK*) und des Capitulum humeri (*C*) bestätigt. **b** Die Resektion beginnen wir am ulnaren Rand des Radiuskopfes (*RK*) in Neutralstellung. Ulnar grenzt die Incisura radialis der Ulna an (*IR*). Im eigenen Vorgehen bevorzugen wir die Verwendung einer ovalen Fräse, im Gegensatz zur runden Fräse, da so eine größere Fläche simultan gefräst wird und die Prozedur dadurch beschleunigt wird

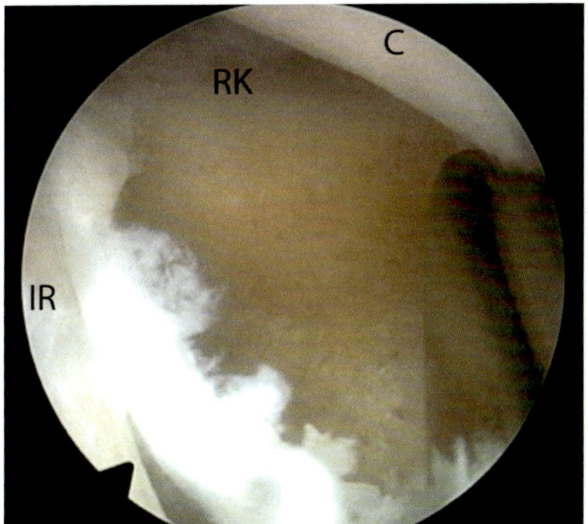

Abb. 10.12 Sukzessive wird in horizontalen Bewegungen der Radiuskopf reseziert. Durch Rotation des Unterarmes können die anterioren Bereiche in den Arbeitsbereich des Shavers gebracht werden. Die häufig randständig mit dem Shaver nicht gut greifbare knorpelige Wand des Halses wird mit Punches oder Fasszangen entfernt. *C* Capitulum humeri, *IR* Incisura radialis ulnae, *RK* Radiuskopf

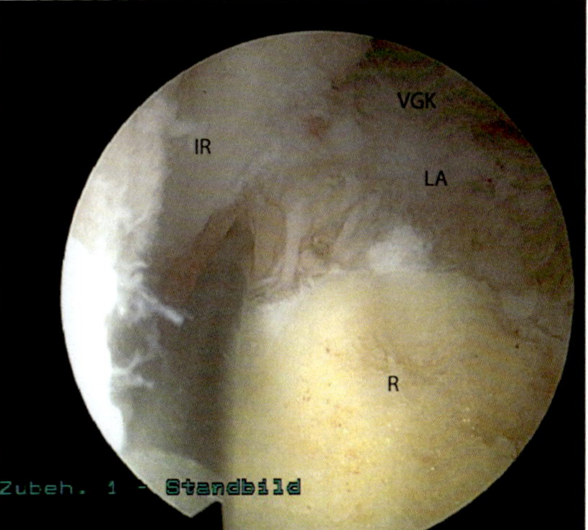

Abb. 10.13 Mit dem Tasthaken wird der Unterrand der Incisura radialis (*IR*) palpiert. Im eigenen Vorgehen wird die Resektion auf knapp oberhalb dieser Höhe nivelliert. Abschließend sollte eine sehr gründliche Spülung erfolgen, um die massiv anfallenden Fragmente bestmöglich zu bergen. *IR* Incisura radialis ulnae, *R* Radius, *LA* Lig. anulare, *VGK* ventrales Gelenkkompartiment

10.6 Postoperative Maßnahmen

Besteht in der Vorgeschichte ein Hinweis für heterotope Ossifikationen, führen wir eine Prophylaxe mit Indometacin durch. Eine Kühlung erfolgt maximal während der ersten 48 h nach dem Eingriff. Hochlagerung und Lymphdrainage beginnen direkt nach Operation. Die Schmerztherapie erfolgt nach dem WHO-Stufenschema. Die Unterstützung der Schmerztherapie mit einer präoperativ angelegten Plexusblockade (z. B. mit Ropivacain) ist empfehlenswert.

Nachbehandlung

Wurde eine Ellenbogensteife behandelt, wird die entsprechende krankengymnastische Beübung begonnen. Gelegentlich setzen wir zur Unterstützung Quengelorthesen ein. In der Regel wird die Vollbelastung freigegeben. Wurde ausgedehnt Knochen reseziert und ist somit eine Destabilisierung möglich, wird die Extremität für 12 Wochen von Belastungen ausgeschlossen.

Tipps und Tricks

- Bei der Indikationsstellung muss die Erwartung des Patienten genau evaluiert werden. Das Débridement stellt eine symptomatische Behandlungsoption dar, jedoch keine kausale Therapie.
- Die Blutsperre führt in unseren Augen zu verminderter Blutung während des Eingriffs, was eine bessere Übersicht erlaubt, insbesondere wenn beim Débridement wiederholt spongiöser Knochen eröffnet wird. Zwingend notwendig ist ihr Einsatz aber nicht.
- Beim Arbeiten mit hochfrequenten Geräten, insbesondere bei der Resektion des Radiuskopfes, fällt in kurzer Zeit eine große Menge Debris an, was die Sicht blockieren kann. Es ist notwendig, mit abwechselnden Saug- und Spülmanövern die Sicht aufrecht zu halten.
- Beim Greifen von kleinen freien Gelenkkörpern kann es hilfreich sein, den Wasserzufluss zu stoppen, um die Bewegung der Fragmente zu stoppen.
- Der Pumpendruck sollte stets so niedrig wie möglich gehalten werden, um die Schwellung der Weichteile zu minimieren.

Literatur

Adams JE, Wolff LH, 3rd, Merten SM, Steinmann SP (2008) Osteoarthritis of the elbow: results of arthroscopic osteophyte resection and capsulectomy. J Shoulder Elbow Surg 17 (1):126–131. doi:10.1016/j.jse.2007.04.005

Amini MH, Sykes JB, Olson ST, Smith RA, Mauck BM, Azar FM, Throckmorton TW (2015) Reliability testing of two classification systems for osteoarthritis and post-traumatic arthritis of the elbow. J Shoulder Elbow Surg 24 (3):353–357. doi:10.1016/j.jse.2014.10.015

Cefo I, Eygendaal D (2011) Arthroscopic arthrolysis for posttraumatic elbow stiffness. J Shoulder Elbow Surg 20 (3):434–439. doi:10.1016/j.jse.2010.11.018

Cohen AP, Redden JF, Stanley D (2000) Treatment of osteoarthritis of the elbow: a comparison of open and arthroscopic debridement. Arthroscopy 16 (7):701–706

Dimitroulas T, Duarte RV, Behura A, Kitas GD, Raphael JH (2014) Neuropathic pain in osteoarthritis: a review of pathophysiological mechanisms and implications for treatment. Seminars in arthritis and rheumatism 44 (2):145–154. doi:10.1016/j.semarthrit.2014.05.011

Doornberg JN, van Duijn PJ, Linzel D, Ring DC, Zurakowski D, Marti RK, Kloen P (2007) Surgical treatment of intra-articular fractures of the distal part of the humerus. Functional outcome after twelve to thirty years. J Bone Joint Surg Am 89 (7):1524–1532. doi:10.2106/JBJS.F.00369

Dumonski ML, Arciero RA, Mazzocca AD (2006) Ulnar nerve palsy after elbow arthroscopy. Arthroscopy 22 (5):577 e571–573. doi:10.1016/j.arthro.2005.12.049

Gelberman RH, Yamaguchi K, Hollstien SB, Winn SS, Heidenreich FP, Jr., Bindra RR, Hsieh P, Silva MJ (1998) Changes in interstitial pressure and cross-sectional area of the cubital tunnel and of the ulnar nerve with flexion of the elbow. An experimental study in human cadavera. J Bone Joint Surg Am 80 (4):492–501

Goyal D, Keyhani S, Lee EH, Hui JH (2013) Evidence-based status of microfracture technique: a systematic review of level I and II studies. Arthroscopy 29 (9):1579–1588. doi:10.1016/j.arthro.2013.05.027

Guitton TG, Zurakowski D, van Dijk NC, Ring D (2010) Incidence and risk factors for the development of radiographic arthrosis after traumatic elbow injuries. J Hand Surg Am 35 (12):1976–1980. doi:10.1016/j.jhsa.2010.08.010

Gupta A, Sunil Tm T (2004) Complete division of the posterior interosseous nerve after elbow arthroscopy: a case report. J Shoulder Elbow Surg 13 (5):566–567. doi:10.1016/S1058274604000503

Haapaniemi T, Berggren M, Adolfsson L (1999) Complete transection of the median and radial nerves during arthroscopic release of post-traumatic elbow contracture. Arthroscopy 15 (7):784–787

Hahn M, Grossman JA (1998) Ulnar nerve laceration as a result of elbow arthroscopy. J Hand Surg Br 23 (1):109

Kato H, Hirayama T, Minami A, Iwasaki N, Hirachi K (2002) Cubital tunnel syndrome associated with medial elbow Ganglia and osteoarthritis of the elbow. J Bone Joint Surg Am 84-A (8):1413–1419

Kawanishi Y, Miyake J, Omori S, Murase T, Shimada K (2014) The association between cubital tunnel morphology and ulnar neuropathy in patients with elbow osteoarthritis. J Shoulder Elbow Surg 23 (7):938–945. doi:10.1016/j.jse.2014.01.047
Kelly EW, Morrey BF, O'Driscoll SW (2001) Complications of elbow arthroscopy. J Bone Joint Surg Am 83-A (1):25–34
Liu YJ, Wang JL, Li HF, Qi W, Wang N (2012) [Efficacies of arthroscopic debridement and olecranon fossa plasty in the treatment of osteoarthritis and posterior elbow impingement]. Zhonghua Yi Xue Za Zhi 92 (27):1913–1915
Lubowitz JH (2015) Arthroscopic microfracture may not be superior to arthroscopic debridement, but abrasion arthroplasty results are good, although not great. Arthroscopy 31 (3):506. doi:10.1016/j.arthro.2015.01.004
MacLean SB, Oni T, Crawford LA, Deshmukh SC (2013) Medium-term results of arthroscopic debridement and capsulectomy for the treatment of elbow osteoarthritis. J Shoulder Elbow Surg 22 (5):653–657. doi:10.1016/j.jse.2013.01.030
Menth-Chiari WA, Ruch DS, Poehling GG (2001) Arthroscopic excision of the radial head: Clinical outcome in 12 patients with post-traumatic arthritis after fracture of the radial head or rheumatoid arthritis. Arthroscopy 17 (9):918–923. doi:10.1053/jars.2001.28929
Miyake J, Shimada K, Moritomo H, Kataoka T, Murase T, Sugamoto K (2013) Kinematic changes in elbow osteoarthritis: in vivo and 3-dimensional analysis using computed tomographic data. J Hand Surg Am 38 (5):957–964. doi:10.1016/j.jhsa.2013.02.006
Nelson GN, Wu T, Galatz LM, Yamaguchi K, Keener JD (2014) Elbow arthroscopy: early complications and associated risk factors. J Shoulder Elbow Surg 23 (2):273–278. doi:10.1016/j.jse.2013.09.026
O'Driscoll SW (1995) Arthroscopic treatment for osteoarthritis of the elbow. Orthop Clin North Am 26 (4):691–706
Ogilvie-Harris DJ, Gordon R, MacKay M (1995) Arthroscopic treatment for posterior impingement in degenerative arthritis of the elbow. Arthroscopy 11 (4):437–443
Oka Y, Ohta K, Saitoh I (1998) Debridement arthroplasty for osteoarthritis of the elbow. Clin Orthop Relat Res (351):127–134
Redden JF, Stanley D (1993) Arthroscopic fenestration of the olecranon fossa in the treatment of osteoarthritis of the elbow. Arthroscopy 9 (1):14–16
Ruch DS, Poehling GG (1997) Anterior interosseus nerve injury following elbow arthroscopy. Arthroscopy 13 (6):756–758
Thomas MA, Fast A, Shapiro D (1987) Radial nerve damage as a complication of elbow arthroscopy. Clin Orthop Relat Res (215):130–131
Tsuge K, Mizuseki T (1994) Debridement arthroplasty for advanced primary osteoarthritis of the elbow. Results of a new technique used for 29 elbows. J Bone Joint Surg Br 76 (4):641–646
Vingerhoeds B, Degreef I, De Smet L (2004) Debridement arthroplasty for osteoarthritis of the elbow (Outerbridge-Kashiwagi procedure). Acta orthopaedica Belgica 70 (4):306–310
Wada T, Isogai S, Ishii S, Yamashita T (2004) Debridement arthroplasty for primary osteoarthritis of the elbow. J Bone Joint Surg Am 86-A (2):233–241

Arthrofibrose

S. Greiner

A. Imhoff, A. Lenich (Hrsg.), *Arthroskopie und minimal-invasive Chirurgie des Ellenbogens*
https://doi.org/10.1007/978-3-662-56679-4_11

11.1 Pathologie

Posttraumatische Bewegungseinschränkungen gehören zu den häufigsten Komplikationen nach Ellenbogenverletzungen oder Eingriffen. Der Verlust der vollen Beugefähigkeit im Bereich des Ellenbogens führt zu Einschränkungen bei Tätigkeiten des alltäglichen Lebens wie der körperlichen Hygiene, der Nahrungsaufnahme oder des Telefonierens. Eine Einschränkung der Extension kann zu Problemen beim Erreichen oder Positionieren von Gegenständen führen (Murray et al. 2011).

In einer Studie an 25 Patienten konnte gezeigt werden, dass bei posttraumatischen Bewegungseinschränkungen im Bereich des Ellenbogengelenkes noch bis zu einem Jahr nach dem auslösenden Ereignis eine Verbesserung des Bewegungsumfangs eintritt. In der Studie mussten lediglich 12 % der Patienten aufgrund einer verbleibenden Steife operativ behandelt werden. Die Autoren konnten jedoch zeigen, dass eine Stagnation in der Verbesserung des Bewegungsumfangs 3 Monate nach dem Trauma ein Hinweis auf eine drohende, therapierefraktäre Arthrofibrose zu werten ist (Myden et al. 2011).

Kay teilt die posttraumatische Ellenbogensteife anhand der betroffenen Komponenten in 5 unterschiedliche Entitäten ein (Kay 1998):
- Weichteilkontraktur
- Weichteilkontraktur mit Ossifikationen
- Nichtdislozierte artikuläre Fraktur mit Weichteilkontrakturen
- Dislozierte intraartikuläre Fraktur mit Weichteilkontrakturen
- Posttraumatische knöcherne Blockaden

Die Einteilung nach Morrey richtet sich dagegen eher nach der anatomischen Region, die zur Kontraktur führt; unterschieden wird in intrinsische und extrinsische Ellenbogensteife (Morrey 1990):
- Intrinsische Faktoren (intraartikuläre Veränderungen)
  - Freie Gelenkkörper
  - Synovitis
  - Intraartikuläre Blockaden
  - Arthrose
- Extrinsische Faktoren (extraartikuläre Veränderungen)
  - Haut-/Weichteilkontrakturen
  - Kapselkontraktur
  - Bänderkontrakturen
  - Heterotope Ossifikationen
- Kombination intrinsischer und extrinsischer Faktoren

Bei der primären Arthrofibrose handelt es sich um eine massive Bindegewebsbildung und generalisierte Narbenbildung des Kapselgewebes des Ellenbogengelenks, deren Entstehung bisher noch nicht eindeutig geklärt ist. Sowohl zelluläre (erhöhte Anzahl an Myofibroblasten) als auch die extrazelluläre Matrix (erhöhtes Kollagen, dysorganisierte Fasern, Kollagen-Cross-linking, verminderte Proteoglykane, erhöhte Matrix-Metalloproteinasen (MMP) und verminderte Gewebeinhibitoren der MMP betreffenden Komponenten werden als mögliche Ursache gesehen, die zu einer Kapselkontraktur führen (Monument et al. 2013, Charalambous et al. 2012).

Aktuell wird eher von einem gestörten Remodelling im Rahmen der physiologischen Wundheilung ausgegangen. Es kommt zu einer Dysregulation zwischen Mastzellen und Myofibroblasten, und Neuropeptiden (Ketotifen, Substanz P) zu der Fibrose führt (Hildebrand 2013). Das heißt, das Gleichgewicht zwischen pro- und antiinflammatorischen Zytokinen gerät zugunsten der antiinflammatorischer Zytokinreaktionen durcheinander und es kommt in der Folge zu einer gestörten Wundheilung mit übermäßiger Narbenbildung und irreversibler Gewebsfibrose.

11.2 Indikation

Prinzipiell sollte in der Behandlung bei der Ellenbogengelenksarthrofibrose die konservative Therapie am Anfang stehen. Im Vordergrund stehen hier eine entsprechende analgetische Therapie in Kombination mit der schmerzadaptierten physiotherapeutischen Mobilisation des Gelenkes, wobei eine forcierte und repetitive Mobilisation kontraindiziert ist, da hierdurch das bestehende Krankheitsbild ggf. auch verstärkt werden könnte und dadurch im Gegenteil in Tierexperimenten die Bildung von heterotopen Ossifikationen begünstigt wird (Lindenhovius et al. 2007).

Eine fehlgeschlagene konservative Therapie stellt daher die Hauptursache zur Indikationsstellung einer operativen Intervention dar. Der Zeitraum, in dem diese konservative Therapie durchgeführt wird, ist jedoch bisher in der Literatur äußerst unterschiedlich beschrieben, eine Stagnation der Bewegungsverbesserung über einen Zeit-

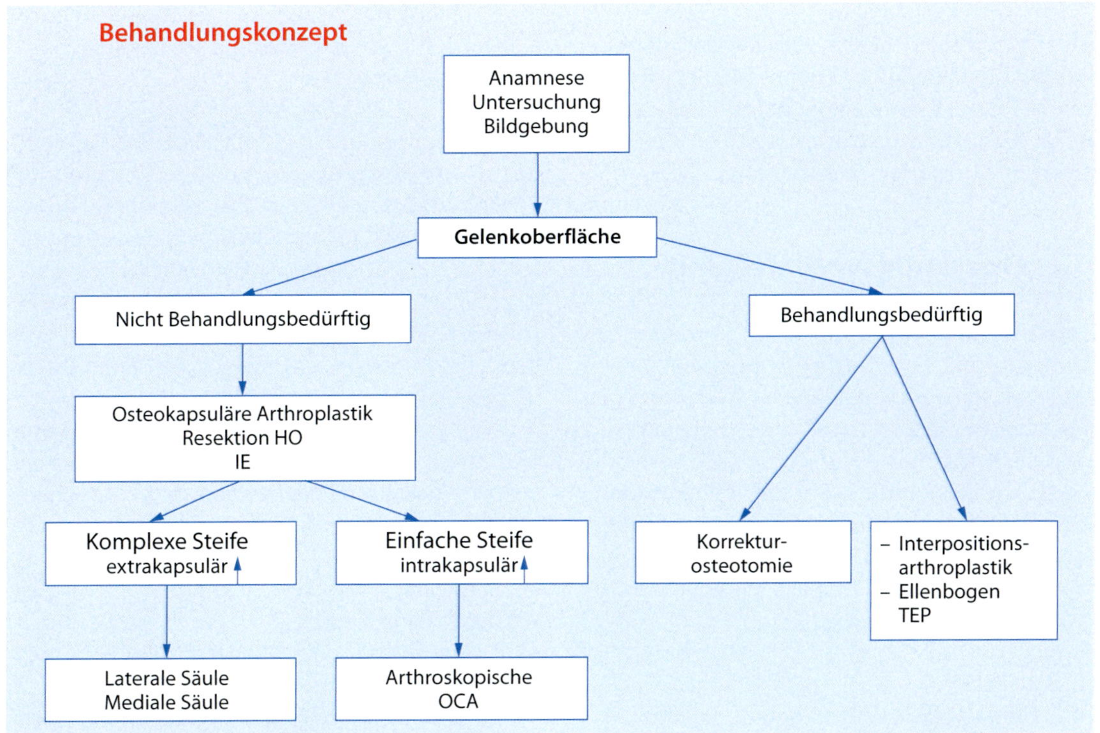

Abb. 11.1 Behandlungskonzept; *HO* heterotope Ossifikationen, *IE* Implantatentfernung, *TEP* Totalendoprothese, *OCA* osteokapsuläre Arthroplastik

raum von 3 Monaten stellt aber einen Indikator für einen therapierefraktären Verlauf dar (Myden et al. JSES 2011). Morrey zufolge reicht ein Bewegungsumfang von 100° (0–30–130° nach der Neutral-Null-Methode) in Bezug auf Extension und Flexion und je 50° Pronation und Supination zur Abdeckung von 90% der Aktivitäten des täglichen Lebens aus (Morrey 1990). Jedoch ist zu berücksichtigen, dass für viele spezielle Tätigkeiten, sowohl im beruflichen als auch im Freizeitbereich, ein eingeschränkter Bewegungsumfang von 100° ein deutliches Hindernis darstellt und mit deutlichen Einbußen der Leistungsfähigkeit verbunden ist.

Grundsätzlich richtet sich die Behandlungsstrategie nach den Symptomen und den Anforderungen des Patienten, seinem Aktivitätslevel und der zugrunde liegenden Ursache der Kontraktur. Die Therapiemöglichkeiten reichen von der rein konservativen Therapie über die offenen und arthroskopischen Arthrolysetechniken, Interpositionsarthroplastiken, den teilweisen oder kompletten endoprothetischen Gelenkersatz bis zur Distraktionsarthroplastik (Charalambous et al. 2012, Everding et al. 2013).

Voraussetzung zur Durchführung einer arthroskopischen Arthrolyse ist eine primär intraartikuläre Pathologie im Sinne einer Kapselfibrose ohne höhergradige posttraumatische intraartikuläre Gelenkschädigung (Abb. 11.1). Die einfache vorrangig intraartikuläre Steife stellt hierbei die Hauptindikation für die arthroskopische Ellenbogengelenksarthrolyse dar.

11.3 Operationsprinzip/Instrumente

Das Operationsprinzip beinhaltet zunächst die Resektion von knöchernen Blockaden (Osteophyten, freie Gelenkkörper) im dorsalen und im ventralen Kompartiment. Weiterhin muss je nach Ausprägung der kapsulären Kontraktur eine Kapsulektomie der ventralen und/oder dorsalen Gelenkkapsel erfolgen um ein entsprechendes Operationsergebnis zu generieren. Weiterhin empfiehlt sich eine Mikrofrakturierung von Bereichen mit geschädigtem Gelenkknorpel. Aufgefaserter und aufgebrochener Knorpel sollte in seinen Randbereichen geglättet werden, um einen stabilen Randwall zu bilden.

Zur Durchführung einer Ellenbogengelenksarthrolyse werden neben dem arthroskopischen Standardinstrumenten kleine Meißel, Retraktoren, Pfrieme unterschiedlicher Biegung zur eventuellen Mikrofrakturierung, Küretten sowie eine kleine Präparierschere benötigt.

11.4 Operationsvorbereitung

Unterschiedliche Lagerungen kommen zur Durchführung einer arthroskopischen Ellenbogengelenksoperation mit Kapsel-Release in Frage. Aus Sicht des Autors hat sich die Seitenlagerung über einen flexiblen Armhalter als am besten bewährt. Hierbei kann sowohl die volle Flexion als auch die volle Extension des Ellenbogens während der Operation überprüft werden.

- CT-präoperativ: N. radialis, Osteophyten, freie Gelenkkörper (FGK)
- Skalenuskatheter
- Blutsperre
- Postoperative Nachbehandlung sichern

11.5 Operationstechnik

Grundsätzlich ist ein dorsoventrales Vorgehen zu empfehlen, da in beiden Kompartimenten unterschiedliche Entitäten behandlungsbedürftig sind.

Zugänge dorsal:

- Posterolateral
- Posterozentral
- Soft-Spot, hier ggf. ein hohes und ein tieferes Soft-Spot-Portal, insbesondere bei einer Osteochondrosis dissecans des Capitulum humeri
- Offene Neurolyse des N. ulnaris. Gegebenenfalls Release des posterioren Bündels des medialen Kollateralbandes (pMCL)

Zugänge ventral: Anteroradial, anteroulnar, zusätzliche Retraktorenportale, um die Sicht zu verbessern und Weichteilstrukturen zu schonen.

Folgende Interventionen sollten bei entsprechender Pathologie dorsal durchgeführt werden (◘ Abb. 11.2):

- Synovitis: Synovektomie mit dem Shaver bzw. dem Elektrokauter
- Osteophyten/FGK: Entfernung von Osteophyten mit dem Meißel und Entfernung von freien Gelenkkörpern
- Kapsel (◘ Abb. 11.3): Dorsales Kapsel-Release, wobei im ulnaren Rezessus der N. ulnaris zu beachten ist

Test Bewegungsumfang (ROM; keine Manipulation): Nach Abschluss der dorsalen Intervention erfolgt zunächst ein Test des erreichten Bewegungsumfanges. Eine forcierte Manipulation sollte jedoch unterlassen werden. Dies kann auch noch unter arthroskopischer Sicht über das posterolaterale Portal erfolgen, um ein eventuell verbliebenes knöchernes Impingement durch osteophytäre Anbauten zu vermeiden.

Nun erfolgt der Wechsel in das ventrale Kompartiment. Der Autor geht hier zunächst über das anteroradiale Portal mit der Kamera in das Gelenk hinein.

Ventral:

- Synovitis: Synovektomie mit dem Shaver und dem Elektrokauter.
- Osteophyten/FGK ulnare Seite: Bei Sicht von radial erfolgt nun zunächst die Entfernung von osteophytären Anbauten und freien Gelenkkörpern des ulnaren Gelenkbereiches.
- Kapsel (◘ Abb. 11.4): Danach wird die ulnare Kapsel befreit. Dies kann durch zunächst eine Inzision der Kapsel mit einer kleinen Präparierschere erfolgen. Dann werden die Kapselränder mit dem Shaver entfernt.
- Osteophyten/FGK radiale Seite: Nun erfolgt der Wechsel der Optik auf ein anteroulnares Portal. Über das anteroradiale Portal werden die verbliebenen Osteophyten und etwaige freie Gelenkörper entfernt.
- Kapsel (◘ Abb. 11.5): Nun erfolgt korrespondierend zur Vorgehensweise ulnar die abschließende Entfernung der radialen Kapsel. Hier sollte unbedingt der tiefe Ast des N. radialis geschont werden, der sich ventral des Radiuskopfes unter dem radialen Rand des Brachialis befindet.

Abschließend wird erneut die Beweglichkeit getestet. Eine forcierte Manipulation sollte nicht erfolgen!

- Verbleibendes Flexionsdefizit: ggf. offenes Release pMCL
- Verbleibendes Extensionsdefizit: Kontrolle komplettes ventrales Release?
- Knöchernes Impingement dorsal?

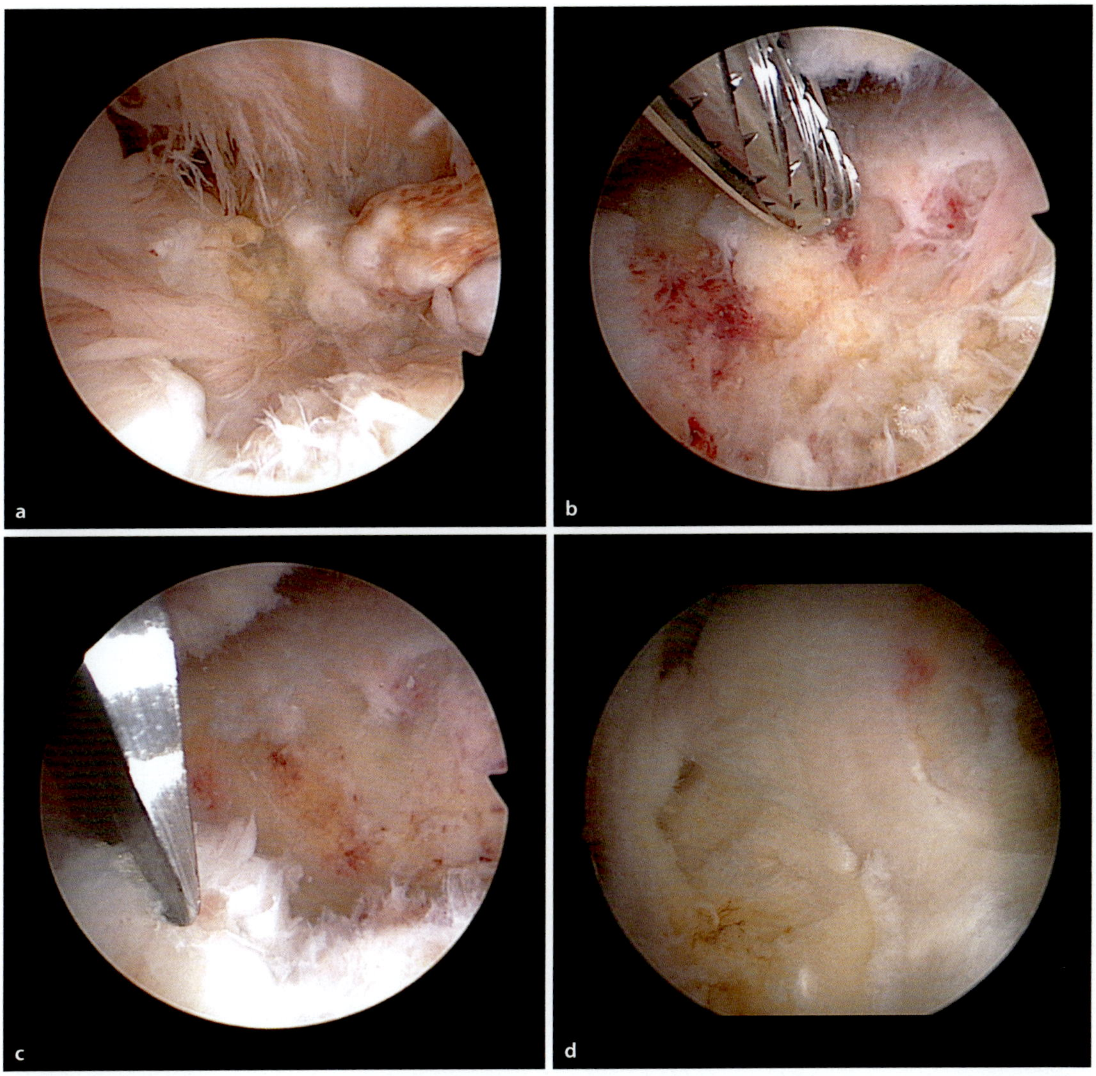

Abb. 11.2a–d Maßnahmen im dorsalen Kompartiment. **a** Osteophytäre Anbauten in der Fossa olecrani und am Olekranon bei Sicht von posterolateral. **b** Abtragung der Osteophyten in der Fossa mit der Fräse, **c** in leichter Streckung Abtragung der Olekranonosteophyten mit dem Meißel. **d** Z. n. Abtragung der Olekranonosteophyten und der Osteophyten in der Fossa olecrani

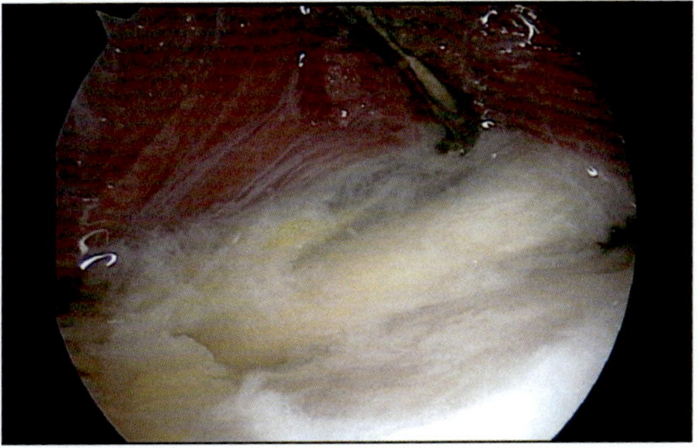

Abb. 11.3 Nach Entfernung der dorsalen Kapsel liegt der N. ulnaris direkt am medialen Trizepsrand

Tipps

Allgemein: große Zugänge: besser Flüssigkeitsextravasion als Weichteilödem

Immer folgende Regeln beachten:

- Sicht: Nur bei sicherer Sicht operieren.
- Arbeitsplatz: Wichtig ist, dass ausreichend Raum für die Operationsschritte vorhanden ist. Das Einbringen von Retraktoren ist hier sehr hilfreich!
- Neurovaskuläre Strukturen beachten.

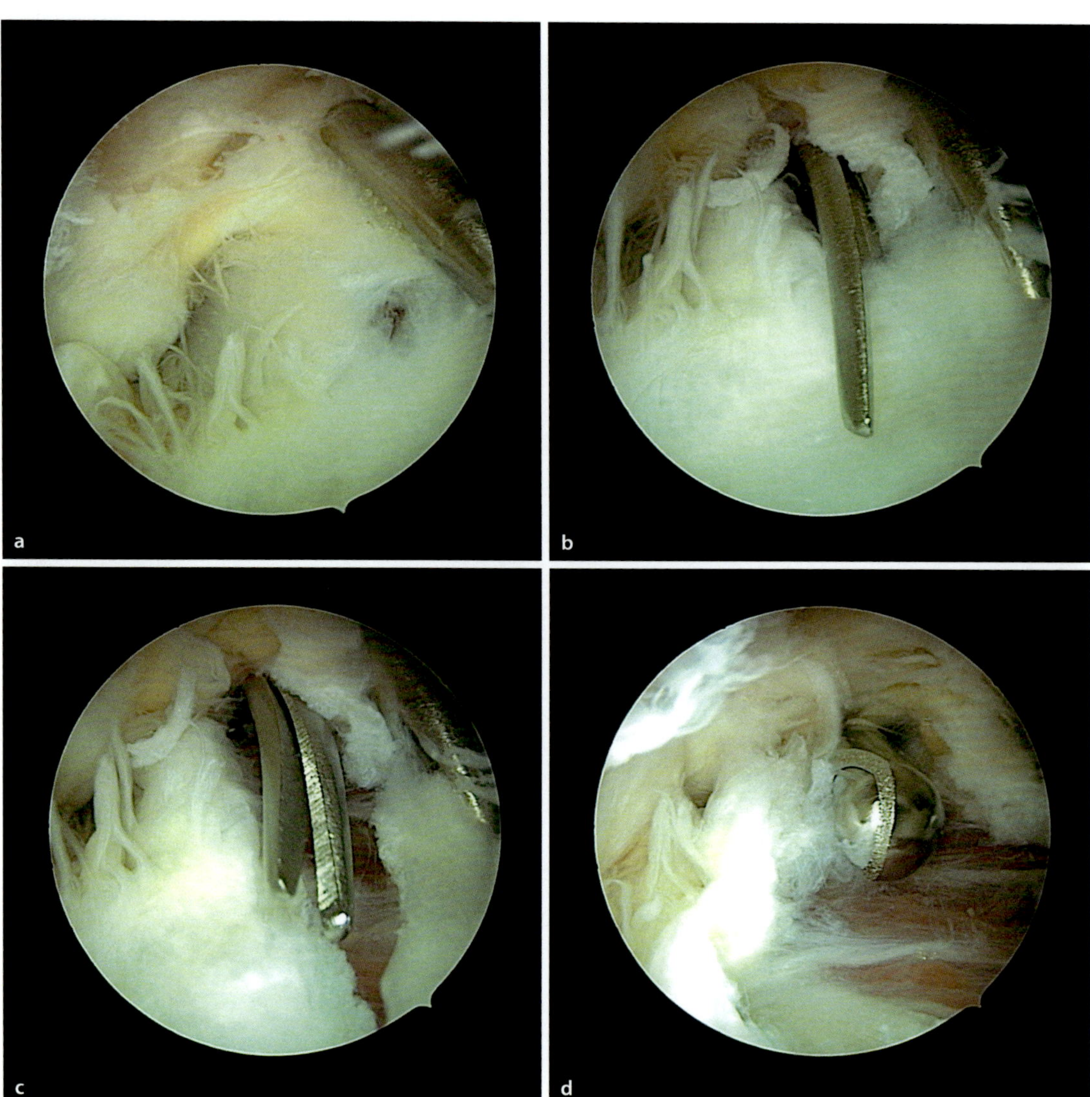

Abb. 11.4a–d **a** Sicht vom anteroradialen Portal, es zeigt sich die deutlich verdickte Kapsel. Über einen Wechselstab (Retraktor) wird diese offen gehalten, um Raum für das ventrale Kapsel-Release zu schaffen. **b** Die Kapsel wird über das anteroulnare Portal mit einer Präparierschere eingeschnitten. **c** Unter der Kapsel zeigt sich der M. brachialis. **d** Die Kapselränder können nun mit dem Shaver entfernt werden

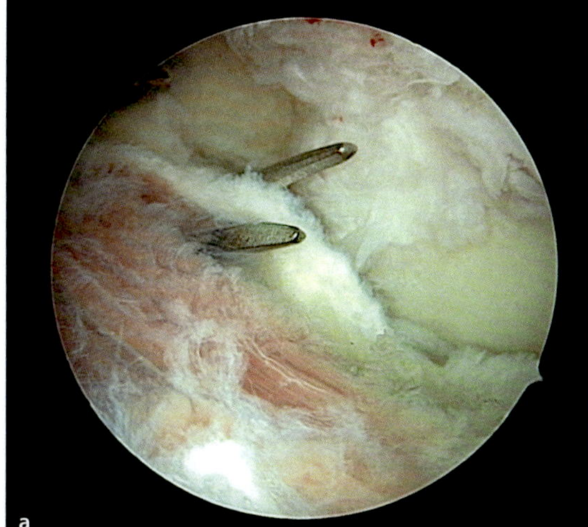

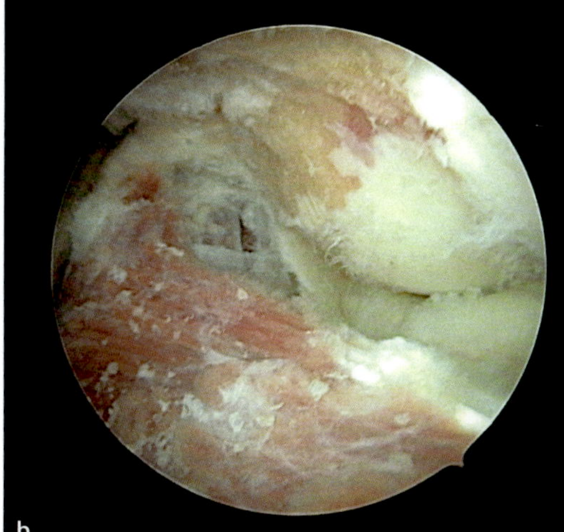

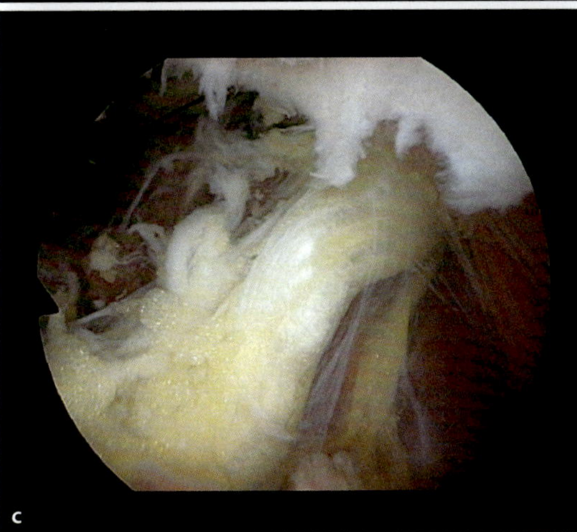

Abb. 11.5a–c **a** Wechsel der Optik auf das antero-ulnare Portal und Komplettierung des Kapsel-Release von radial. **b** Z. n. komplettem ventralen Release mit freiliegendem M. brachialis. **c** Zieht man den M. brachialis nach ulnar, zeigt sich unter seinem radialen Rand der tiefe Ast des N. radialis

11.6 Postoperative Maßnahmen

Der Autor empfiehlt unabhängig von dem präoperativ bestehenden Bewegungsumfang die Anlage einer ventralen Schiene in voller Extension. Hierdurch kommt es zu einer Kompression des ventralen Kompartimentes und dadurch zur Reduktion von Einblutungen. Die Schiene wird tagsüber für die Beübung des Ellenbogens abgelegt und die ersten 10 Nächte postoperativ wieder angelegt.

- Continuous Passive Motion (CPM)
- Physiotherapie
- Gegebenenfalls Bracing (Verspannung) mit verstellbaren Schienen, um das Gelenk in der maximalen Flexion oder Extension für einige Zeit zu halten.
- Frühzeitige Kontrolle/Intervention
- Gegebenenfalls HO(heterotope Ossifikationen)-Prophylaxe

Literatur

Charalambous, CP, Morrey BF (2012) Posttraumatic Elbow Stiffness. J Bone Joint Surg 94(15): 1428–1437. doi: 10.2106/JBJS.K.00711

Cheung K, Walley KC, Rozental TD (2015) Management of complications of Dupuytren contracture. Hand Clinics 31 (2): 345–354

Everding N, Maschke S, Hoyen H, Evans P (2013) Prevention and treatment of elbow stiffness: a 5-year update. J Hand Surg Am 38(12): 2496–2507

Hildebrand KA, (2013) Posttraumatic elbow joint contractures: defining pathologic capsular mechanisms and potential future treatment paradigms. J Hand Surg Am 38(11): 2227–2233

Kay NR (1998) Surgery of the elbow. Arnold, London

Lindenhovius ALC, Jupiter JB (2007) The Posttraumatic Stiff Elbow: a review of the literature. J Hand Surg Am 32(10): 1605–1623

Monument MJ, Hart DA, Salo PT, Befus AD, Hildebrand KA (2013) Posttraumatic elbow contractures: targeting neuroinflammatory fibrogenic mechanisms. J Orthop Sci 18 (6): 869–877

Morrey BF (1990) Post-traumatic contracture of the elbow. Operative treatment, including distraction arthroplasty. J Bone Joint Surg Am 72(4): 601–618

Murray MR, Saltzman MD, Gryzlo SM, Terry MA, Woodward CC, Nuber GW (2011) Efficacy of preoperative home use of 2% chlorhexidine gluconate cloth before shoulder surgery. J Shoulder Elbow Surg 20(6): 928–933. doi: 10.1016/j.jse.2011.02.018

Myden C, Hildebrand K (2011) Elbow joint contracture after traumatic injury. J Shoulder Elbow Surg 20(1): 39–44

Endoskopische Neurolyse und Nerventransposition des N. ulnaris

A. Lenich

A. Imhoff, A. Lenich (Hrsg.), *Arthroskopie und minimal-invasive Chirurgie des Ellenbogens*
https://doi.org/10.1007/978-3-662-56679-4_12

12.1 Einleitung

Durch seine exponierte Lage ist der N. ulnaris prädisponiert für Verletzungen. Oft sind die sekundären Folgen wie eingeschränkte Beweglichkeit des Ellenbogengelenks oder fortgeleitete Schmerzen erst bei genauer klinischer Untersuchung und Diagnostik als N. ulnaris-assoziiert zu erkennen.

Die N.-ulnaris-Pathologien können in intrinsische und extrinsische differenziert werden. Mit Ausnahme der Schwellung des Nerven als intrinsische Ursache sind nur die extrinsischen Ursachen einer endoskopischen Therapie zugänglich und werden hier beschrieben (Eberlin et al. 2017).

12.2 Pathologie

Bei Flexion des Ellenbogens um 90 ° kommt es zu einer Verminderung des Raumes um den Nerv im Bereich des Sulcus ulnaris mit einer Reduktion des Durchmessers um 50%. Extrinsischen Pathologien des N.-ulnaris-Syndroms wie Hämatome, Narbenzügel, Osteophyten oder intrinsische Ursachen, die zu einer Schwellung des Nerven im Bereich der Durchtrittspunkte und Engstellen führen, begrenzen die Beweglichkeit durch den Volumenzuwachs. Bedingt durch die Enge kommt es zu einer reflektorischen Anspannung der antagonistischen Muskulatur, was in einer Verminderung des Bewegungsumfanges des Ellenbogengelenks mündet (Eberlin et al. 2017).

2

Die Nervenleitgeschwindigkeit wird standardmäßig bei gestrecktem Arm gemessen und verändert sich bei dieser pathologischen Form der N.-ulnaris-Einengung nicht merklich. Erst bei Nervenschädigungen oder einer Messung in Ellenbogenflexion und Schulterabduktion können reduzierte Messergebnisse dokumentiert werden.

12.3 Diagnostik

12.3.1 Anamnese

Eine Traumaanamnese mit gezieltem Erfragen von Verletzungen des Ellenbogens ist zu erheben. Parästhesien des Klein- und ulnarseitigem Ringfingers und/oder Kraftverlust im Hypothenarbereich sind zu erfragen.

12.3.2 Klinische Evaluation

Durch seinen teilweise sehr oberflächlichen Verlauf kann der N. ulnaris im Bereich des Ellenbogens an einigen Stellen einer direkten Palpation zugänglich sein. Beim Durchbewegen des Ellenbogens kann ein springender/schnappender Nerv auffallen. Sensible Defizite im Kleinfinger und ulnarseitigen Ringfinger werden mittels Spitz-Stumpf-Diskriminierung erhoben. Das Hoffmann-Tinel-Zeichen kann im Bereich des Sulcus ulnaris und der Loge de Guyon geprüft werden.

12.3.3 Bildgebende Diagnostik

▪ ▪ Sonografie

Die Ultraschalluntersuchung des N. ulnaris erlaubt eine statische wie dynamische Untersuchung. Die meisten Engstellen und Durchtrittspunkte lassen sich gut darstellen. Der Nerv kann bei statischer Untersuchungstechnik durch Engstellen sanduhrförmige Formen annehmen. Bei einer dynamischen Untersuchung ist durch einen fixierten Nerv das fehlende Gleitverhalten auffällig.

▪ ▪ Konventionelle Röntgendiagnostik

Zur bildgebenden Untersuchung ist die Röntgendarstellung des Ellenbogengelenkes in a.-p. und lateral der Standard. Eine Sulcus-ulnaris-Zielaufnahme kann ossäre Veränderungen wie Engstellen durch osteophytäre Anbauten und andere Veränderungen aufzeigen.

▪ ▪ Schnittbilddiagnostik

Die CT-Untersuchung des Ellenbogengelenks ist bei Verdacht auf ossäre Veränderungen im Bereich des Sulcus ulnaris indiziert, um diese präoperativ genau zu lokalisieren.

Mittels MRT kann der Verlauf des Nerven und seine begleitenden Weichteilstrukturen dargestellt werden. Einengungen durch Schwellungen, Tumoren, Narbenzüge und Hämatome sowie Abweichungen des normalen Verlaufes können zur Darstellung kommen.

12.4 Operationsindikationen

Eine Operationsindikation zur endoskopischen Dekompression des N. ulnaris besteht bei extrinsischer Einengung durch fibröses Gewebe, Hämatome oder Faszienlücken (Morse et al. 2014, Toirac et al. 2017).

12.5 Operationsprinzip/ Instrumente

Zu unterscheiden gilt es die offene von der endoskopischen Neurolyse. Für die offene Neurolyse kann ein chirurgisches Standardsieb verwendet werden. Die endoskopische Neurolyse hat den Vorteil der geringen Hautschnittlänge. Für die endoskopische Neurolyse werden ein paar spezielle Instrumente benötigt, um eine subkutane Tunnelung (Kornzange/Spekulum) und die endoskopische Dekompression (spezieller Nerventrokar für die Optik/lange feine Präparationsschere) des Nerven zu ermöglichen (◘ Abb. 12.1, ◘ Abb. 12.2).

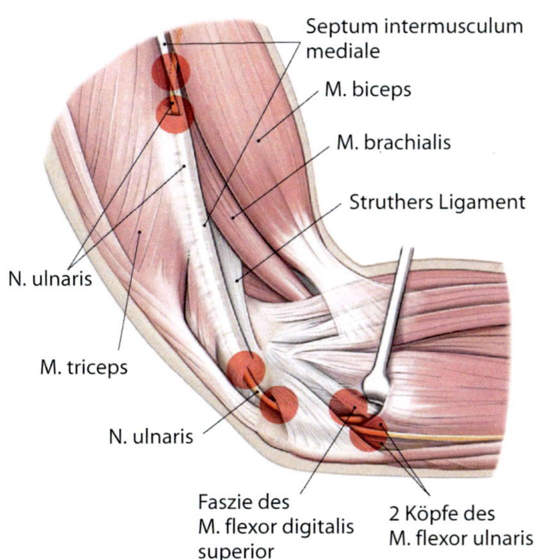

◘ **Abb. 12.1** Physiologische Engstellen im Verlauf des N. ulnaris in der Nähe des Ellenbogengelenks

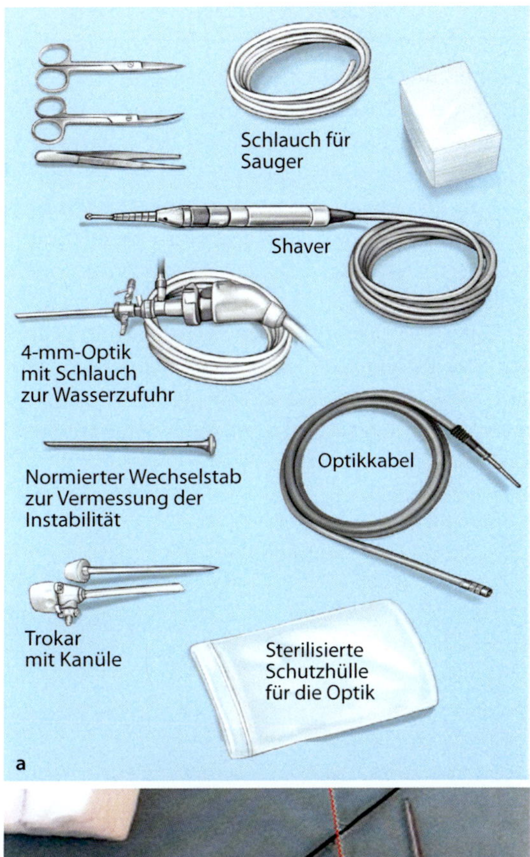

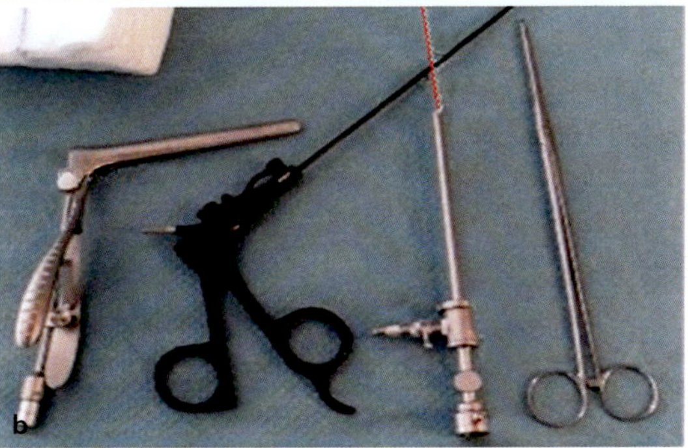

◘ **Abb. 12.2a,b** Instrumente für die endoskopische Neurolyse. **b** Instrumente von *links* nach *rechts*: Spekulum, Trokar mit Weichteilrahmen, Kornzange (Fa. Storz oder Fa. Wolf)

12.6 Operationsvorbereitung

Voroperationen und Verletzungen sind zu beachten, insbesondere vorangegangene Dekompressionsversuche. Der Patient ist auf die aufwendige Nachbehandlung hinzuweisen.

Von der Anästhesie wird präoperativ ein Plexuskatheter angelegt der aber erst postoperativ nach der Sicherstellung der Nervenfunktionen befahren wird.

Bei einer isolierten Nervendekompression wird der Patient auf dem Rücken mit ausgelagertem Arm auf dem Handtisch gelegt. Eine Blutsperre wird angelegt, ist aber nicht unbedingt erforderlich.

12.7 Operationstechnik

Die endoskopische Neurolyse des N. ulnaris beginnt mit einem medialen Hautschnitt im Bereich des Sulcus ulnaris am Ellenbogen. Nach der Nervendarstellung im Sulkusbereich wird mit der Kornzange ein subkutaner Tunnel nach proximal und distal im vermuteten Nervenverlauf geschaffen. Dieser Tunnel wird mit dem Spekulum erweitert und dient als Arbeitsraum für das nun eingeschobene Endoskop. Mit der Präparationsschere wird unter endoskopischer Sicht der Nerv nach proximal und distal freigelegt, bis alle Engstellen gespalten sind (◘ Abb. 12.3, ◘ Abb. 12.4, ◘ Abb. 12.5).

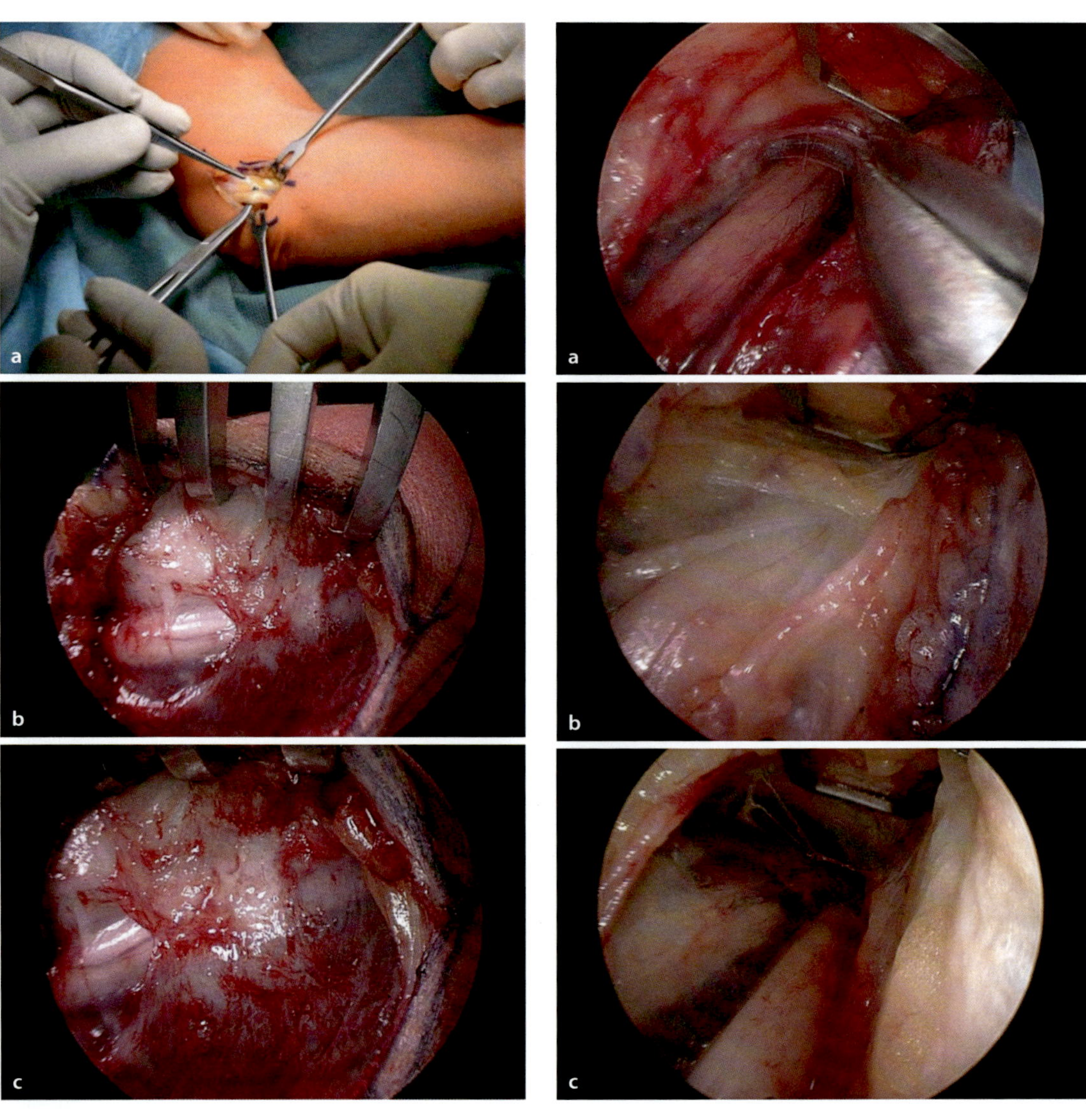

◘ **Abb. 12.3a–c** Zugang

◘ **Abb. 12.4a–c** Endoskopische Präparation nach distal

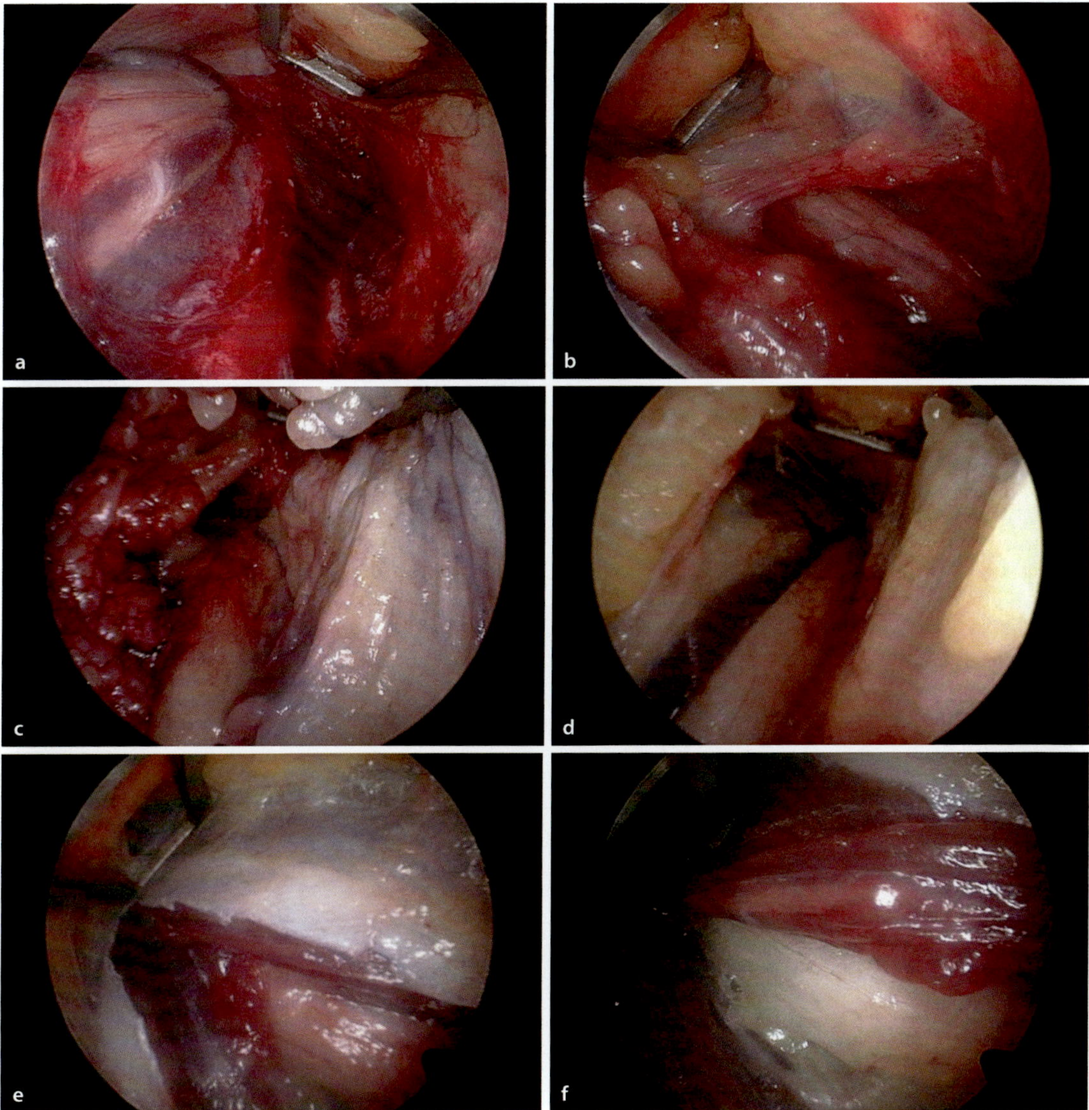

Abb. 12.5a–f Endoskopische Präparation nach proximal

Der Wundverschluss erfolgt subkutan und intrakutan mit resorbierbarem Nahtmaterial.

12.7.1 Komplikationen

Die Patienten sind auf folgende postoperativen Komplikationen hinzuweisen (Prommersberger et al. 2011, Hamdi et al. 2010, Kelly et al. 2001):

- Irreparable Nervenläsion
- Temporäre Parästhesien
- Zunehmende Bewegungseinschränkung des Ellenbogens
- Allgemeine chirurgische Komplikationen

12.7.2 Ergebnisse

Die Untersuchung der endoskopischen versus der offenen Neurolyse des N. ulnaris von der Arbeitsgruppe um Fowler zeigt eine Überlegenheit der endoskopischen Technik (Toirac et al. 2017).

12.8 Postoperative Maßnahmen

- Nach Beendigen der Narkose sofortige Überprüfung des N.-ulnaris-Versorgungsgebietes. Erst nach sicherer Evaluation der Neurologie darf der Schmerzkatheter mit Lokalanästhetikum befahren werden.
- Mobilisationstherapie wie nach einer operativen Arthrolyse, für 6 Wochen intensive Physiotherapie und Beübung auf der patientengesteuerten Motorschiene (CPM) unter analgetischer Therapie mit gegebenenfalls wiederholter Schmerzkatheteranlage (◘ Abb. 12.6, Lindenhovius et al. 2009).

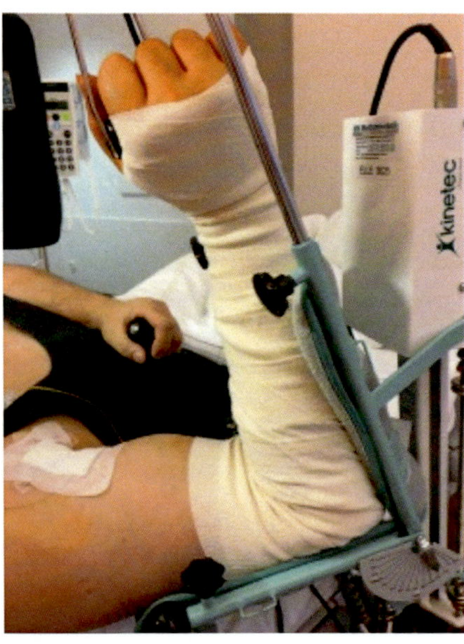

◘ **Abb. 12.6** Postoperative Mobilisation mit der patientengesteuerten Motorschiene (CPM)

Literaturverzeichnis

Eberlin KR, Marjoua Y, Jupiter JB (2017) Compressive neuropathy of the ulnar nerve: a perspective on history and current controversies. J Hand Surg Am 42(6): 464–469. doi: 10.1016/j

Hamdi MF, Aloui I, Allagui M (2010) Ulnar nerve compression at the elbow and heterotropic ossification: a report of five cases. Neurochirurgie 56: 340–343

Kelly EW, Morrey BF, O'Driscoll SW (2001) Complications of elbow arthroscopy. J Bone Joint Surg Am 83-A: 25–34

Lindenhovius AL, van de Luijtgaarden K, Ring D et al. (2009) Open elbow contracture release: postoperative management with and without continuous passive motion. J Hand Surg Am 34A: 858–865

Morse LP, McGuire DT, Bain GI (2014) Endoscopic ulnar nerve release and transposition. Tech Hand Up Extrem Surg 18(1): 10–14

Prommersberger KJ, Mühldorfer M, Schoonhoven J van (2011) Neurologische Komplikationen bei Ellenbogensteife. Orthopäde

Savoie FH 3rd, Nunley PD, Field LD (1999) Arthroscopic management of the arthritic elbow: indications, technique, and results. J Shoulder Elbow Surg 8(3): 214–219

Toirac A, Giugale JM, Fowler JR (2017) Open versus endoscopic cubital tunnel in situ decompression: a systematic review of outcomes and complications. Hand (N Y) 12(3): 229–235

Endoskopisch-assistierte Refixation der distalen Bizepssehne

S. Reuter, A. Lenich

A. Imhoff, A. Lenich (Hrsg.), *Arthroskopie und minimal-invasive Chirurgie des Ellenbogens*
https://doi.org/10.1007/978-3-662-56679-4_13

13.1 Pathologie/Indikation

Ein Großteil der distalen Bizepssehnenrupturen steht in einem direkten Zusammenhang mit einem akuten Unfall (Klonz et al. 2003). Die Kombination aus einer plötzlich exzentrischen Krafteinwirkung auf den aktiv flektierten Ellenbogen ist häufig die Ursache einer Sehnenruptur (Hegelmaier et al. 1992, Chillemi et al. 2007). Die Inzidenz der distalen Bizepsehnenruptur wird mit 1,2 Rupturen auf 100.000 Einwohner pro Jahr angegeben (Morrey et al. 2014). Betroffen sind vor allem Männer im Alter zwischen 30 und 60 Jahren, wobei sich ein gehäuftes Auftreten in der 4. und 5. Lebensdekade feststellen lässt (Morrey et al. 2014).

Die Indikation für eine Operation besteht bei Patienten mit einer akuten Komplett- oder Partialruptur mit signifikantem Kraftverlust für die Supinations- und Flexionsbewegung im Ellenbogengelenk. Die operative Reinsertion der Sehne an der Tuberositas radii stellt derzeit das Standardverfahren dar (Chillemi et al. 2007, Bak et al. 1992). Es besteht der eindeutige Konsensus der Überlegenheit der operativen Therapie gegenüber der konservativen Therapie zur Wiedererlangung der Flexions- und vor allem Supinationskraft im Ellenbogengelenk (Morrey et al. 2014, Nesterenko et al. 2010, Chillemi et al. 2007).

3

In den letzten Jahren wurden verschiedene operative Techniken im Hinblick auf eine optimale Refixation mit guten funktionellen Ergebnissen beschrieben. Dennoch werden sowohl der operative Zugang (Single-incision-Technik vs. Double-incision-Technik) als auch die Refixationsmethode (Fadenanker, Endobutton, transossäre Nähte, Interferenzschraube) im Hinblick auf die optimale Wiederherstellung der Kraft und der Minimierung von Komplikationen kontrovers diskutiert (Hartman et al. 2007, Watson et al. 2014, Hasan et al. 2012).

Eine häufig berichtete Komplikation des vorderen Single-incision-Zuganges ist die transiente oder persistierende Irritation des N. cutaneus antebrachii lateralis durch Hakenzug oder eine direkte Kompression während der Operation (Shields et al. 2015, Grewal et al. 2012). Zur Minimierung dieser Komplikation wurden bereits endoskopisch-assistierte Techniken zur Refixation der distalen Bizepssehne vorgestellt (Gregory et al. 2009, Sharma und MacKay 2005). Biomechanische Untersuchungen konnten zeigen, dass die exakte anatomische Reinsertion der distalen Bizepssehne entscheidend ist und Abweichungen von wenigen Millimetern eine erheblichen Reduktion der Supinationskraft zur Folge haben können (Hutchinson et al. 2008, Bain et al. 2000). Eine intraoperative exakte Sicht auf die Tuberositas radii ist daher essenziell zur Implantatplatzierung, was durch die endoskopische Einsicht erleichtert werden kann.

13.2 Operationsprinzip/Instrumente

In der hier vorgestellten Technik erfolgt die Reinsertion der distalen Bizepsehne an der Tuberositas radii mittels intramedullärem Fixationsplättchen durch ein minimalinvasives, endoskopisch-assistiertes Vorgehen. Dabei erfolgen das Aufsuchen des Sehnenstumpfes und die Präparation der Tuberositas radii mit Positionierung der Bohrlöcher unter endoskopischer Kontrolle. Der Sehnenstumpf wird anschließend über 2 Fixationsplättchen anatomisch intramedullär in der Tuberositas radii refixiert.

Instrumentarium

- 2-mal Bizepsbutton zur intramedullären Fixierung (Fa. Arthrex, Naples, FL, USA)
- 2-mal Fibre Wire 2.0 (Fa. Arthrex, Naples, FL, USA)
- 2-mal 2,4-mm-Zielbohrdraht
- Bohrer 3,2 mm (Fa. Acumed Ltd, Hempshire, UK)
- Gewebeschutzhülse 3,5 mm
- Nervenpräparationsaufsatz für die Endoskopiekamera

13.3 Operationsvorbereitungen

Zunächst erfolgt die symptomspezifische Anamnese mit Erhebung des Unfallherganges, der Beschwerdesymptomatik, vorangegangener Beschwerden und bereits erfolgter Operationen am Ellenbogen. Im Rahmen der symptomspezifischen Untersuchung wird auf eine Proximalisierung des Muskelbauches des M. biceps brachii sowie ein Hämatom in der Ellenbeuge geachtet. In der Muskelfunktionsprüfung im Seitenvergleich zeigt sich häufig eine reduzierte Kraft bei Supination sowie ein positiver Hook-Test. Der präoperative neurovaskuläre Status wird dokumentiert. Eine Röntgenaufnahme des Ellenbogens in 2 Ebenen (a.-p.

und lateral) sowie eine MRT-Untersuchung zur Beurteilung des Ausmaßes der Sehnenschädigung (partiell vs. komplett), der Läsionshöhe, der Sehnenqualität und der Beurteilung der Retraktion des Sehnenstumpfs komplettieren die präoperative Diagnostik.

In der Patientenaufklärung wird auf das Risiko von intraoperativen Nervenverletzungen (N. radialis, N. medianus, N. musculocutaneus), Gefäßverletzungen und verbleibenden Funktionsstörungen hingewiesen. Auch die Bildung von heterotopen Ossifikationen und eine Reruptur der Sehne stellen mögliche Komplikationen dar. Neben der Fehlplatzierung der Fixationssysteme kann es zum Ausbruch, zu einer Lockerung oder zur Dislokation dieser Systeme kommen. Der Eingriff erfolgt in Rückenlagerung in Allgemeinnarkose. Die zu operierende Extremität wird auf einem röntgendurchlässigen Armtisch in Ellenbogenstreckung und Supinationsstellung des Unterarms gelagert. Eine Blutsperre mit 280 mmHg wird angelegt.

13.4 Operationstechnik

Der Zugang erfolgt über eine Inzision unmittelbar distal der Ellenbeuge ulnarseitig (◘ Abb. 13.1).

Als Leitstruktur dient der mediale Rand des M. brachioradialis. Der N. cutaneus antebrachii lateralis (des N. musculocutaneus) muss in seinem Verlauf auf der Faszie des M. brachioradialis geschont werden. Die Inzision der Faszie erfolgt unmittelbar medial des M. brachioradialis.

Anschließend wird mit dem Endoskop (mit Nervenpräparationsaufsatz) der meist nach proximal eingeschlagene Sehnenstumpf aufgesucht (◘ Abb. 13.2). Die Lösung von Adhäsionen kann nun unter Sicht durchgeführt werden. Die Palpation der Tuberositas radii erfolgt bei flektiertem und supinierten Ellenbogengelenk. Die Tuberositas radii wird unter endoskopischer Darstellung freipräpariert (◘ Abb. 13.3).

Der Sehnenstumpf wird mit nichtresorbierbarem Nahtmaterial (z. B. FiberWire, Fa.Arthrex) mit am distalen Ende beginnender aufsteigender und am gegenüberliegenden Sehnenrand wieder absteigender Krakow-Naht angeschlungen. Die Fadenenden sollen am distalen Sehnenende zu liegen kommen. Es werden je 2 Fadenpaare am Sehnenstumpf vorgelegt (◘ Abb. 13.4).

Die Fadenpaare werden mit jeweils einem Bizepsbutton bestückt (◘ Abb. 13.5).

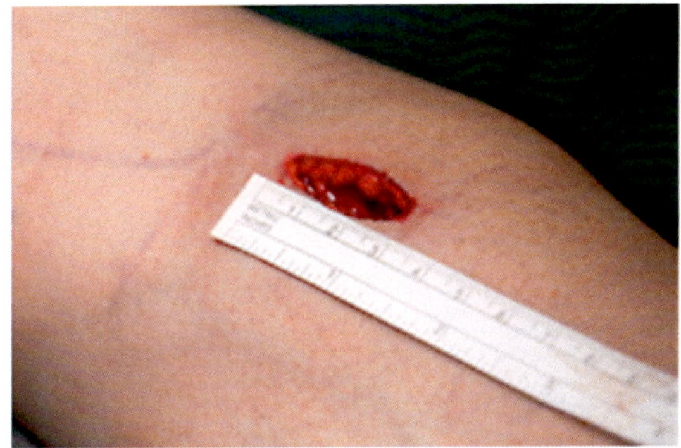

◘ **Abb. 13.1** Zugang ulnarseitige Ellenbeuge

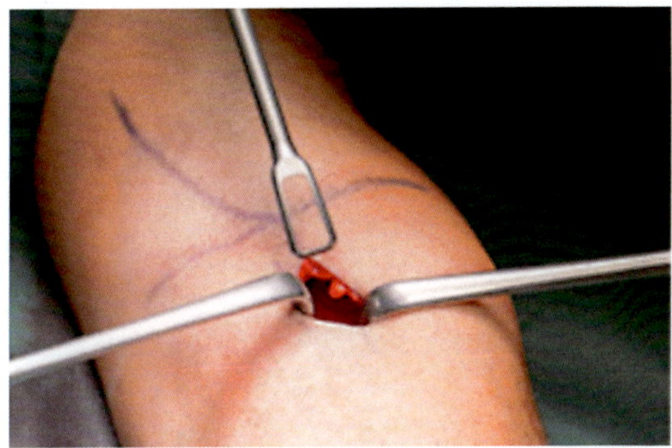

◘ **Abb. 13.2** Eingehen mit dem Endoskop (mit Nervenpräparationsaufsatz)

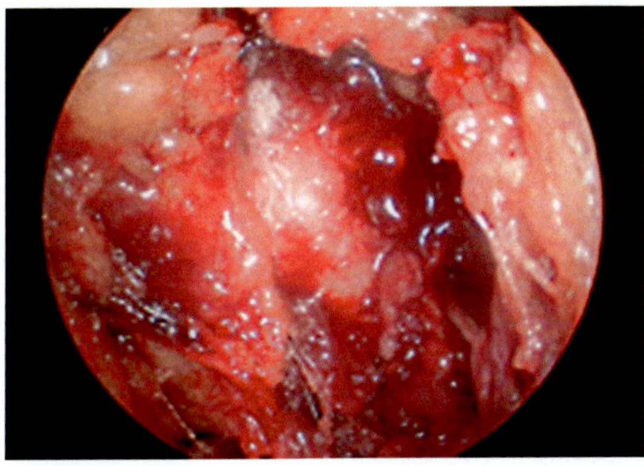

◘ **Abb. 13.3** Präparation der Tuberositas radii

In maximaler Supinationsstellung des Unterarms werden nun 2 Zielbohrdrähte in der Tuberositas radii platziert und die korrekte Lage der Bohrdrähte wird anschließend radiologisch kontrolliert (◘ Abb. 13.6). Nun wird eine Bohrhülse über dem Zieldraht platziert und der Zieldraht entfernt. Mit dem 3,2-mm-Bohrer wird dann monokortikal bis zur Gegenkortikalis gebohrt.

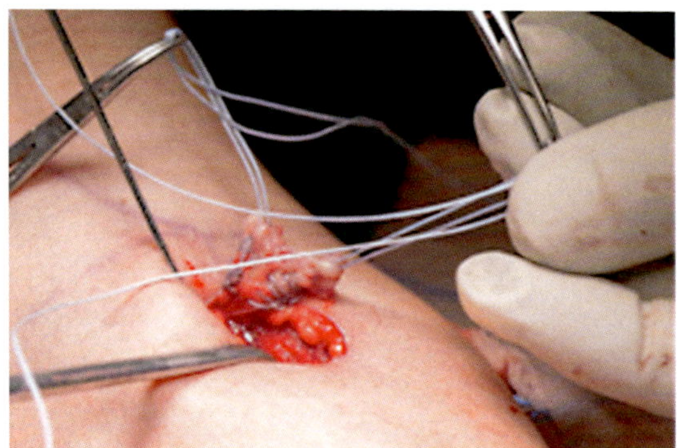

Abb. 13.4 Anschlingen des Sehnenstumpfes mit 2 Fadenpaaren

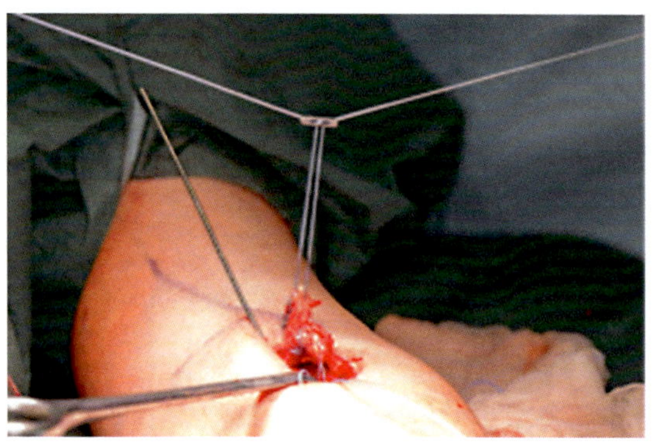

Abb. 13.5 Bestücken der Fadenpaare mit 2 Bizepsbuttons

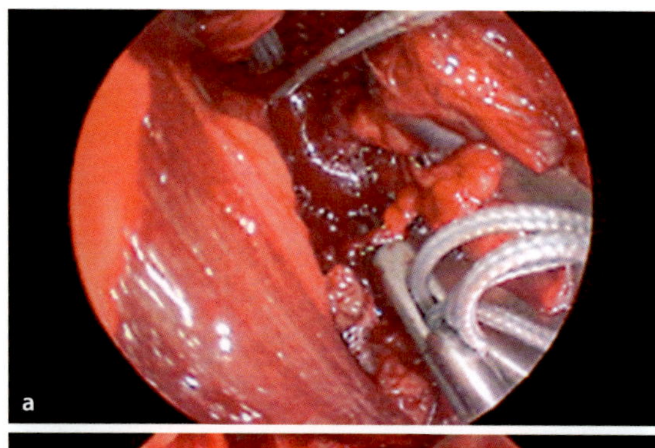

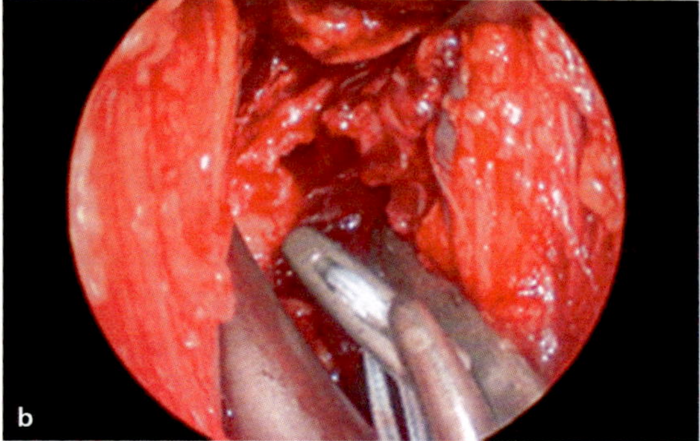

Abb. 13.7a,b Einführen der beiden Bizepsbuttons in die Bohrlöcher und subkortikales Verkippen

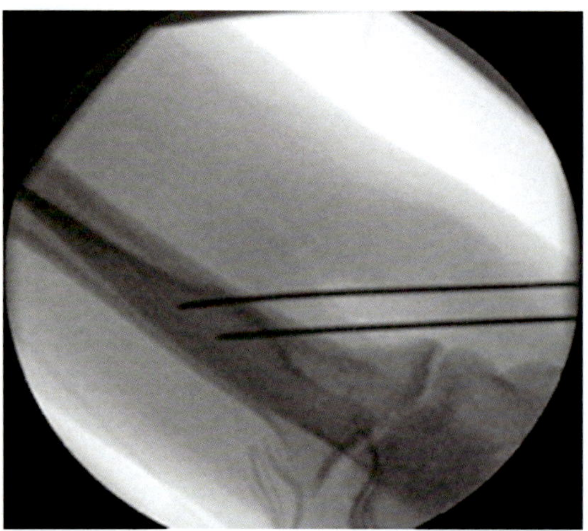

Abb. 13.6 Radiologische Kontrolle der Zieldrahtpositionierung in der Tuberositas radii

Nacheinander werden 2 Bizepsbuttons in das jeweilige Bohrloch eingeführt und mit einem ledigen Draht bis zum Verkippen subkortikal vorgeschoben (Abb. 13.7). Durch Zug an den freien Fäden wird sichergestellt, dass beide Buttons intramedullär subkortikal des anterioren Kortex verkippt („geflippt") sind. Anschließend werden die Fadenenden beider Bizepsbuttons verknotet.

Abschließend wird die Implantatlage radiologisch in 2 Ebenen kontrolliert und die freie passive Beweglichkeit des Gelenkes geprüft (Abb. 13.8).

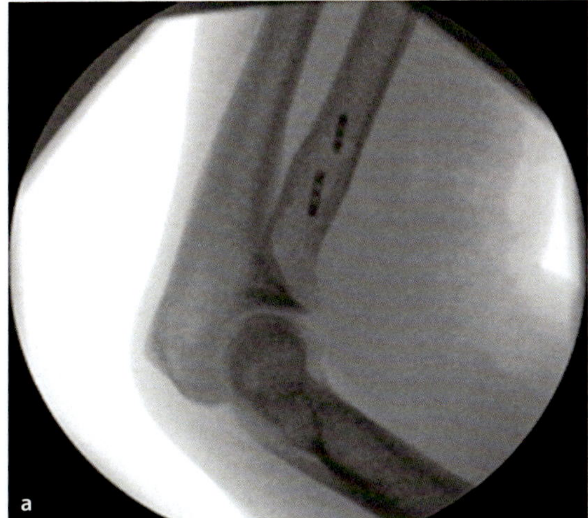

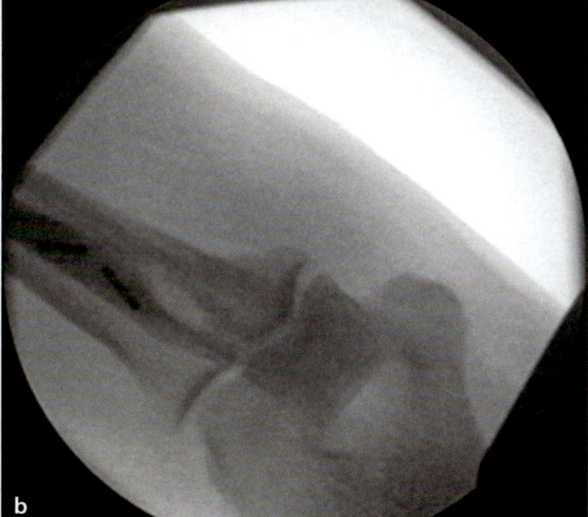

Abb. 13.8a,b Radiologische Abschlusskontrolle

13.5 Postoperative Maßnahmen

Es erfolgt eine frühfunktionelle Nachbehandlung mit freier passiver Mobilisation.

Eine Epico ROM® Orthese (Fa. Medi, Bayreuth, Deutschland) wird für insgesamt 6 Wochen getragen. In der Orthese wird die Extension auf 20° für 4 Wochen limitiert. Im Zeitraum der ersten 2 Wochen postoperativ ist zudem keine aktive Pro-/Supination erlaubt.

Sportliche Maximalbelastung und schweres körperliches Arbeiten ist nach 12 Wochen wieder möglich. Aktive Bizepsaktivitäten mit Gewichten >5 kg sollen für 6 Wochen vermieden werden.

Tipps und Tricks

Bei der tiefen Präparation und Bohrkanalanlage sollte auf eine maximale Supinationsstellung des Unterarmes geachtet werden, um eine anatomische Reinsertion der Sehne zu erzielen. Zudem sollte nach Anlage der Bohrkanäle ausgiebig gespült werden, um heterotopen Ossifikationen vorzubeugen. Die Rami recurrentes der Vv. perforantes müssen zur Verhinderung von Blutungen sorgfältig ligiert werden. Um die Ausrissstabilität der Verankerungssysteme nicht zu gefährden, sollte kein ausgedehntes Débridement im Bereich der Kortikalis erfolgen.

13.6 Zusammenfassung

- Operationsziel: Endoskopisch-assistierte Refixation der distalen Bizepssehne an der Tuberositas radii mit 2 intramedullär subkortikal platzierten Buttons.
- Indikationen: Akute Komplett- oder Partialrupturen der distalen Bizepssehne mit signifikantem Kraftverlust für Supination und Flexion im Ellenbogengelenk.
- Operationstechnik: Hautschnitt unmittelbar distal der Ellenbeuge ulnarseitig und Eingehen mit dem Endoskop. Aufsuchen des Sehnenstumpfes und endoskopische Darstellung der Tuberositas radii.
- Anschlingen des Sehnenstumpfes mit 2 Fadenpaaren, die anschließend mit 2 Buttons bestückt werden. Nach Platzierung von 2 Zielbohrdrähten in der Tuberositas radii und Überbohren werden die Buttons subkortikal platziert und intramedullär verkippt.
- Weiterbehandlung: Tragen einer Ellenbogenorthese für 6 Wochen. In der Orthese wird die Extension auf 20 ° für 4 Wochen limitiert. Im Zeitraum der ersten 2 Wochen postoperativ ist zudem keine aktive Pro-/Supination erlaubt.

Literatur

Bain GI, Prem H, Heptinstall RJ, Verhellen R, Paix D (2000) Repair of distal bizeps tendon rupture: a new technique using the Endobutton. J Shoulder Elbow Surg/Am Shoulder Elbow Surg 9 (2): 120–126

Bak K, Haugegaard LM, Petersen OC (1992) Complete restoration of supination and flexion strength after surgical treatment of distal bizeps tendon rupture by the Boyd-Andersson method. Ugeskrift Laeger 154 (10): 629–631

Chillemi C, Marinelli M, De Cupis V (2007) Rupture of the distal bizeps brachii tendon: conservative treatment versus anatomic reinsertion – clinical and radiological evaluation after 2 years. Arch Orthopaedic Trauma Surg 127 (8): 705–708. doi: 10.1007/s00402-007-0326-7

Gregory T, Roure P, Fontes D (2009) Repair of distal bizeps tendon rupture using a suture anchor: description of a new endoscopic procedure. Am J Sports Med 37 (3): 506–511. doi: 10.1177/0363546508326985

Grewal R, Athwal GS, MacDermid JC, Faber KJ, Drosdowech DS, El-Hawary R, King GJ (2012) Single versus double-incision technique for the repair of acute distal bizeps tendon ruptures: a randomized clinical trial. J Bone Joint Surg Am Vol 94 (13): 1166–1174. doi: 10.2106/JBJS.K.00436

Hartman MW, Merten SM, Steinmann SP (2007) Mini-open 2-incision technique for repair of distal bizeps tendon ruptures. J Shoulder Elbow Surg/Am Shoulder Elbow Surg 16 (5): 616–620. doi: 10.1016/j.jse.2006.10.021

Hasan SA, Cordell CL, Rauls RB, Bailey MS, Sahu D, Suva LJ (2012) Two-incision versus one-incision repair for distal bizeps tendon rupture: a cadaveric study. J Shoulder Elbow Surg/Am Shoulder Elbow Surg 21 (7): 935–941. doi: 10.1016/j.jse.2011.04.027

Hegelmaier C, Schramm W, Lange P (1992) Distal bizeps tendon rupture. Therapy and forensic insurance evaluation. Unfallchirurg 95 (1): 9–16

Hutchinson HL, Gloystein D, Gillespie M (2008) Distal bizeps tendon insertion: an anatomic study. J Shoulder Elbow Surg/Am Shoulder Elbow Surg 17 (2): 342–346. doi: 10.1016/j.jse.2007.05.005

Klonz A, Loitz D, Reilmann H (2003) Proximal and distal ruptures of the bizeps brachii tendon. Unfallchirurg 106 (9): 755–763

Morrey ME, Abdel MP, Sanchez-Sotelo J, Morrey BF (2014) Primary repair of retracted distal bizeps tendon ruptures in extreme flexion. J Shoulder Elbow Surg/Am Shoulder Elbow Surg 23 (5): 679–685. doi: 10.1016/j.jse.2013.12.030

Nesterenko S, Domire ZJ, Morrey BF, Sanchez-Sotelo J (2010) Elbow strength and endurance in patients with a ruptured distal bizeps tendon. J Shoulder Elbow Surg/Am Shoulder Elbow Surg 19 (2): 184–189. doi: 10.1016/j.jse.2009.06.001

Sharma S, MacKay G (2005) Endoscopic repair of distal bizeps tendon using an EndoButton. Arthroscopy 21 (7): 897. doi: 10.1016/j.arthro.2005.04.001

Shields E, Olsen JR, Williams RB, Rouse L, Maloney M, Voloshin I (2015) Distal bizeps brachii tendon repairs: a single-incision technique using a cortical button with interference screw versus a double-incision technique using suture fixation through bone tunnels. Am J Sports Med 43(5): 1072–1076. doi: 10.1177/0363546515570465

Watson JN, Moretti VM, Schwindel L, Hutchinson MR (2014) Repair techniques for acute distal bizeps tendon ruptures: a systematic review. J Bone Joint Surg Am Vol 96 (24): 2086–2090. doi: 10.2106/JBJS.M.00481

Arthroskopisch gestützte Frakturversorgung

L. P. Müller, M. Hackl, K. Wegmann, G. S. Athwal

A. Imhoff, A. Lenich (Hrsg.), *Arthroskopie und minimal-invasive Chirurgie des Ellenbogens*
https://doi.org/10.1007/978-3-662-56679-4_14

14.1 Pathologie

Etwa 5–8 % aller Frakturen des Erwachsenen betreffen das Ellenbogengelenk (Resnick u. Kang 1997). Bleibende Beschwerden sind dabei nicht selten und insbesondere Luxations- sowie distale Humerusfrakturen gehen häufig mit einer sekundären Arthrose einher (Doornberg et al. 2007, Guitton et al. 2010, Herbertsson et al. 2004).

14.1.1 Frontale Abscherfrakturen des distalen Humerus

Frontale Abscherfrakturen des Kapitulums beziehungsweise der Trochlea (AO Typ 13 B3) sind in manchen Fällen einer arthroskopisch gestützten Osteosynthese zugängig und wurden von Dubberley et al. subklassifiziert (Dubberley et al. 2006):

- Dubberley Typ I – Einfache Abscherfraktur des Kapitulums mit oder ohne Beteiligung der lateralen Trochleakante
- Dubberley Typ II – Einfache Abscherfraktur des Kapitulums und der Trochlea
- Dubberley Typ III – Mehrfragmentäre Abscherfraktur von Kapitulum und Trochlea

In Abhängigkeit des Vorhandenseins einer dorsalen Trümmerzone handelt es sich um eine A-Fraktur (keine dorsale Trümmerzone) oder B-Fraktur (dorsale Trümmerzone).

Frakturen des distalen Humerus werden in der Regel operativ versorgt. Die Ergebnisse nach konservativer Therapie sind zumeist unzufriedenstellend, weshalb diese Behandlungsform dem multimorbiden, geriatrischen Patienten mit niedrigem funktionellen Anspruch vorbehalten bleibt (Aitken et al. 2015, Nauth et al. 2011, Ries et al. 2014).

14.1.2 Koronoidfrakturen

Der Processus coronoideus trägt wesentlich zur Stabilität des Ellenbogengelenks bei. Über das Tuberculum subliminus dient er dem anterioren Bündel des medialen Kollateralbands als Ansatzpunkt und spielt so eine wichtige Rolle für die Valgusstabilität (O'Driscoll et al. 2003). Darüber hinaus stabilisiert er das Ellenbogengelenk gegen Varusbelastungen und limitiert die posterolaterale Rotation (Hartzler et al. 2014, Schneeberger et al. 2004). Isolierte Frakturen des Koronoids sind selten, häufig treten sie als Begleitpathologien auf. Regan und Morrey klassifizierten die Koronoidfrakturen in 3 Typen (Regan u. Morrey 1989):

- Regan/Morrey Typ I – Fraktur der Koronoidspitze
- Regan/Morrey Typ II – Fraktur von <50 % des Koronoids
- Regan/Morrey Typ III – Fraktur von >50 % des Koronoids

Insbesondere die Typ-II-Fraktur wurde von O'Driscoll subklassifizert (O'Driscoll et al. 2003):

- O'Driscoll Typ II.1 – Isolierte Querfraktur
- O'Driscoll Typ II.2 – Fraktur mit Beteiligung der anteromedialen Facette
- O'Driscoll Typ II.3 – Fraktur mit Beteiligung des Tuberculum subliminus

Typ-I-Frakturen können konservativ behandelt werden. Entscheidet man sich im Rahmen der operativen Behandlung von Begleitpathologien für eine Adressierung des Koronoidfragments, so kann dieses indirekt über ein Anschlingen der ventralen Kapsel refixiert werden. Bei Typ-II-Frakturen – insbesondere O'Driscoll Typ II.2 und II.3 – und Typ-III-Frakturen ist in der Regel die operative Intervention mit Schrauben- oder Plattenosteosynthese indiziert.

14.1.3 Radiuskopffrakturen

Frakturen des Radiuskopfes stellen die häufigste knöcherne Ellenbogenverletzung bei Erwachsenen dar (Johnston 1962, Kaas et al. 2010). Sie resultieren in der Regel aus einem Sturz auf den pronierten Arm und gehen nicht selten mit relevanten Begleitverletzungen der Kollateralbänder, der Membrana interossea und/oder des Processus coronoideus einher (Fitzpatrick et al. 2012, Itamura et al. 2005, McGinley et al. 2014, Trousdale et al. 1992). Die Fraktureinteilung erfolgt anhand der von Johnston modifizierten Mason-Klassifikation (Johnston 1962):

- Mason I – einfache, undislozierte Fraktur (<2 mm Dislokation)
- Mason II – einfache, dislozierte Fraktur (>2 mm Dislokation)
- Mason III – mehrfragmentäre Fraktur
- Mason IV – Luxationsfraktur

Während nichtdislozierte Frakturen der konservativen Therapie zugeführt werden, ist ein engmaschiges Monitoring nötig, um Komplikationen frühzeitig zu erkennen (Burkhart et al. 2015). Bei dislozierten Frakturen ist in der Regel die Osteosynthese indiziert, die mit kanülierten, kopflosen Kompressionsschrauben oder bei Beteiligung des Radiushalses mit anatomisch präformierten, winkelstabilen Platten erfolgt. Die alleinige Resektion in der Akutsituation ist aufgrund der multiplen Begleitpathologien möglichst nicht durchzuführen. Bei nichtrekonstruierbaren Frakturen ist daher aus unserer Sicht der endoprothetische Ersatz zu präferieren (Beingessner et al. 2004).

14.2 Indikation

Die arthroskopisch gestützte Osteosynthese erlaubt – entgegen dem offenen Vorgehen, bei welchem jeweils nur Teile des Gelenks eingesehen und somit Begleitverletzungen unentdeckt bleiben können – eine dezidierte Beurteilung assoziierter Pathologien, insbesondere des Gelenkknorpels und des Kapsel-Band-Apparats. Zudem kann die korrekte Frakturreposition und Positionierung des Osteosynthesematerials arthroskopisch verifiziert werden, was den Bedarf an intraoperativer Durchleuchtung reduziert. Das minimalinvasive Vorgehen bietet darüber hinaus den Vorteil der geringeren Zugangsmorbidität und kann dadurch potenziell das Risiko für Pseudarthrose, postoperative Arthrofibrose oder heterotope Ossifikation reduzieren (Mehdian u. McKee 2000, Shukla et al. 2015).

Folgende Frakturtypen eignen sich zur arthroskopisch gestützten Osteosynthese:

- B3-Frakturen des distalen Humerus ohne relevante Trümmerzone (Dubberley IA, IIA)
- Koronoidfrakturen ohne relevante Trümmerzone (Regan/Morrey I–III; O'Driscoll II.1, II.2)
- Dislozierte Radiuskopffrakturen ohne relevante Trümmerzone (Mason II)

Die bisher vorhandene Literatur beschränkt sich auf einzelne Fallberichte und Fallserien mit guten klinischen Ergebnissen (Adams et al. 2007, Fink Barnes et al. 2015, Hardy et al. 2002, Hausman et al. 2008, Kuriyama et al. 2010, Michels et al. 2007, Mitani et al. 2009, Rolla et al. 2006). Die größte Fallserie publizierten Michels et al. im Jahre 2007, die bei 14 Patienten mit einer Mason-II-Fraktur eine arthroskopisch gestützte Osteosynthese durchführten (Michels et al. 2007). Nach durchschnittlich 5,5 Jahren wiesen die Patienten einen mittleren Broberg-/Morrey-Score von 97,6 Punkten auf mit 11 exzellenten und 3 guten Ergebnissen (Michels et al. 2007).

14.3 Operationsprinzip/ Instrumente

Nach arthroskopisch gestützter, anatomischer Reposition kann die Fraktur mithilfe von Kirschner-Drähten temporär fixiert werden, ehe die definitive Osteosynthese mit kanülierten Schrauben erfolgt. Die Verwendung selbstbohrender und selbstschneidender Schrauben ist zu bevorzugen, um die Anzahl der Operationsschritte zu reduzieren. Zur sicheren Vermeidung neurovaskulärer Komplikationen werden Abscherfrakturen des Kapitulums und Frakturen des Koronoids retrograd verschraubt. Darüber hinaus kann so bei Abscherfrakturen des distalen Humerus die iatrogene Knorpelschädigung minimiert werden. Idealerweise werden mindestens 2 Schrauben platziert, um eine suffiziente Rotationsstabilität zu gewährleisten. Insbesondere bei kleineren Fragmenten wird jedoch in der Regel bereits mit einer Teilgewindeschraube durch eine entsprechende Interdigitation der Fragmente eine suffiziente Osteosynthese erreicht.

Folgendes Instrumentarium wird für die arthroskopisch gestützte Frakturversorgung benötigt:

- Vakuummatratze oder entsprechende gepolsterte Stützen zur Seitlagerung des Patienten
- London-Ontario-Armhalter zur Auslagerung des zu operierenden Arms
- Blutsperremanschette (optional)
- Steriler Hautmarker
- Sterile 20-ml-Spritze und Punktionskanüle (zur Gelenkinsufflation)
- Einmalskalpell (Nr. 11)
- Inflow-Kanüle
- Standard 4-mm-Arthroskop mit 30-Grad-Optik mit Trokar, Trokarhülse und Lichtquelle
- Wechselstab
- Tasthaken
- Arthroskopischer Shaver (z. B. 3,5 mm), ggf. Knochenfräse (z. B. 4,0 mm)
- Gebogene und gerade Küretten

- Diathermie
- Arthroskopische Fasszange
- Zahnarzthaken
- Mittelgroße, spitze und stumpfe Repositionszangen mit großem Offset
- Gegebenenfalls Bohr-Zielgerät (z. B. A-2096, Fa. Medartis, ◘ Abb. 14.3d)
- Gegebenenfalls Tip-to-tip-Navigation (Fa. Brainlab) für Koronoid- und Kapitulumfrakturen
- K-Drähte (Durchmesser 0,8 mm und 1,1 mm)
- Kanülierter Spiralbohrer (z. B. A-3736, A-3836, Fa. Medartis) mit Gewebeschutzhülse
- Kanülierte, selbstschneidende, kopflose Kompressionsschrauben (z. B. CCS, Fa. Medartis, Durchmesser 2,2 mm und 3,0 mm, Länge bis 40 mm; Fa. Biotech, Durchmesser 1,7 mm)
- Gegebenenfalls CleverHook (Fa. Mitek), FiberWire 2-0 (Fa. Arthrex) und Suture Passer (Fa. Arthrex) bei Lasso-Loop-Refixation des Koronoids
- C-Bogen
- Nahtmaterial (z. B. 3/0, nichtresorbierbar, monofil) für den Verschluss der Portale

14.4 Operationsvorbereitung

▪▪ Anamnese und klinische Untersuchung

- Unfallmechanismus
- Voroperationen (anteriore Transposition des N. ulnaris?)
- Haut-Weichteil-Verhältnisse (offene Wunden, Schwellung/Hämatom, vorbestehende Narben)
- Stabilitätstestung in Narkose (mediale/laterale Aufklappbarkeit? Posterolaterale Rotationsinstabilität? Luxationstendenz?)

▪▪ Bildgebung

Röntgenaufnahmen in 2 Ebenen stellen die Grundlage der bildgebenden Diagnostik dar. Zur operativen Planung wird eine Computertomografie mit 3D-Rekonstruktion durchgeführt. Trümmerzonen oder mehrfragmentäre Frakturen, relevante Begleitpathologien oder eine Beteiligung des Radiushalses bei Radiuskopffrakturen lassen sich mittels CT detailliert beurteilen und sind entscheidend für die Indikation bzw. Kontraindikation der arthroskopisch gestützten Osteosynthese. Darüber hinaus erlaubt das CT eine genaue Lokalisation und Größeneinschätzung der Fragmente. So kann bereits präoperativ die Schraubenlänge bemessen und der Positionierungswinkel bzw. der Ein-/Austrittspunkt der Schrauben geplant werden.

14.5 Operationstechnik

Der Eingriff wird in Allgemeinanästhesie und in Seitenlage des Patienten durchgeführt. Die betroffene obere Extremität wird an einem London-Ontario-Armhalter in 90-Grad-Flexion ausgelagert. Hierbei muss sich der Operateur präoperativ vergewissern, dass die Lagerung einen ausreichenden Bewegungsradius des zu operierenden Armes erlaubt und insbesondere keine Beugehindernisse vorliegen. Nach 3-maligem Abwaschen und sterilem Abdecken mit einem Extremitätentuch erfolgt im eigenen Vorgehen die Anlage einer Blutleere (250 mmHg). Zuvor werden relevante, anatomische Landmarken (Olekranonspitze, Radiuskopf, Kapitulum, Trochlea, N. ulnaris) eingezeichnet und sich vergewissert, dass mindestens 20 min vor Anlage der Blutleere eine prophylaktische i.v.-Antibiose verabreicht wurde. Im Anschluss erfolgt die Gelenkinsufflation mit 20–30 ml NaCl-Lösung über das „Soft-Spot-Portal" und die Anlage eines anterolateralen Spülportals. Das Auffüllen des Gelenks kann durch den Hämarthros nur begrenzt möglich sein.

Zur Vermeidung postoperativer Komplikationen ist es von außerordentlicher Wichtigkeit, den Zulaufdruck so gering wie möglich zu halten (20 bis maximal 30 mmHg). Über die nicht selten rupturierte Gelenkkapsel verteilt sich die Spülflüssigkeit bei hohem Zulaufdruck schnell im umliegenden Weichteilgewebe. Dies kann einerseits mit zunehmender Weichteilschwellung die Arthroskopie durch Kompression von außen erschweren und andererseits zu einem postoperativen Kompartmentsyndrom führen. Die Hautinzisionen sollten daher etwas größer angelegt werden, um einen regelrechten Abfluss der Flüssigkeit aus den Portalen zu gewährleisten. Vor Frakturversorgung erfolgt zunächst ein diagnostischer Rundgang, um Begleitpathologien zu entdecken und entsprechend in das therapeutische Vorgehen einzuschließen. Der Bildwandler wird von der Fußseite des Patienten eingebracht und von der sterilen Abdeckung bedeckt. So kann intraoperativ durchleuchtet werden, ohne den Operateur zu behindern.

14.5.1 Abscherfrakturen des Kapitulums

Zur arthroskopisch gestützten Osteosynthese von koronaren Abscherfrakturen des distalen Humerus (◘ Abb. 14.1, ◘ Abb. 14.2) beginnt die Arthroskopie im posterioren Kompartiment. Das Frakturhämatom kann so ausgeräumt und die Fraktur über das hoch-posterolaterale Portal dargestellt werden. Über ein zusätzliches posterolaterales Soft-Spot-Portal wird das Frakturbett mithilfe eines Shavers und gebogenen Küretten débridiert. Ist das Débridement abgeschlossen, wird in den ventralen Gelenkabschnitt gewechselt. Durch Extension des Ellenbogens in Supination und unter Varusstress kann versucht werden, die Fraktur geschlossen zu reponieren. Gelingt dies nicht, muss das Fragment arthroskopisch reponiert werden. Die Kamera wird über ein anteromediales Portal eingebracht, um die Fraktur darzustellen. Über ein möglichst proximales anterolaterales Portal kann der Wechselstab proximal des Fragments platziert werden, um dieses zu reponieren. Die Reposition kann dann mit einem Zahnarzthaken oder einer Repositionszange optimiert und gehalten werden. Der Ellenbogen wird mindestens 90-Grad-flektiert, um die Reposition durch radiokapitellare Kompression zu unterstützen.

Im nächsten Schritt können retrograd vom dorsalen Kapitulum ausgehend 2–3 K-Drähte – je nach Größe des Fragments – in 90° zur Frakturlinie eingebracht und die Reposition und K-Draht-Lage fakultativ mittels Bildwandler kontrolliert werden. Um Fehlbohrungen mit iatrogener Knorpelschädigung zu vermeiden, empfiehlt sich die Verwendung eines Zielgeräts (z. B. A-2096, Fa. Medartis) oder eine Tip-to-tip-Navigation mithilfe eines 3D-Navigationssystems (z. B. Firma Brainlab). Dabei werden die Bohrbüchse zur Bohrung des K-Drahts und ein Pointer, der am gewünschten Austrittspunkts des Drahts positioniert wird, kalibriert und von der Navigationseinheit 3-dimensional im Raum erkannt. So kann der Operateur den K-Draht navigiert in Richtung des Pointers vorbohren, indem er sich an der Bildschirmanzeige orientiert. Eine zusätzliche Strahlenbelastung durch CT-Referenzierung ist nicht notwendig.

Die Verwendung eines Längenmessers entfällt, da die Lage des jeweiligen K-Drahts arthroskopisch dargestellt und die Schraubenlänge an dessen Eindringtiefe bemessen werden kann. Die kanülierten, selbstschneidenden Teilgewindeschrauben werden von posterior eingebracht und die Kirschner-Drähte im Anschluss entfernt, um die Osteosynthese abzuschließen. Es empfiehlt sich, die Reposition beim Eindrehen der Schrauben von anterior über eine Repositionszange, einen Zahnarzthaken oder einen Wechselstab zu stabilisieren, um eine Fragmentdislokation nach anterior durch die Schraubenspitze zu vermeiden. Da der Eintrittspunkt der Schrauben in der Regel in Extension nicht mit dem Radiuskopf kommuniziert, ist die Verwendung von kopflosen Kompressionsschrauben nicht zwingend erforderlich.

Die korrekte Frakturreposition wird abschließend arthroskopisch und mithilfe des Bildwandlers verifiziert und dokumentiert. Durch passives Durchbewegen des Ellenbogens muss ein dorsales Schraubenimpingement ausgeschlossen werden.

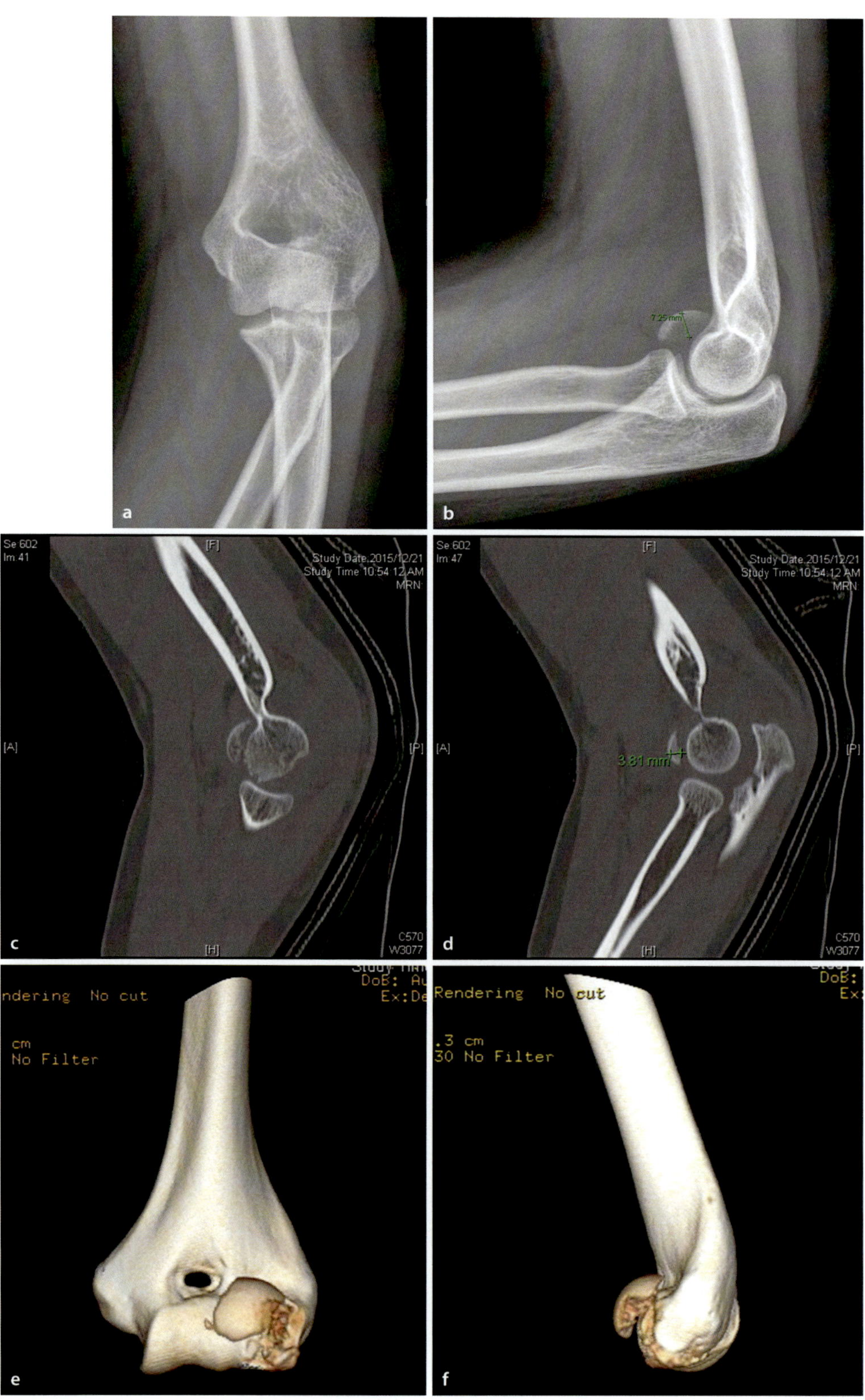

Abb. 14.1a–f Präoperative Bildgebung einer 17-jährigen Patientin mit Dubberley-IA-Fraktur nach einem Sturz auf den linken ausgestreckten Arm. **a,b** Konventionelles Röntgen in 2 Ebenen, **c–f** sagittale und 3D-Rekonstruktion mit Darstellung des nach proximal dislozierten, osteochondralen Fragments

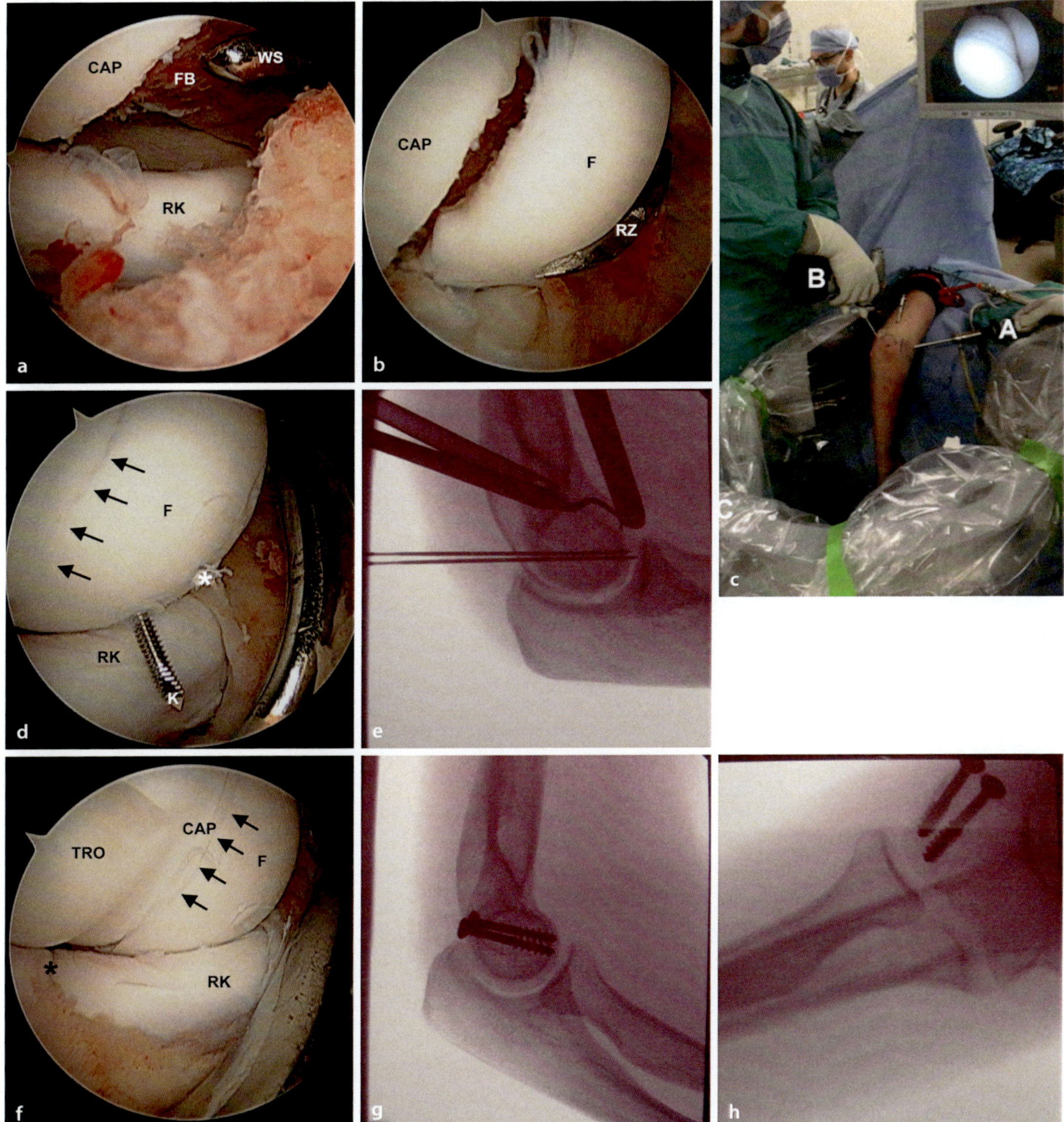

Abb. 14.2a–h Intraoperativer Befund in der Ansicht von anteromedial mit einem anterolateralen Arbeitsportal. **a** Débridiertes Frakturbett (*FB*) des Kapitulums (*CAP*). Der Radiuskopf (*RK*) ist intakt. **b** Das Kapitulumfragment (*F*) wird mit einer von anterolateral eingebrachten Repositionszange (*RZ*) reponiert. **c** Einbringen der K-Drähte von dorsal retrograd in das reponierte Fragment. **d** Das Fragment (*F*) zeigt sich anatomisch reponiert, der Frakturspalt (*Pfeile*) ist nur noch schwer abzugrenzen. Das Gelenk wird flektiert, damit der Radiuskopf (*RK*) die Reposition stützt. Nachdem bereits ein K-Draht (*K*) vorgebohrt ist, wird weiter lateral parallel dazu ein zweiter K-Draht platziert (*). **e** Die Bildwandlerkontrolle im seitlichen Strahlengang zeigt die regelrechte Platzierung der K-Drähte. **f** Nach Einbringen der Zugschrauben wurden die K-Drähte entfernt. Das Fragment (*F*) zeigt sich weiterhin anatomisch reponiert, der Frakturspalt (*Pfeile*) ist kaum zu erkennen (* proximales Radioulnargelenk). **g,h** Abschließende Bildwandlerkontrolle in 2 Ebenen. *A* Arthroskop, *B* Bohrer, *C* C-Bogen, *CAP* Kapitulum, *RK* Radiuskopf *TRO* Trochlea, *WS* Wechselstab

14.5.2 Koronoidfrakturen

Koronoidfrakturen (◘ Abb. 14.3, ◘ Abb. 14.4, ◘ Abb. 14.5, ◘ Abb. 14.6, ◘ Abb. 14.7) können arthroskopisch mithilfe von Zugschrauben oder – insbesondere bei kleinen Fragmenten – mit einer „Lasso-Loop-Technik" versorgt werden. Die Fraktur wird über ein anterolaterales Portal dargestellt und ein anteromediales Arbeitsportal wird angelegt. Mit einem Shaver und geraden oder gebogenen Küretten kann das Frakturbett vom Hämatom befreit werden. Läuft die Fraktur weit nach medial im Sinne einer O'Driscoll-Typ-II.3-Fraktur aus, so muss frühzeitig ein offenes Vorgehen in Erwägung gezogen werden, da der N. ulnaris unmittelbar dorsal des Tuberculum subliminus verläuft und so im Rahmen der arthroskopischen Frakturreposition und Osteosynthese in Mitlei-

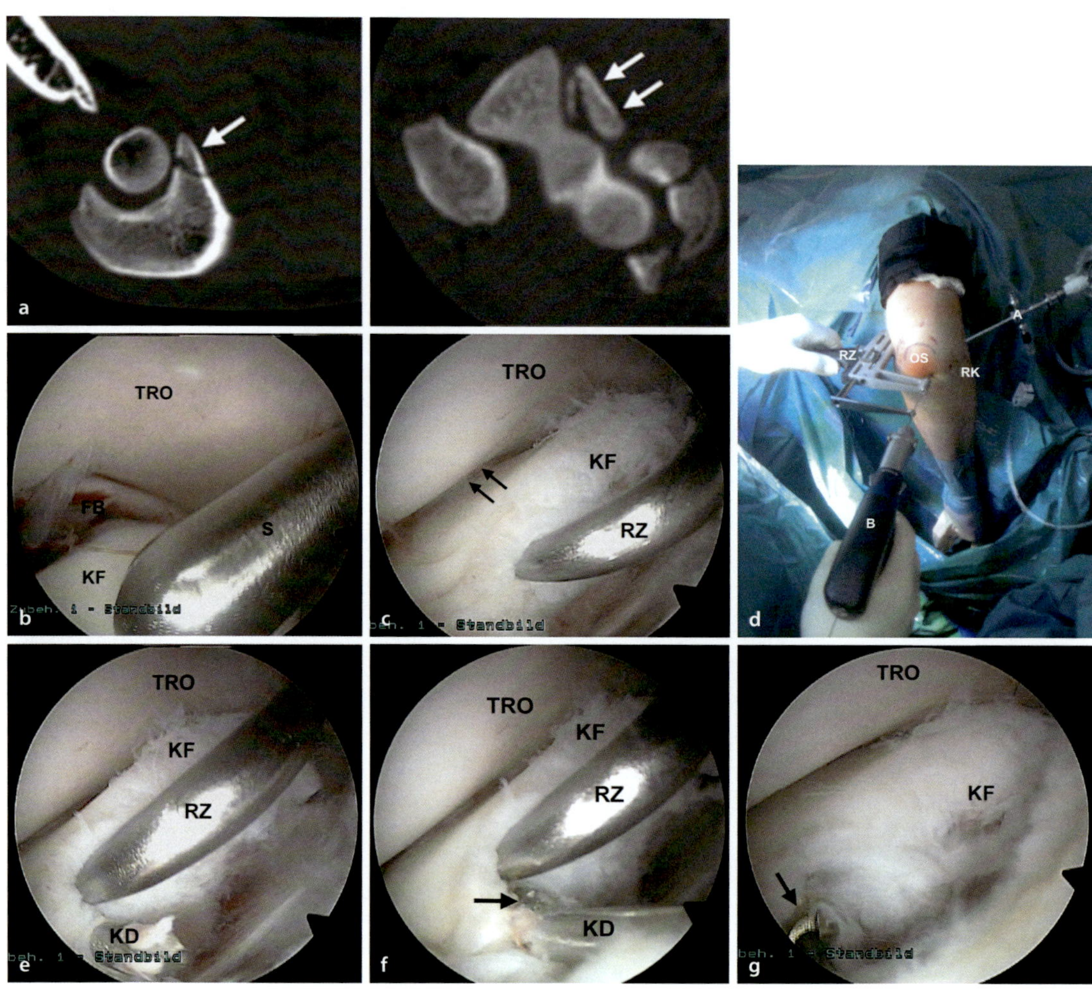

◘ **Abb. 14.3a–g** 30-jähriger männlicher Patient mit Terrible-Triad-Verletzung rechts: Präoperative Bildgebung und intraoperativer Befund. **a** Präoperatives CT mit Darstellung der Regan-/Morrey-II-Fraktur (*Pfeile*) und der mehrfragmentären Radiuskopffraktur (Mason III). **b** Intraoperativer Befund: Das Arthroskop befindet sich im anterolateralen Portal. Das Koronoidfragment (*KF*) ist nach distal disloziert. Dahinter stellt sich das Frakturbett (*FB*) mit Hämatom dar. **c** Reposition des Fragments (*KF*) mit einer über das anteromediale Portal eingebrachten Repositionszange (*RZ*). Die Fraktur (*Pfeile*) zeigt sich anatomisch reponiert. **d** Blick von dorsal auf den Ellenbogen. Das Arthroskop ist im anterolateralen Portal. Die Repositionszange (*RZ*) dient als Zielgerät für die retrograde Bohrung (*B*) des K-Drahts von der dorsalen Ulnakortikalis ausgehend. Sie sitzt mit einem Ende auf der dorsalen Ulnakante auf, mit dem anderen über das anteromediale Portal auf dem Koronoidfragment. **e** Retrogrades Einbringen des K-Drahts (KD) in den lateralen Anteil des Fragments (*KF*). **f** Einbringen der kanülierten Kompressionsschraube (*Pfeil*) über den K-Draht (*KD*). **g** Darstellung der regelrecht einliegenden Kompressionsschraube (Pfeil) nach Entfernung des K-Drahts. *KF* Koronoidfragment, *OS* Olekranonspitze, *RK* Radiuskopf, *RZ* Repositionszange, *S* Shaver, *TRO* Trochlea

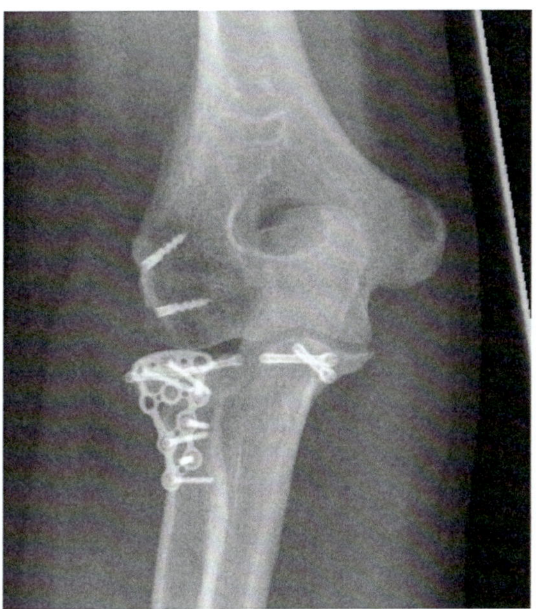

Abb. 14.4 Röntgenkontrolle 6 Monate postoperativ mit Konsolidierung der Fraktur und regelrechter Implantatlage

denschaft gezogen werden könnte. Da die Koronoidfraktur eine häufige Begleiterscheinung einer dorsalen Ellenbogenluxation darstellt, muss gezielt nach zusätzlichen osteochondralen Läsionen oder freien Gelenkkörpern, typischerweise im Bereich der Trochlearinne, des Radiuskopfes oder des dorsalen Kapitulums (Osborne-Cotterill-Läsion; Osborne u. Cotterill 1966), gefahndet werden. Darüber hinaus muss die Gelenkstabilität beurteilt und in Abhängigkeit des Befunds eine additive Kollateralbandstabilisierung erwogen werden.

Zur temporären Reposition des Koronoidfragments eignen sich mittelgroße, spitze Repositionszangen mit großem Offset, die am einen Ende an der dorsalen Ulnakante und am anderen Ende über das anteromediale Portal von ventral auf das Fragment aufgebracht werden können. Je nach Größe des Fragments werden möglichst 2 K-Drähte retrograd von der dorsalen Ulnakante aus eingebracht, um die Fraktur zu stabilisieren. Um Fehlbohrungen zu vermeiden, empfiehlt sich auch

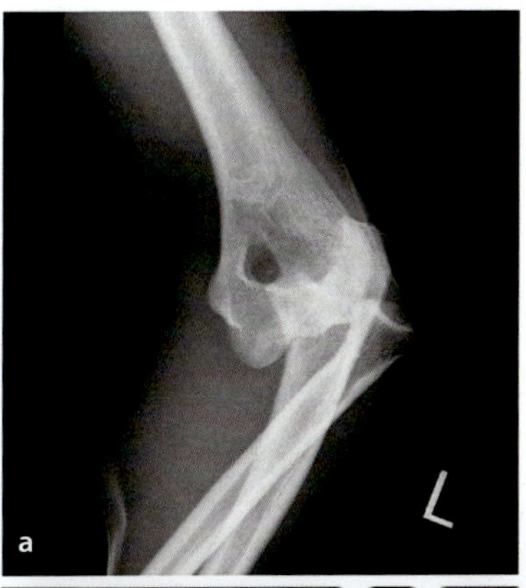

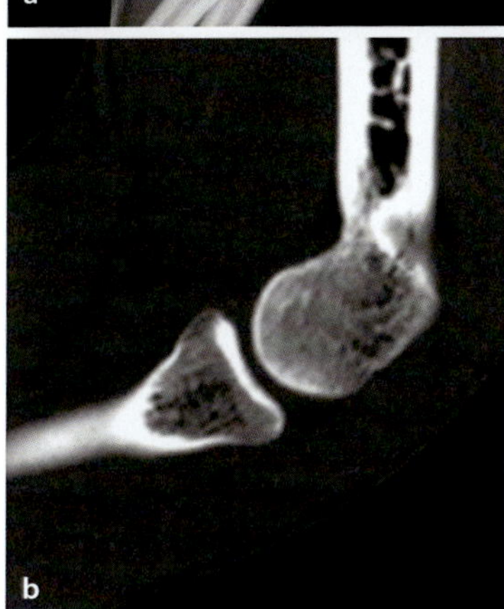

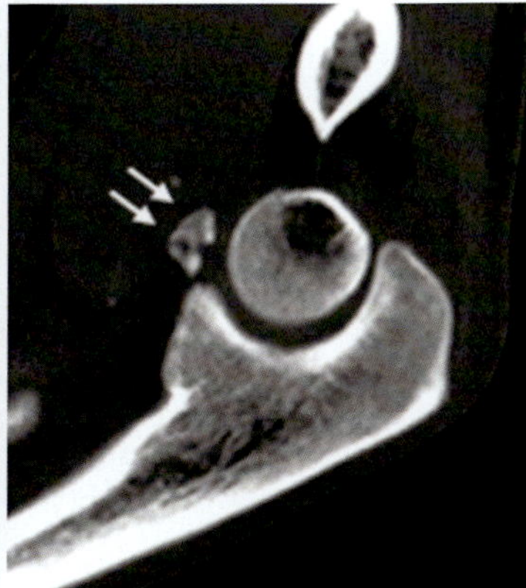

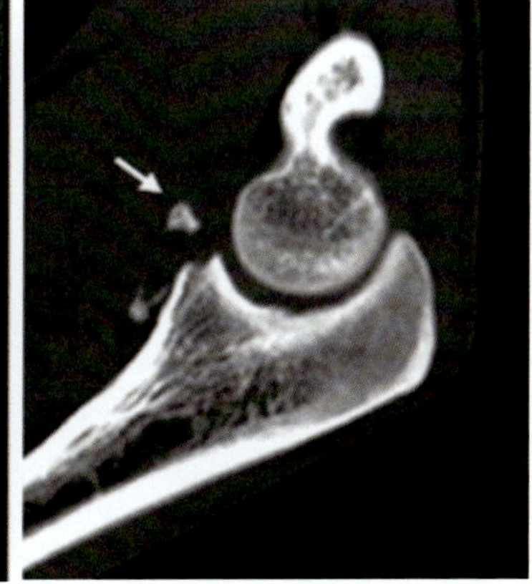

Abb. 14.5a,b 30-jährige Patientin mit Koronoidfraktur im Rahmen einer Ellenbogenluxation links. **a** Initiales Röntgenbild in luxiertem Zustand. **b** Sagittale Schnittbilder nach Reposition mit intaktem Radiuskopf und Regan-/Morrey-II-Fraktur des Koronoids

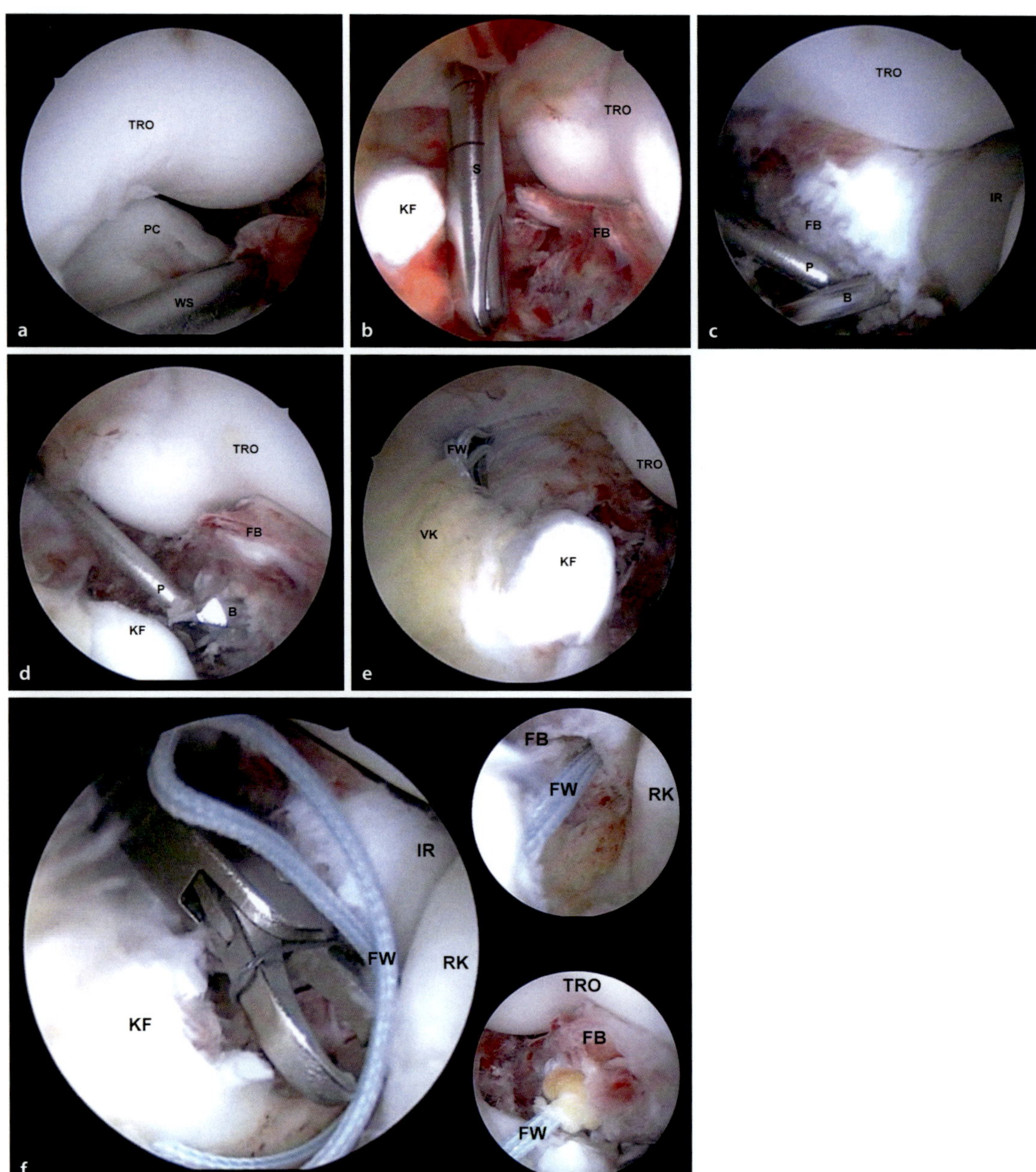

4

◻ Abb. 14.6a–f Durchführung der Koronoidrefixierung mit Lasso-Loop-Technik. **a** Blick von posterolateral über das hochposterolaterale Portal. Über das posterolaterale Soft-Spot-Portal wurde ein Wechselstab (*WS*) eingebracht, der problemlos bis nach medial vorgeschoben werden kann. Das Gelenk klafft deutlich auf und ist sowohl medial als auch posterolateral instabil. **b** Blick in das ventrale Gelenkkompartiment über ein anterolaterales Portal. Das Frakturbett (*FB*) wird mit dem Shaver (*S*) gereinigt. Das Koronoidfragment (*KF*) ist nach ventral disloziert. **c** Anlage eines retrograden 2,6 mm Bohrlochs (*B*) am lateralen Rand der Fraktur über Tip-to-tip-Navigation. Der Pointer (*P*) liegt im anterolateralen Portal. **d** Anlegen eines Bohrlochs (*B*) am medialen Frakturrand (äquivalent zu **c**). **e** Anschlingen der ventralen Kapsel (*VK*) mittels CleverHook. Dieser wird anterolateral eingeführt und ist mit einem FiberWire (*FW*) beladen. **f** *Links*: Mit einer Fasszange wird der FiberWire (*FW*) in die Öse eines Suture Passers gelegt und so nach dorsal durch die Bohrlöcher ausgeleitet. *Rechts:* Fertig ausgeleiteter FiberWire am lateralen (*oben*) und medialen (*unten*) Frakturrand. *FB* Frakturbett, *IR* Incisura radialis ulnae, *KF* Koronoidfragment, *P* Pointer, *PC* Processus coronoideus. *RK* Radiuskopf, *TRO* Trochlea

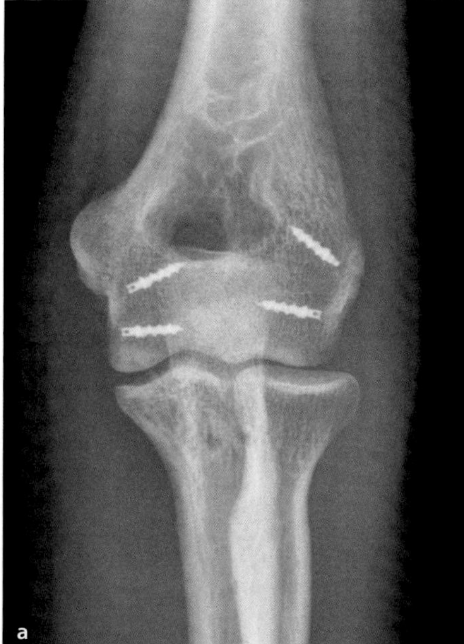

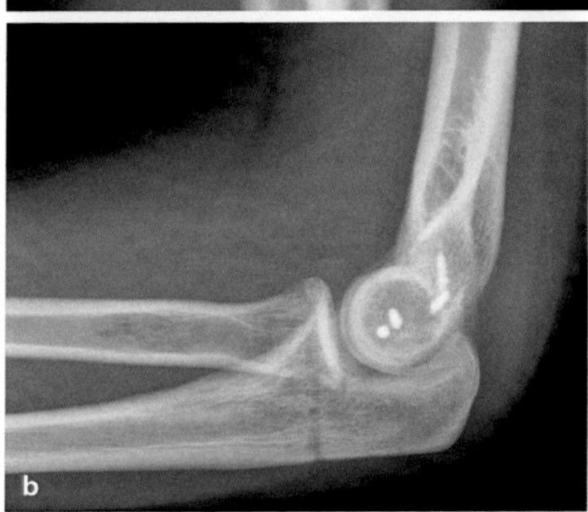

Abb. 14.7a,b Röntgenkontrolle in 2 Ebenen 6 Wochen postoperativ. Regelrechte Artikulationsverhältnisse und Implantatlage. Die ulnaren Bohrlöcher sind in der seitlichen Projektion noch sichtbar (**b**)

hier die Verwendung eines Zielgeräts oder einer Tip-to-tip-Navigation. Um das Risiko einer intraartikulären Fehllage zu minimieren, sollte der K-Draht streng horizontal oder leicht aufsteigend gebohrt werden. Bei Bohrung des lateralen K-Drahts muss das proximale Radioulnargelenk berücksichtigt werden. Eine Bildwandlerkontrolle ist hier selten notwendig, da die Frakturreposition und die Positionierung der K-Drähte arthroskopisch beurteilt werden kann.

Die in der Regel sehr harte dorsale Kortikalis der Ulna muss im nächsten Schritt mit einem kanülierten Spiralbohrer aufgebohrt werden, ehe die Kompressionsschrauben eingebracht werden können. Die Länge der Schrauben kann erneut anhand der Eindringtiefe des K-Drahts bemessen oder bei Verwendung eines Zielgeräts direkt an diesem abgelesen werden. Aufgrund der exponierten Lage der dorsalen Ulnakante verwenden wir kopflose Kompressionsschrauben, die entsprechend versenkt werden, um postoperativ eine Weichteilirritation zu vermeiden. Insbesondere bei kleinen Fragmenten ist es nicht immer möglich, 2 Schrauben zu platzieren. Durch den Kompressionseffekt der Schraube und die entsprechende Verzahnung der Fragmente reicht hier häufig eine Schraube aus. Um eine Rotation des Fragments beim Eindrehen der Schraube zu vermeiden, sollte zumindest temporär ein zweiter K-Draht eingebracht werden oder das Fragment alternativ mit einem Zahnarzthaken oder einer Repositionszange stabilisiert werden.

Alternativ kann bei kleinen, transversen Fragmenten die Lasso-Loop-Technik zum Einsatz kommen. Dabei werden mittels Tip-to-tip-Navigation oder mithilfe eines Zielgeräts am medialen und lateralen Rand der Fraktur retrograde Bohrungen von der dorsalen Ulnakante ausgehend durchgeführt. Über das anteromediale Portal wird mit einem CleverHook eingegangen und ein FiberWire 2-0 in Form einer horizontalen Matratzennaht durch die dem Koronoidfragment angrenzende Kapsel geschlungen. Mit Hilfe eines Suture Passers werden die jeweiligen Fadenenden durch das mediale beziehungsweise laterale Bohrloch nach dorsal geshuttlet. Durch vorsichtigen, abwechselnden Zug an den Fadenenden kann so die Fraktur reponiert werden. Bei Fehlrotation des Fragments kann dieses mit einer Fasszange gegriffen und stabilisiert werden, während die Fadenenden gespannt werden. Ist die Fraktur regelrecht reponiert, kann der FiberWire über der dorsalen Ulnakortikalis verknotet werden, um die Osteosynthese abzuschließen.

14.5.3 Radiuskopffrakturen

Radiuskopffrakturen (◘ Abb. 14.8, ◘ Abb. 14.9, ◘ Abb. 14.10) gehen in einer Vielzahl der Fälle mit relevanten Verletzungen umliegender Bandstrukturen einher (Itamura et al. 2005). Daher ist es unabdingbar, die Gelenkstabilität im Rahmen des diagnostischen Rundgangs sorgsam zu prüfen und gegebenenfalls im Anschluss an die Osteosynthese eine Refixation des medialen und/oder lateralen Kollateralbands durchzuführen. Im posterioren Gelenkabschnitt muss auf freie Gelenkkörper in der Fossa olecrani und – wie bereits oben erwähnt – im Bereich des dorsalen Kapitulums (Osborne-Cotterill-Läsion; Osborne u. Cotterill 1966) geachtet werden. Sollte sich die Fraktur, anders als in der präoperativen Bildgebung zu erahnen, als mehrfragmentär erweisen, muss frühzeitig der Wechsel zum offenen Vorgehen in Betracht gezogen werden.

Die in der Regel anterior gelegenen Kantenfragmente des Radiuskopfes lassen sich zwar allein über das hoch-posterolaterale und das posterolaterale Soft-Spot-Portal einsehen, eine bessere Exposition erreicht man jedoch zumeist über das ventrale Gelenkkompartiment. Das Arthroskop wird über ein anteromediales Portal eingebracht und das Frakturhämatom vorsichtig mit Shaver oder Küretten über das anterolaterale Portal abgetragen, um die Fraktur darzustellen.

4

Das Fragment kann über das anterolaterale Portal mit einem Zahnarzthaken reponiert und die Reposition mit einer spitzen Repositionszange temporär gehalten werden. Über das posterolaterale Portal werden im Anschluss 2 K-Drähte eingebracht. Der Unterarm wird dabei so rotiert, dass der Frakturspalt senkrecht zur Bohrrichtung verläuft. Die Frakturreposition wird arthroskopisch kontrolliert und die Schraubenlänge über die Eindringtiefe der K-Drähte bestimmt. Da die Schrauben frakturbedingt häufig außerhalb der „safe zone“ platziert werden müssen, sollten kopflose Kompressionsschrauben verwendet werden, die an beiden Enden sicher unter Knorpelniveau zu liegen kommen. Um dies zu gewährleisten, sollte die jeweilige Schraube etwa 4 mm kürzer als gemessen gewählt werden, um ein Überstehen der Schraube mit entsprechendem radioulnaren Impingement auszuschließen. Bei kleinen Fragmenten kann es äquivalent zu Koronoidfrakturen ausreichen, nur eine Kompressionsschraube zu platzieren, um eine ausreichende Rotationsstabilität durch Interdigitation der Fragmente zu erreichen. Abschließend sollte die korrekte Schraubenlage und die adäquate Frakturreposition arthroskopisch und mittels Bildwandler verifiziert werden. Durch vollständige Pronation und Supination muss ein radioulnares Impingement durch Schrauben oder Gelenkstufen ausgeschlossen werden.

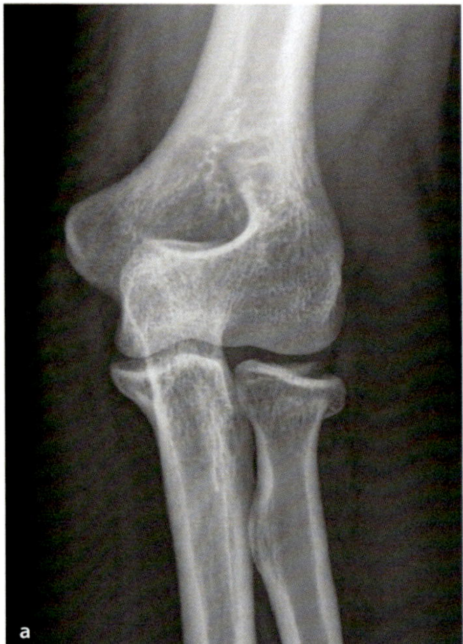

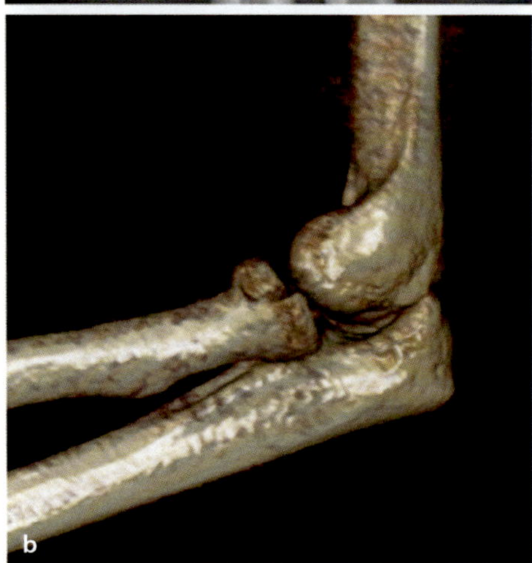

◘ **Abb. 14.8a,b** Präoperatives Röntgen und 3D-CT-Rekonstruktion einer Mason-II-Fraktur links

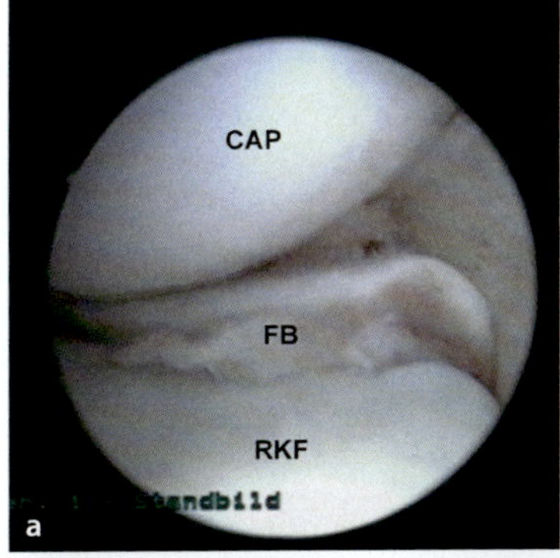

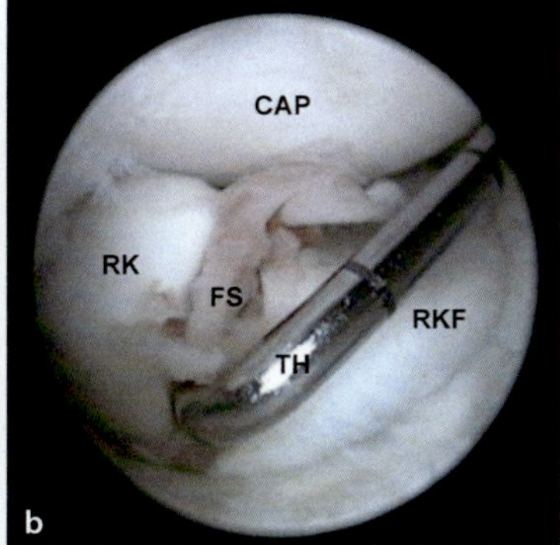

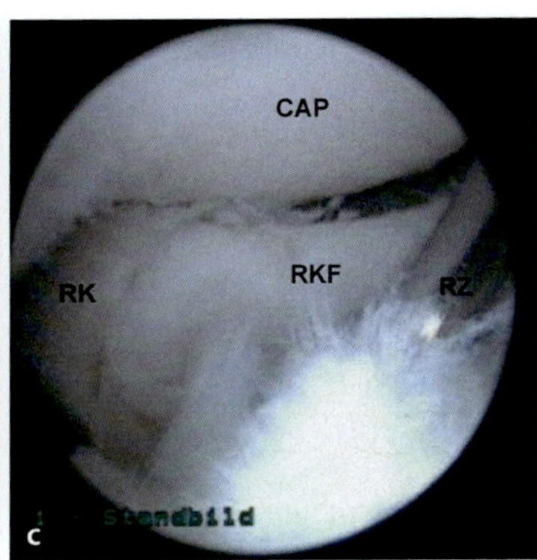

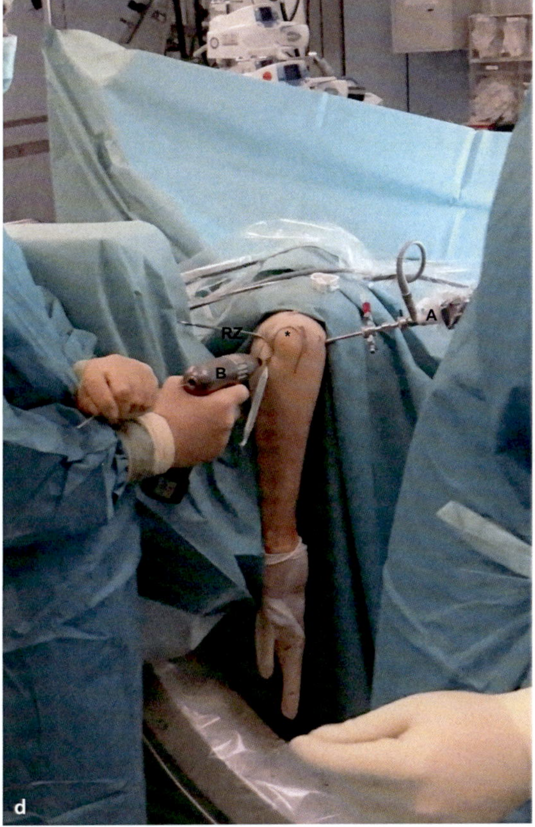

Abb. 14.9a–d Intraoperativer Befund. **a** Ansicht von ventral über ein anteromediales Portal. Das Radiuskopffragment (*RKF*) ist nach distal disloziert. **b** Der Frakturspalt (*FS*) wird mit einem Tasthaken (*TH*) über das anterolaterale Portal gesäubert und ausgetastet. **c** Nach Débridement des Frakturspalts wird das Fragment (*RKF*) anatomisch reponiert und mit einer Repositionszange (*RZ*) temporär fixiert. **d** Die beiden Enden der Repositionszange (*RZ*) umfassen den Radiuskopf über das anterolaterale und das posterolaterale Portal. Das Arthroskop befindet sich im anteromedialen Portal. Über das posterolaterale Portal wird ein 0,8-mm-K-Draht vorgebohrt (*B*), ehe darüber eine kanülierte, kopflose Kompressionsschraube eingebracht wird. *CAP* Kapitulum, *FB* Frakturbett, *RK* Radiuskopf, *RKF* Radiuskopffragment

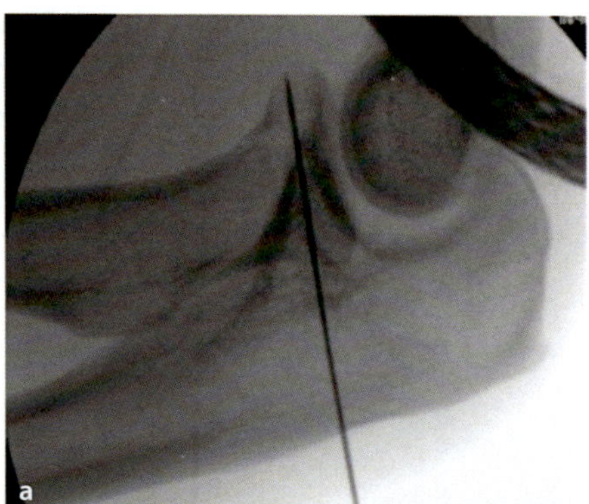

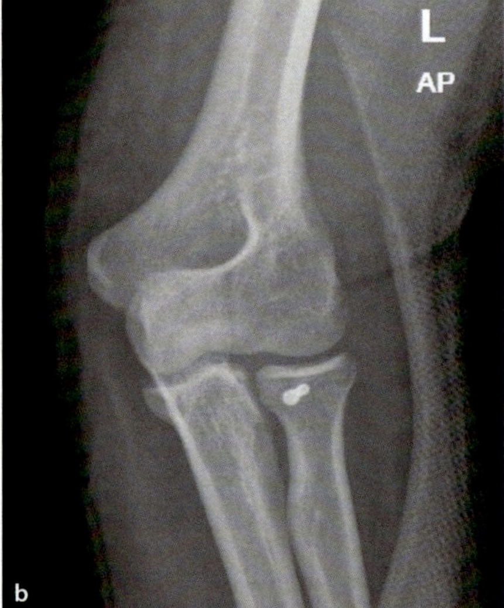

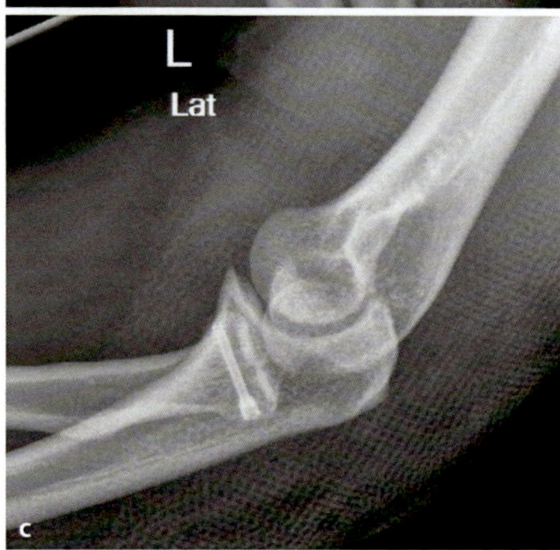

Abb. 14.10a–c Intra- und postoperative Bildgebung. **a** Intraoperative Bildwandlerkontrolle des einliegenden K-Drahts. **b,c** Postoperatives Röntgen in 2 Ebenen. Die Fraktur zeigt sich anatomisch reponiert bei regelrecht einliegender Kompressionsschraube

14.6 Postoperative Maßnahmen

Der operierte Arm wird unmittelbar nach der Operation elastokompressiv gewickelt und abschwellende Maßnahmen (Kühlen und Hochlagern) werden durchgeführt. Bestand intraoperativ eine relevante Instabilität, wird zum Schutz der rekonstruierten Stabilisatoren nach Abschluss der Operation eine Bewegungsschiene (z. B. Donjoy X-Act ROM Elbow, Fa. DJO Global oder Epico ROM, Fa. medi) angelegt und in 90-Grad-Flexion fest gestellt. Die Schmerztherapie erfolgt mit einem nichtsteroidalen Antirheumatikum (z. B. Ibuprofen oder Diclofenac) und gegebenenfalls additiv mit einem niedrigpotenten Opioid gemäß WHO-Stufenschema. Manuelle Lymphdrainage und Physiotherapie erfolgen ab dem ersten postoperativen Tag. Sofern eine Wunddrainage eingelegt wurde, wird diese am zweiten postoperativen Tag entfernt.

▪▪ Nachbehandlung

Die Nachbehandlung wird abhängig vom Verletzungsmuster durchgeführt. Kapitulumfrakturen werden in der Regel frei nachbehandelt. Bei Radiuskopf- und Koronoidfrakturen wird im Regelfall eine 6-wöchige Orthesenbehandlung mit 20-Grad-Streckdefizit für 4 Wochen zum Schutz des Kollateralbandapparats durchgeführt. Umwendbewegungen sollten über 6 Wochen nur in 90-Grad-Flexion durchgeführt werden, um eine posterolaterale Subluxation des Radiuskopfes zu vermeiden. Nach 6 Wochen wird im Anschluss an eine radiologische Stellungskontrolle (Röntgen in 2 Ebenen) mit der vorsichtigen Aufbelastung begonnen.

▪▪ Tipps und Tricks

- Der Zulaufdruck sollte möglichst niedrig (ca. 20 mmHg) und die Hautinzisionen ausreichend groß sein, um postoperative Komplikationen durch Weichteilschwellung zu vermeiden (Kompartmentsyndrom).
- Nach Begleitpathologien muss gezielt gefahndet und insbesondere eine ligamentäre Gelenkinstabilität als solche erkannt und zusätzlich behandelt werden.
- Zielgeräte oder eine Tip-to-tip-Navigation sind hilfreich bei der Anlage der Bohrlöcher.
- Der Einsatz selbstbohrender und selbstschneidender Schrauben reduziert die Arbeits-

schritte und so die Gefahr eines Repositionsverlusts vor Abschluss der Osteosynthese

- Die jeweilige Schraubenlänge kann präoperativ im CT bemessen werden.
- Insbesondere bei kleinen Fragmenten kann eine singuläre Kompressionsschraube im Zentrum des Fragments ausreichen, um durch Verzahnung der Fragmente eine ausreichende Rotationsstabilität zu gewährleisten.
- Der Bildwandler wird unter der sterilen Abdeckung von der Fußseite des Patienten eingebracht. So kann intraoperativ in 2 Ebenen durchleuchtet werden, ohne den Operateur einzuschränken.

Literatur

Adams JE, Merten SM, Steinmann SP (2007) Arthroscopic-assisted treatment of coronoid fractures. Arthroscopy 23 (10):1060–1065. doi:10.1016/j.arthro.2007.05.017

Aitken SA, Jenkins PJ, Rymaszewski L (2015) Revisiting the 'bag of bones': functional outcome after the conservative management of a fracture of the distal humerus. J Bone Joint Surg 97-B (8):1132–1138. doi:10.1302/0301-620X.97B8.35410

Beingessner DM, Dunning CE, Gordon KD, Johnson JA, King GJ (2004) The effect of radial head excision and arthroplasty on elbow kinematics and stability. J Bone Joint Surg Am 86-A (8):1730–1739

Burkhart KJ, Franke S, Wegmann K, Ries C, Dehlinger F, Muller LP, Hollinger B (2015) Mason I fracture – a simple injury?. Unfallchirurg 118 (1):9–17. doi:10.1007/s00113-013-2532-9

Doornberg JN, van Duijn PJ, Linzel D, Ring DC, Zurakowski D, Marti RK, Kloen P (2007) Surgical treatment of intra-articular fractures of the distal part of the humerus. Functional outcome after twelve to thirty years. J Bone Joint Surg Am 89 (7):1524–1532. doi:10.2106/JBJS.F.00369

Dubberley JH, Faber KJ, Macdermid JC, Patterson SD, King GJ (2006) Outcome after open reduction and internal fixation of capitellar and trochlear fractures. J Bone Joint Surg Am 88 (1):46–54. doi:10.2106/JBJS.D.02954

Fink Barnes LA, Parsons BO, Hausman M (2015) Arthroscopic Management of Elbow Fractures. Hand Clinics 31 (4):651–661. doi:10.1016/j.hcl.2015.06.011

Fitzpatrick MJ, Diltz M, McGarry MH, Lee TQ (2012) A new fracture model for "terrible triad" injuries of the elbow: influence of forearm rotation on injury patterns. J Orthopaedic Trauma 26 (10):591–596. doi:10.1097/BOT.0b013e31824135af

Guitton TG, Zurakowski D, van Dijk NC, Ring D (2010) Incidence and risk factors for the development of radiographic arthrosis after traumatic elbow injuries. J Hand Surg 35 (12):1976–1980. doi:10.1016/j.jhsa.2010.08.010

Hardy P, Menguy F, Guillot S (2002) Arthroscopic treatment of capitellum fracture of the humerus. Arthroscopy 18 (4):422–426

Hartzler RU, Llusa-Perez M, Steinmann SP, Morrey BF, Sanchez-Sotelo J (2014) Transverse coronoid fracture: when does it have to be fixed? Clinical orthopaedics and related research 472 (7):2068–2074. doi:10.1007/s11999-014-3477-1

Hausman MR, Klug RA, Qureshi S, Goldstein R, Parsons BO (2008) Arthroscopically assisted coronoid fracture fixation: a preliminary report. Clin Orthopaedics Rel Res466 (12):3147–3152. doi:10.1007/s11999-008-0502-2

Herbertsson P, Josefsson PO, Hasserius R, Karlsson C, Besjakov J, Karlsson M, Long-Term Follow-Up S (2004) Uncomplicated Mason type-II and III fractures of the radial head and neck in adults. A long-term follow-up study. J Bone Joint Surg Am 86-A (3):569–574

Itamura J, Roidis N, Mirzayan R, Vaishnav S, Learch T, Shean C (2005) Radial head fractures: MRI evaluation of associated injuries. J Shoulder Elbow Surg/Am Shoulder Elbow Surg 14 (4):421–424. doi:10.1016/j.jse.2004.11.003

Johnston GW (1962) A follow-up of one hundred cases of fracture of the head of the radius with a review of the literature. The Ulster medical journal 31:51–56

Kaas L, van Riet RP, Vroemen JP, Eygendaal D (2010) The epidemiology of radial head fractures. J Shoulder Elbow Surg/Am Shoulder Elbow Surg 19 (4):520–523. doi:10.1016/j.jse.2009.10.015

Kuriyama K, Kawanishi Y, Yamamoto K (2010) Arthroscopic-assisted reduction and percutaneous fixation for coronal shear fractures of the distal humerus: report of two cases. J Hand Surg 35 (9):1506–1509. doi:10.1016/j.jhsa.2010.05.021

McGinley JC, Gold G, Cheung E, Yao J (2014) MRI detection of forearm soft tissue injuries with radial head fractures. Hand 9 (1):87–92. doi:10.1007/s11552-013-9561-2

Mehdian H, McKee MD (2000) Fractures of capitellum and trochlea. Orthopedic Clin North Am 31 (1):115–127

Michels F, Pouliart N, Handelberg F (2007) Arthroscopic management of Mason type 2 radial head fractures. Knee Surg Sports Traumatol Arthroscopy 15 (10):1244–1250. doi:10.1007/s00167-007-0378-9

Mitani M, Nabeshima Y, Ozaki A, Mori H, Issei N, Fujii H, Fujioka H, Doita M (2009) Arthroscopic reduction and percutaneous cannulated screw fixation of a capitellar fracture of the humerus: a case report. J Shoulder Elbow Surg/Am Shoulder Elbow Surg 18 (2):e6–9. doi:10.1016/j.jse.2008.07.007

Nauth A, McKee MD, Ristevski B, Hall J, Schemitsch EH (2011) Distal humeral fractures in adults. J Bone Joint Surg Am 93 (7):686–700. doi:10.2106/JBJS.J.00845

O'Driscoll SW, Jupiter JB, Cohen MS, Ring D, McKee MD (2003) Difficult elbow fractures: pearls and pitfalls. Instr Course Lect 52:113–134

Osborne G, Cotterill P (1966) Recurrent dislocation of the elbow. J Bone Joint Surg Br 48 (2):340–346

Regan W, Morrey B (1989) Fractures of the coronoid process of the ulna J Bone Joint Surg Am 71 (9):1348–1354

Resnick D, Kang HS (1997) Internal derangements of joints. WB Saunders, Philadelphia, PA, USA

Ries C, Wegmann K, Hackl M, Burkhart JK, Müller PL (2014) Secondary total elbow arthroplasty after distal humeral fracture. Obere Extremität 9 (3):156–162. doi:10.1007/s11678-014-0268-y

Rolla PR, Surace MF, Bini A, Pilato G (2006) Arthroscopic treatment of fractures of the radial head. Arthroscopy 22 (2):233 e231–233 e236. doi:10.1016/j.arthro.2005.10.003
Schneeberger AG, Sadowski MM, Jacob HA (2004) Coronoid process and radial head as posterolateral rotatory stabilizers of the elbow. J Bone Joint Surg Am 86-A (5):975–982
Shukla DR, Pillai G, McAnany S, Hausman M, Parsons BO (2015) Heterotopic ossification formation after fracture-dislocations of the elbow. J Shoulder Elbow Surg/Am Shoulder Elbow Surg 24 (3):333–338. doi:10.1016/j.jse.2014.11.037
Trousdale RT, Amadio PC, Cooney WP, Morrey BF (1992) Radio-ulnar dissociation. A review of twenty cases. J Bone Joint Surg Am (10):1486–1497

Komplikationen nach Ellenbogenarthroskopie

M. M. Schneider, B. Hollinger, R. Nietschke, K. J. Burkhart

A. Imhoff, A. Lenich (Hrsg.), *Arthroskopie und minimal-invasive Chirurgie des Ellenbogens*
https://doi.org/10.1007/978-3-662-56679-4_15

15.1 Einleitung

Im letzten Jahrzehnt hat das Verständnis von Anatomie und Funktionsweise des Ellenbogengelenks deutlich an Zuwachs gewonnen. Zusammen mit technischen Errungenschaften und der Weiterentwicklung der Arthroskopie hat sich die Gelenkspiegelung des Ellenbogens zu einem häufig eingesetzten operativen Eingriff entwickelt. Aufgrund der Fortschritte konnte die Ellenbogenarthroskopie auf viele verschiedene Indikationen ausgedehnt werden und gehört heute zum festen Bestandteil der operativen Therapie am Ellenbogengelenk. Eingesetzt wird die Spiegelung des Ellenbogengelenks unter anderem bei symptomatischen freien Gelenkkörpern, zur Entfernung störender Plicae, bei osteochondralen Defekten, septischer Arthritis, Arthrofibrose, Epikondylopathien, Osteoarthrose und Frakturen. Durch die Ausweitung der Indikationen über die diagnostische Arthroskopie hinaus verbesserte sich auch das Wissen sowie der Umgang mit postoperativen Komplikationen (Adams et al. 2015, Bennett 2013). Die Ellenbogenarthroskopie ist tendenziell ein risikoarmer Eingriff. Aufgrund der Anatomie des Ellenbogengelenks mit wenig subkutanem Fettgewebe und dadurch geringer Weichteildeckung sowie der engen Lagebeziehungen zu wichtigen Nervenstrukturen kann die Arthroskopie allerdings schwerwiegende Komplikationen hervorrufen. Die Arbeitsgruppen von Savoie, Kelly und Nelson beschrieben Komplikationen mit Inzidenzen von 3 %, 11,8 % und 13,7 % bei 465, 473 und 417 Ellenbogenarthroskopien (Savoie 1996, Kelly et al. 2001, Nelson et al. 2014). Die hohe Varianz erklärt sich bei Kelly am ehesten durch den Zeitpunkt der Arthroskopien (1980–1998) und bei Nelson durch die teilweise durchgeführten Steroidinfiltrationen am Ende der Operationen, welche eine signifikant höhere Infektionsrate bedingten (Kelly et al. 2001, Nelson et al. 2014). In einer Auswertung von insgesamt 6268 Ellenbogenarthroskopien belief sich die Reoperationsrate auf 2,2 %, wovon Infektionen 0,26 %, die Ellenbogensteife 0,63 % und Nervenverletzungen 1,26 % ausmachten (Leong et al. 2015). Eine Arbeit von Jost und Kollegen beleuchtete die Komplikationsrate nach den ersten 100 Ellenbogenarthroskopien eines einzigen Operateurs, die sich auf 5 % belief (Marti et al. 2013). Die Expertise des Operateurs hat dabei einen wesentlichen Einfluss auf das postoperative Ergebnis, weshalb ein sukzessives Herantasten an komplexe Indikationen empfohlen wird (Savoie 2007).

Auf die Vermeidung von Komplikationen haben neben genauen Kenntnissen der Anatomie einige andere Faktoren einen wesentlichen Einfluss. Die Erfahrung des Operateurs, die Lagerung des Patienten, die Anlage und Lokalisation der Arthroskopieportale, die operative Technik und nicht zuletzt patientenindividuelle Faktoren können die Rate an Komplikationen maßgeblich beeinflussen. Zu diesen individuellen Einflussfaktoren gehört unter anderem auch das Übergewicht, was mit einem erhöhten Risiko für Infektionen, Nervenverletzungen, Arthrofibrose und internistischen Komplikationen verbunden ist (Werner et al. 2016). Im Folgenden möchten wir die Komplikationen nach Ellenbogenarthroskopien und Strategien zur Vermeidung beschreiben, wobei Komplikationen nach Ellenbogenarthroskopie aus unserer Erfahrung selten auftreten und durch entsprechende Kenntnisse vermeidbar sind.

15.2 Infektion und Wundheilungsstörungen

Die Infektion stellt eine der häufigsten Komplikationen nach Ellenbogenarthroskopie dar. Die Inzidenz liegt zwischen 0 und 8,9 % (Leong et al. 2015, Kelly et al. 2001, Nelson et al. 2014, Babcock et al. 2003). Das Ellenbogengelenk befindet sich unmittelbar unter der Haut. Im Vergleich zu anderen Gelenken des Körpers ist der Weichteilmantel dünn und das subkutane Fettgewebe spärlich vorhanden. Die Anatomie macht das Gelenk empfindlich für äußere Einflüsse inklusive Pathogenen der Körperoberfläche, die zu prolongierter Wundheilung mit anhaltender Sekretion, Fistelbildung, Abszessen oder intraartikulären Infekten führen können. Unterschieden werden sollten oberflächliche Wundheilungsstörungen und Gelenkinfektionen.

15.2.1 Präoperative Antibiotikaprophylaxe

Das Thema der präoperativen Antibiotikaprophylaxe (PAP) wird kontrovers diskutiert. Eine Arbeit von Bert et al., die einen klaren Selektions- und Performancebias aufweist, zeigte, dass die Gabe eines Antibiotikums vor Kniearthroskopie keinen

Unterschied in der postoperativen Infektionsrate bewirkte (0,15 % mit und 0,16 % ohne Antibiotikum; Bert et al. 2007). In einer Umfrage von Müller-Rath aus dem Jahre 2010 gaben 62 % der befragten Operateure an, dass sie vor einer ambulanten Kniearthroskopie eine Antibiotikaprophylaxe durchführen (Muller-Rath et al. 2010). Auch Kurzweil rät zu einer Antibiotikagabe vor Arthroskopie. Auch wenn diese Arbeiten und die in den meisten Häusern angewendete klinische Praxis die Durchführung einer PAP vorsehen, kann eine generelle Empfehlung der PAP aufgrund fehlender Evidenz dennoch nicht ausgesprochen werden (Kurzweil 2006). Vielmehr sollte eine individuelle Beurteilung der Notwendigkeit erfolgen. In die Entscheidungsfindung sollten Risiken und Folgen einer antibiotischen Therapie (allergische Reaktionen, Antibiotikaresistenzen, Kolitiden etc.), Vorerkrankungen und Risikofaktoren des Patienten (Diabetes mellitus, Adipositas, Hauterkrankungen, Immunsuppression, Nikotinabusus, Durchblutungsstörungen) und der operative Eingriff (Operationszeit, Einbringen von Fremdmaterial, technischer Aufwand, Wechsel auf offene Operation) einfließen (Kurzweil 2006, Hauer u. Tabori 2008, Muller-Rath et al. 2010, AWMF 2012). Sollte eine präoperative Antibiotikaprophylaxe gewünscht sein, werden Cephalosporine der 1. und 2. Generation bzw. Clindamycin bei Unverträglichkeiten auf Cephalosporine oder Penizilline empfohlen (Hauer u. Tabori 2008). Unsere Empfehlung liegt trotz fehlender Evidenz der PAP bei Arthroskopien ebenfalls in einer präoperativen Antibiotikaprophylaxe als „single shot". Der Mehrwert einer wiederholten Antibiotikaprophylaxe gegenüber eines präoperativen Single Shots, der idealerweise ca. 30–59 min vor Operationsbeginn verabreicht werden sollte, ist nicht bewiesen und kann gegenteilig sogar zu vermehrten Komplikationen führen (Hauer u. Tabori 2008).

15.2.2 Oberflächliche Wundheilungsstörungen

Oberflächliche Wundproblematiken, die anhaltende Wundsekretion und oberflächliche Infektionen umfassen, werden in der Literatur mit einer Inzidenz von ca. 7 % beschrieben (Kelly et al. 2001, Nelson et al. 2014). Superfizielle Wundinfekte kennzeichnen sich zumeist durch eine umgebende Rötung sowie erhöhte Schmerzempfindlichkeit im Bereich der Arthroskopieportale. Abhängig vom klinischen Befund sowie zusätzlicher Symptome sollte individuell über ergänzende Therapiemaßnahmen nachgedacht werden. Die generelle Empfehlung einer prophylaktischen antibiotischen Therapie bei anhaltender Wundsekretion ohne Entzündungszeichen besteht bei fehlender Evidenz nicht, auch wenn einige Autoren ein 7- bis 14-tägiges orales Antibiotikaregime anwenden (Kelly et al. 2001, Reddy et al. 2000). Die Arthroskopieportale sollten entgegen der früheren Praxis eines Verschlusses mit Steri-Strips unbedingt mittels Hautnaht, idealerweise in Rückstichtechnik, verschlossen werden (Kelly et al. 2001, O'Driscoll u. Morrey 1992). Die lateralen Portale zeigen sich im Vergleich zu den medialen Portalen empfindlicher für oberflächliche Wundproblematiken, was am ehesten durch den dünneren Weichteilmantel zu erklären ist (Kelly et al. 2001, Morrey 2000). Um einen „wasserdichten" Verschluss nach Arthroskopie gewährleisten zu können, empfehlen wir, auf die Einlage einer Drainage zu verzichten. Sollte eine Drainage dringend gewünscht werden, empfehlen wir die Ausleitung über ein anteromediales oder transtrizipitales Portal, weil hier eine höhere Weichteildeckung vorliegt. Bei dem von uns praktizierten Vorgehen ohne Einbringen einer Drainage sind bis dato keine Fisteln, revisionsbedürftige Hämatome oder oberflächlichen Wundinfekte aufgetreten. Die Entfernung von Haaren im Operationsgebiet hat keinen positiven Einfluss auf die Rate von oberflächlichen oder tiefen Wundinfektionen (Alexander et al. 2011, Reichman u. Greenberg 2009). Sollte präoperativ eine Haarentfernung gewünscht sein, sollte diese außerhalb des Operationssaals und generell mit dem sogenannten „elektrischen Clipping", ähnlich einer Bartschneidemaschine, erfolgen. Die Nutzung von Rasierklingen wird wegen Mikroläsionen der Haut nicht empfohlen (Kramer et al. 2008, Alexander et al. 2011, Reichman u. Greenberg 2009).

15.2.3 Septische Arthritis

Das Auftreten von Gelenkinfektionen nach Ellenbogenarthroskopie ist selten und wird in der Literatur auf bis zu 2,2 % beziffert (Nelson et al. 2014), wobei in zahlreichen Fallserien keine postoperativen Infekte auftraten (Micheli et al. 2001, Reddy et al. 2000, Müller-Rath et al. 2008). Mehrere Studien konnten einen direkten Zusammenhang zwischen einer Steroidinfiltrationen am Ende der Operation und einem erhöhten Infektionsrisiko feststellen, weshalb auf eine derartige Infiltration nach Arthroskopie verzichtet werden sollte (Kelly et al. 2001, Nelson et al. 2014, Babcock et al. 2003, Jolley et al. 1993). Bei gesichertem Gelenkinfekt anhand klinischer und laborchemischer Befunde sowie möglicherweise erfolgter Gelenkpunktion empfiehlt sich eine arthroskopische Spülung mit Débridement und Synovektomie sowie gegebenenfalls die Einlage von antibiotikahaltigen Schwämmen. Sollte eine präoperative Gelenkpunktion durchgeführt worden sein, kann sofort mit einer antibiotischen Therapie begonnen werden. Wurde auf eine Gelenkpunktion verzichtet, sollte die PAP erst nach intraoperativer mikrobiologischer Probengewinnung erfolgen, um die Ergebnisse nicht zu kompromittieren. Im Vergleich zu anderen Gelenken scheint bei septischer Arthritis des Ellenbogens eine arthroskopische Spülung mit ausgiebigem Débridement auszureichen. Die an die therapeutische Gelenkspülung bzw. an die erfolgte Gelenkpunktion anschließende antibiotische Behandlung sollte zunächst mit einem Breitbandantibiotikum erfolgen und bei Erhalt der mikrobiologischen Befunde ggf. resistenzgerecht umgestellt werden (Hauer u. Tabori 2008, Paul et al. 2008). Im Anschluss an die Operation werden engmaschige klinische und laborchemische Kontrollen unter antibiotischer Therapie empfohlen. Abhängig davon sollte die erneute Indikation einer Gelenkspülung zur Infektsanierung gestellt werden.

5

▪▪ Tipps

- Die Gabe einer präoperativen Antibiotikaprophylaxe (PAP) ist nicht evidenzbasiert, wird von uns allerdings empfohlen.
- Bei Einsatz der PAP sollte diese generell als Single Shot erfolgen. Eine mehrfache Antibiotikagabe postoperativ ist selten notwendig und hat im Vergleich zum Single Shot keinen Mehrwert.
- Die Haarentfernung sollte nie mit einem Rasierer, sondern immer mit elektrischem Clipping außerhalb des Operationssaals erfolgen.
- Beim Hautverschluss sollte eine Hautnaht vorgezogen werden.
- Die Einlage einer Drainage nach Ellenbogenarthroskopie ist selten bis nie notwendig und sollte nach medial oder transtrizipital erfolgen.
- Steroidinfiltrationen am Ende der Operation sind mit einer signifikanten Erhöhung des Infektionsrisikos verbunden.
- Oberflächliche Wundheilungsstörungen mit anhaltender Sekretion sind abhängig vom klinischen Befund abwartend zu therapieren. Bei eindeutigen Infektzeichen bieten sich die operative Revisionen oder bei rein superfizieller Infektion unter Umständen eine kurzzeitige Antibiotikatherapie an.
- Bei postoperativen Infekten genügt bei ausgiebigem Débridement im Vergleich zu größeren Gelenken meist eine arthroskopische Spülung mit anschließender antibiotischer Breitbandtherapie mit resistenzgerechter Umstellung im Verlauf.

15.3 Neurologische Komplikationen

Temporäre und dauerhafte Nervenverletzungen sind gefürchtete und nicht selten auftretende Komplikationen nach Ellenbogenarthroskopie, welche mit einer Inzidenz von bis zu 15 % beschrieben werden (Lynch et al. 1986, Schneider et al. 1994, El Hajj et al. 2015, Kelly et al. 2001) und auch bei erfahrenen Operateuren auftreten können (Steinmann 2007). Durch zunehmendes Verständnis der Anatomie des Ellenbogengelenks und Verbesserung der Technik der Arthroskopie konnte das Auftreten von neurologischen Komplikationen trotz erweiterter Indikationsstellung tendenziell gesenkt werden. Die in der Literatur vorhandenen Fallserien beziehen sich meist auf einzelne Zentren und Operateure. In einer Umfrage in der ASSH („American Society for Surgery of the Hand") von Desai et al. gaben 30 % der Teilnehmer an, bereits Nervenverletzungen nach Ellenbogenarthroskopien (intern und extern) beobachtet zu haben. Die Befragten gaben an, dass unabhängig vom betroffenen Nerven bei insgesamt 80 % der Patienten mit sensiblen und 77 % mit motorischen Defiziten trotz ausgiebiger Therapie keine vollständige Erholung verzeichnet werden konnte. Bei relativ dünner Datenlage könnte die Zahl der Nervenverletzungen unter Umständen unterschätzt werden (Desai et al. 2016).

Potenzielle Verletzungen bedingen sich zum einen durch die Lagebeziehung der Arthroskopieportale zu nervalen Strukturen und zum anderen durch die Ausdehnung der Indikation zur Ellenbogenarthroskopie und die damit verbundene erhöhte Komplexität der Eingriffe (Adams et al. 2015, Elfeddali et al. 2013, Kelly et al. 2001). Als Hauptrisikofaktoren wurden die rheumatoide Arthritis sowie die Ellenbogensteife ausgemacht, wobei bei beiden Pathologien die Veränderung der Gelenkkapsel die Gefahr darstellt (Ruch u. Poehling 1997, Kelly et al. 2001, Adams et al. 2015). Bei der rheumatoiden Arthritis ist die Kapsel häufig ausgedünnt und die muskulären Landmarken wie der M. brachialis atrophiert. Bei der Ellenbogensteife bzw. Arthrofibrose ist aufgrund des verminderten Kapselvolumens keine ausreichende Gelenkdistension möglich, wodurch der Abstand zu gefährdeten Strukturen nicht vergrößert werden kann (Ruch u. Poehling 1997, Gallay et al. 1993, Abboud et al. 2006). Bei Kontrakturen können, sofern das Gelenk überhaupt Flüssigkeit aufnehmen kann, teilweise nur 6–10 ml injiziert werden (Gallay et al. 1993). Weiterhin erschwert die Arthrofibrose die Übersicht im Gelenk zum Teil massiv. Im Rahmen von arthroskopischen Kapsulotomien sind die Nervenstrukturen am Ellenbogengelenk besonders gefährdet. Zur Vermeidung neurologischer Komplikationen nach Ellenbogenarthroskopie sollte die Anatomie beherrscht und „safe zones" zur Anlage der Arthroskopieportale beachtet werden.

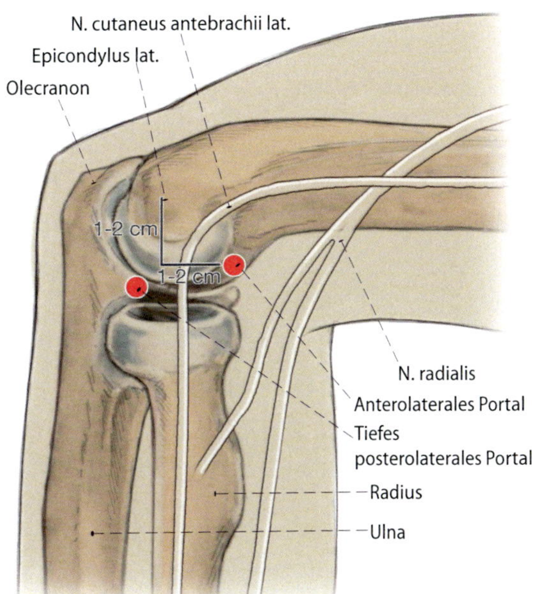

Abb. 15.1 Schematische Darstellung mit Lagebeziehung zwischen N. radialis und Portalen der Arthroskopie. (Aus Imhoff u. Feucht 2013)

15.3.1 N. radialis

Der N. radialis verläuft am ventrolateralen Aspekt des Ellenbogens und teilt sich auf Höhe des Epicondylus lateralis unmittelbar proximal des M. supinator in seinen Ramus profundus und Ramus superficialis auf. Bei Anlage des anterolateralen Portals befindet sich der Nerv in unmittelbarer Nähe (Adolfsson 1994, Drescher et al. 1994, Lynch et al. 1986, Field et al. 1994; Abb. 15.1).

Beachtet werden sollte, dass die Distanz des N. radialis zur Kapsel weder durch Ellenbogenposition noch durch Gelenkdistension zu beeinflussen ist. Aus diesem Grunde kann es im Rahmen von arthroskopischen Arthrolysen zu folgeschweren Verletzungen kommen. In der Literatur werden temporäre Ausfälle des N. radialis mit einer Inzidenz von bis zu 7 % beschrieben. Die Symptome zeigten sich meist noch vor Entlassung oder im Verlaufe von 6 Wochen postoperativ vollständig rückläufig. Als Ursache für die Neuropathien wurden der Einsatz von Lokalanästhetika zur Gelenkdistension, die ungenaue Anlage von Arthroskopieportalen und das Arbeiten mit sogfähigen Instrumenten im Bereich der ventralen Kapsel bei Arthrolyse identifiziert (Elfeddali et al. 2013, Park et al. 2007, Nelson et al. 2014, O'Driscoll u. Morrey 1992). Eine vollständige Durchtrennung des N. radialis (und N. medianus) wurde 1999 von Haapaniemi beschrieben, welche im Rahmen einer arthroskopischen Arthrolyse bei schwierigen anatomischen Verhältnissen mit chronischer Fehlstellung des Ellenbogens und reduziertem Kapselvolumen und damit fehlender Gelenkdistension präoperativ und schlechter Übersicht intraoperativ, aufgetreten war (Haapaniemi et al. 1999). Aus unserer Sicht erscheint eine Komplikationsrate von 7 % recht hoch und eine vollständige Durchtrennung des Nervens, besonders des N. medianus, nur schwer möglich, sofern nicht bei schlechter Sicht ohne klare Visualisierung der wichtigen Leitstrukturen mit den Arthroskopieinstrumenten agiert wird.

Wir empfehlen die Anlage eines proximalen anterolateralen Portals in 90°-Flexion nach Gelenkdistension, weil sich in verschiedenen Studien eine Erhöhung der Distanzen des Nervens zum Portal und zu ossären Landmarken bei gleicher

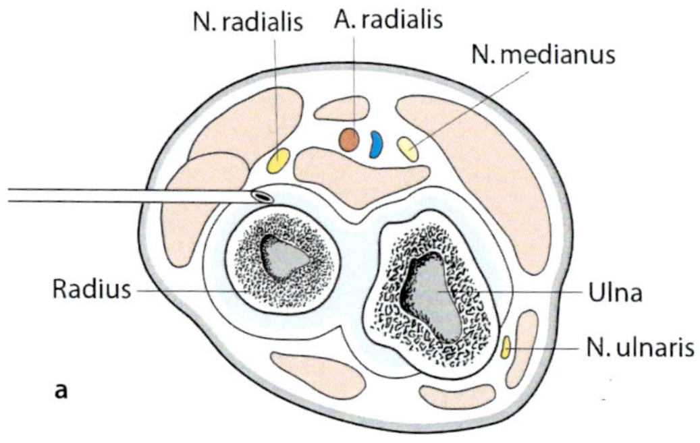

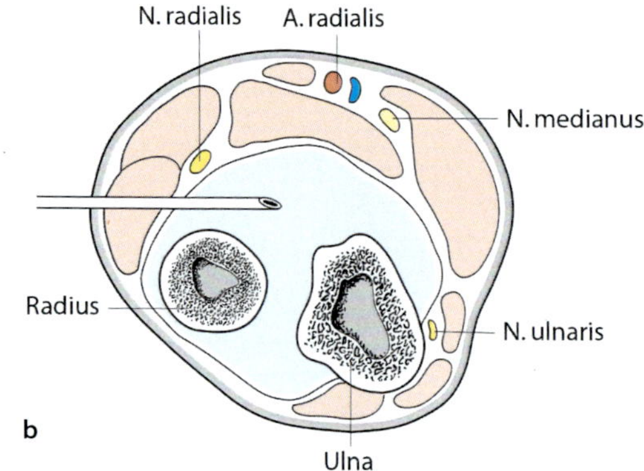

Abb. 15.2a,b Schematische Darstellung des Sicherheitsabstands zum N. radialis vor (**a**) und nach (**b**) Gelenkdistension. (Aus Lüring u. Tingart 2015)

intraartikulärer Übersicht im Vergleich zur distalen Anlage bzw. ohne Gelenkdistension nachweisen ließ (Field et al. 1994, Hackl et al. 2015, Miller et al. 1995; Abb. 15.2). Eine aktuelle und ausführliche Arbeit von Hackl et al. erachtet die Unterarmrotation ohne Einfluss auf die genannten Distanzen (Hackl et al. 2015). Bei Kontrakturen der Kapsel ist besondere Vorsicht geboten, weil es hier durch die Auffüllung des Gelenks vor dem ersten Arthroskopiezugang zwar zu einer Vergrößerung der Distanz zwischen Knochen und neurovaskulären Strukturen führt, der Abstand zwischen Kapsel und neurovaskulären Strukturen allerdings gleichzeitig abnimmt. Eine ventrale Kapsulotomie sollte von ulnar und proximal begonnen werden. Distal der Gelenklinie besteht ein erhöhtes Risiko den N. radialis zu verletzen (Omid et al. 2012). Auf der ulnaren Seite ist der N. medianus besser durch den M. brachialis geschützt. Ist die Trennschicht zwischen Kapsel und Muskel dargestellt, kann die Kapsulotomie nach distal und radial vervollständigt werden. Die Kapsel kann dabei, ohne aufliegende Muskel- und Nervenfasern zu schädigen, selektiv reseziert werden. Bei Verklebungen der Kapsel mit kompromittierter Übersicht kann zunächst stumpf auf die Kapsel präpariert werden, bevor sie weiter exzidiert wird. Kommt es zum Kollaps des Gelenks durch die Kapsulektomie, ist der Einsatz von Retraktoren zu empfehlen, um die Übersicht zu wahren. Auf keinen Fall darf im anterioren Kompartiment ohne direkte Sicht auf den Shaver (oder sonstiges Arthroskopieinstrument) gearbeitet werden.

15.3.2 N. interosseus posterior

Der N. interosseus posterior stellt die Fortsetzung des Ramus profundus des N. radialis dar. Als Hauptrisikofaktor wurde auch hier die Arthrofibrose ausgemacht, welche die arthroskopische Arthrolyse wegen der durch Voroperationen veränderten Anatomie mit engen Platzverhältnissen anspruchsvoll macht. Außerdem ist der Nerv bei der Anlage sowohl des proximalen als auch distalen anterolateralen Portals gefährdet.

Irritationen und Verletzungen des Nervens wurden in verschiedenen Fallserien und Einzelfallbeschreibungen mit einer Häufigkeit von bis zu 1,2 % dokumentiert. Neuropathien durch Irritationen und Partialläsionen hatten meist einen selbstlimitierenden Charakter bzw. konnten durch eine offene Revisionsoperation behoben werden (Kelly et al. 2001, Jones u. Savoie 1993, Thomas et al. 1987). Vollständige Verletzungen des Nervens hatten trotz Revisionseingriffen meist dauerhafte Ausfallsymptome zur Folge (Jones u. Savoie 1993, Thomas et al. 1987, Pederzini et al. 2014).

15.3.3 N. medianus

Der N. medianus verläuft ventral der Trochlea durch die Ellenbeuge und zieht unter dem Lacertus fibrosus und zwischen den beiden Köpfen des M. pronator teres medial der distalen Bizepssehne in Richtung Unterarm. Bei der Ellenbogenarthroskopie steht er in enger Lagebeziehung mit dem anteromedialen Portal (Adolfsson 1994, Drescher et al. 1994, Lynch et al. 1986; Abb. 15.3).

Eine Verletzungsgefahr des N. medianus besteht wie auch beim N. radialis nicht nur bei Portalanlage, sondern viel mehr und vor allem bei einer arthroskopischen Arthrolyse mit ventraler Kapsulotomie. Komplikationen werden durch die

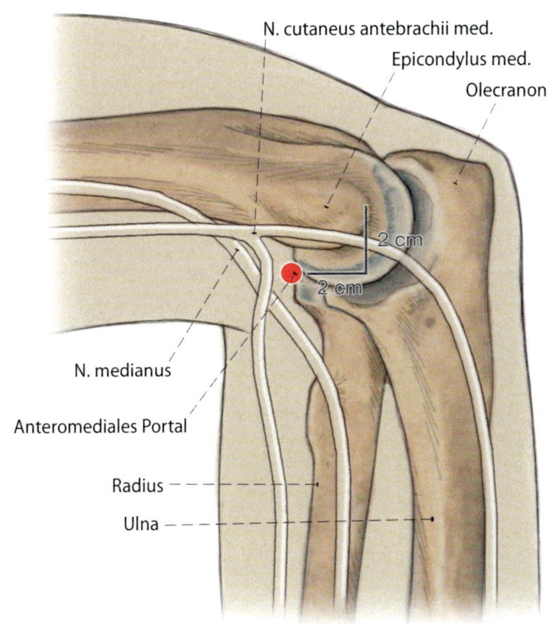

Abb. 15.3 Schematische Darstellung der Lagebeziehung zwischen N. medianus und Portalen der Arthroskopie. (Aus Imhoff u. Feucht 2013)

veränderte Anatomie im Sinne von fehlender Gelenkdistension und Verklebungen zwischen Kapsel und Nerv begünstigt (Hackl et al. 2015, Kelly et al. 2001, Adams et al. 2015, Ruch u. Poehling 1997). Komplikationen im Bereich des N. medianus sind im Vergleich zum N. radialis seltener (Desai et al. 2016). Wir empfehlen eine proximale Anlage des anteromedialen Portals 2 cm proximal des medialen Epikondylus oder in Inside-out-Technik mit direkter Visualisierung des optimalen Portals an der medialen Kapsel mit Vermeidung einer zu weit anterior gelegenen Kapselperforation. So lässt sich in der Regel ein ausreichender Abstand zwischen anteromedialem Portal bzw. ossären Strukturen und N. medianus herstellen (Hackl et al. 2015, Drescher et al. 1994). Marti et al. empfehlen außerdem eine extensive anteriore Angulation des Shavers am anteromedialen Portal zu vermeiden, um keinen übermäßigen Zug bzw. Kompression zu verursachen. In ihrer Fallserie kam es nach genannter Anwendung des Shavers zu einem inkompletten sensomotorischen Ausfall im Bereich des N. medianus, als man versuchte, den distalen anteromedialen Humerus nach fehlverheilter distaler Humerusfraktur zu débridieren (Marti et al. 2013). Auch hier gilt: Die arthroskopischen Arbeiten sollten nur bei ausreichender Übersicht durchgeführt werden. Wird dies berücksichtigt, sind Verletzungen des N. medianus unserer Meinung nach sehr selten.

15.3.4 N. interosseus antebrachii anterior

Der N. interosseus antebrachii stellt einen Abgang des N. medianus dar.

Verletzung des Nervens sind aufgrund seines eigentlich distalen Abgangs vom N. medianus tendenziell selten, werden in der Literatur allerdings vereinzelt beschrieben. Bei vollständiger Dissektion sind sensomotorische Defizite meist irreparabel und dauerhaft fortbestehend. Im Bereich der ventralen Kapsel kann es zu Verklebungen zwischen Nerv und Kapselgewebe kommen, was dann bei Arthrolyse eine intraoperative Schädigung begünstigen kann (Ruch u. Poehling 1997). Die ventrale Kapsulotomie sollte mit Übersicht und sorgsam erfolgen und das Ellenbogengelenk vor Portalanlage distendiert und in 90°-Flexion gebracht werden.

15.3.5 N. ulnaris

Der N. ulnaris ist am medialen Ellenbogen im Sulcus nervi ulnaris auf dem Epicondylus medialis zu finden und ist bei Arbeiten im medialen dorsalen Kompartiment und Recessus in Gefahr. Liegt eine anteriore Transposition oder Subluxationstendenz des Nerven vor, ist dieser auch bei der Anlage des anteromedialen Portals gefährdet (Unlu et al. 2006; Abb. 15.4).

Schäden des N. ulnaris sind im Vergleich zu den übrigen Nerven weitaus häufiger und haben nicht selten eine operative Revision zur Folge (Desai et al. 2016). Die Inzidenz der vollständigen Dissektion beträgt ca. 1 % (Elfeddali et al. 2013). Im Rahmen der Revisionsoperation mit offener Darstellung des Nervens zeigen sich häufig Neurome, die vor Rekonstruktion reseziert werden müssen. Häufig lassen sich die sensomotorischen Ausfälle nicht vollständig wiederherstellen. Meist treten Verletzungen auch hier während der arthroskopischen Arthrolyse auf (Elfeddali et al. 2013, Gay et al. 2010, Hahn u. Grossmann 1998). Kelly et al. beobachteten 5 temporäre Neuropathien des N. ulnaris bei insgesamt 473 Ellenbogen-

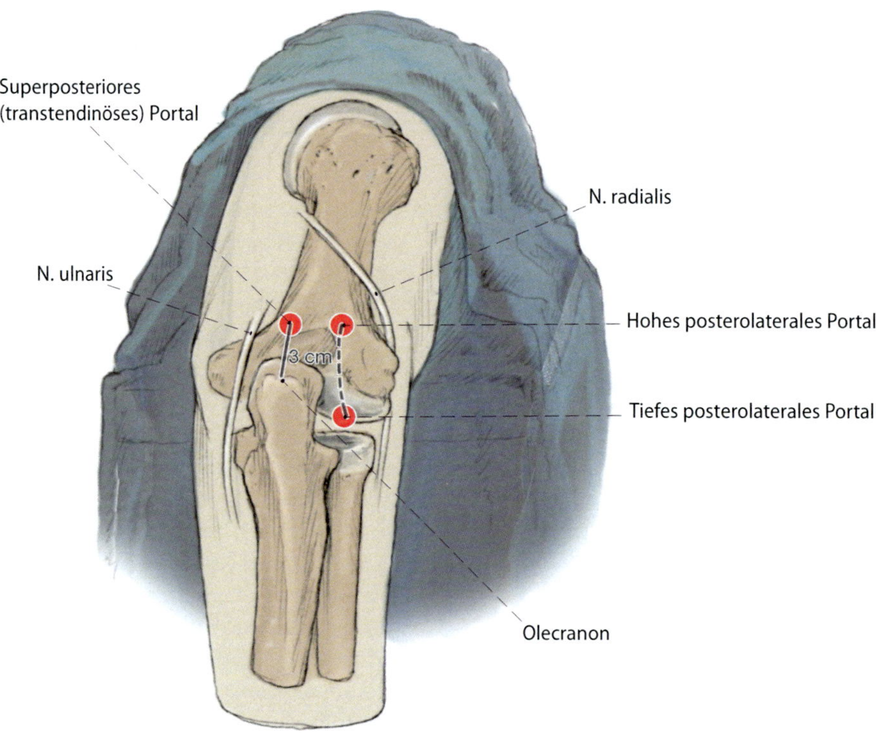

Abb. 15.4 Schematische Darstellung der Lagebeziehung zwischen N. ulnaris und Portalen der Arthroskopie. (Aus Imhoff u. Feucht 2013)

arthroskopien. Als Ursache werden 3 Gründe aufgeführt:

1. Eine zu posteriore Anlage des anteromedialen Portals,
2. eine traktionsbedingte Neuropathie, die nach Anwendung einer „Continous-passive-motion-Therapie" bei in situ befindlichem Plexusblock nach arthroskopischer Arthrolyse aufgetreten ist, und
3. eine flexionsinduzierte Neuropathie bei postoperativ gesteigertem Flexionsumfang, die ebenfalls nach Arthrolyse beobachtet wurde.

5

Die unter 3. beschriebene Komplikation sei zuvor bereits bei offenen Arthrolysen bemerkt worden. Ein geminderter Flexions-Extensions-Bewegungsumfang stellt somit einen Risikofaktor für die Entwicklung traktionsbedinger Neuropathien dar. Bei präoperativ bestehender Neuropathie des N. ulnaris und einem Flexionsgrad <95° wird daher eine offene Darstellung des Nervens mit Retraktion während der Arthroskopie empfohlen (Kelly et al. 2001, Huffman u. O'Driscoll 2006). Durch eine prophylaktische kurzstreckige Dekompression des N. ulnaris von 7–8 cm konnte die Rate an Irritationen des N. ulnaris von 11 % auf 3 % gesenkt werden (Blonna u. O'Driscoll 2014).

Die Anlage des anteromedialem Portals sollte daher nicht zu weit posterior erfolgen. Sahajpal, Blonna und O'Driscoll lieferten eine sinnvolle Strategie zur anteromedialen Portalanlage und dem damit verbundenen Umgang mit dem N. ulnaris (Sahajpal et al. 2010). Dabei wird versucht, den Nerven präoperativ zu tasten und maximal nach anterior und posterior zu bewegen, um das Subluxationsausmaß abschätzen zu können. Anschließend wird der Nerv, sofern er sich palpieren lässt, am medialen Epikondylus fixiert. Die weitere Portalanlage erfolgt abhängig der Palpation des Nervens (Abb. 15.5).

Zur Orientierung kann die extraartikuläre Palpation des N. ulnaris bei Bedarf während der Operation wiederholt werden. Auch der Einsatz von arthroskopischen Retraktoren bei Arbeiten mit dem Burr, bei dem Gewebe angesaugt und lädiert werden kann, und die arthroskopische Darstellung des Nervens von intraartikulär können Verletzungen vermeiden (Kelly et al. 2001, Jupiter et al. 2003).

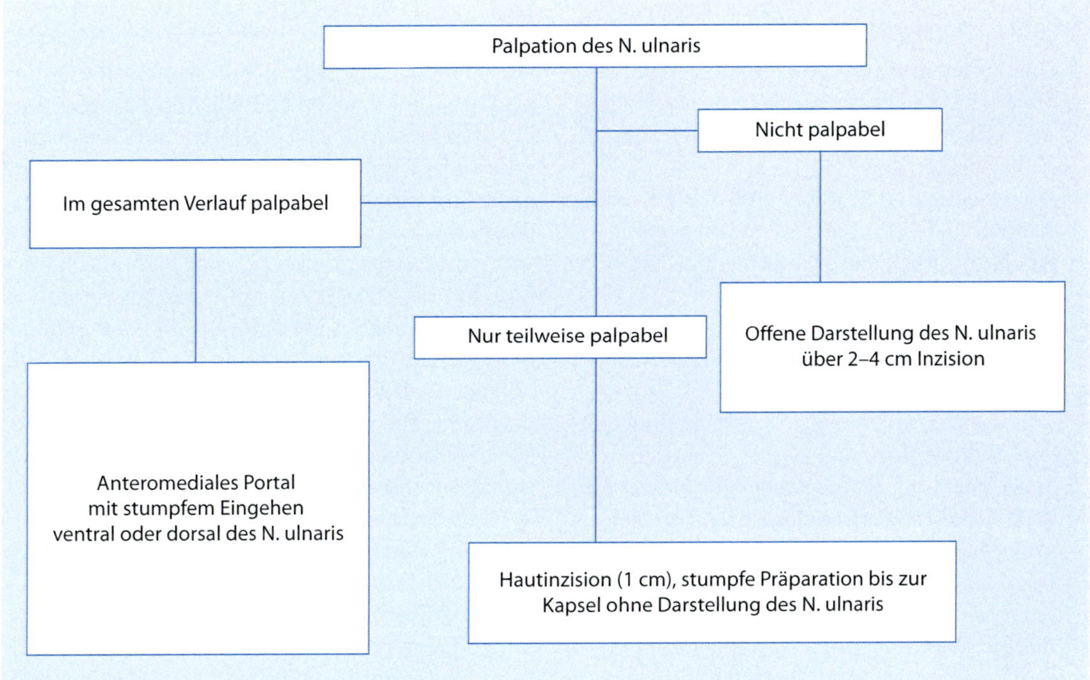

Abb. 15.5 Operatives Vorgehen abhängig von der Tastbarkeit des N. ulnaris. (Mod. nach Sahajpal et al. 2010)

15.3.6 Übrige nervale Strukturen

Übrige Nerven werden selten verletzt, wobei die Anlage der Arthroskopieportale das größte Risiko darstellt. Neben den genannten Nerven können bei der Ellenbogenarthroskopie zusätzliche Nerven mit ausschließlich sensiblen Fasern verletzt werden. Dazu gehören der N. cutaneus antebrachii medialis (vor allem distales anteromediales Portal; Abb. 15.3), der N. cutaneus antebrachii lateralis aus dem N. musculocutaneus (proximales anterolaterales sowie direkt laterales Portal; Abb. 15.1) und der N. cutaneus antebrachii posterior aus dem N. radialis (proximales und distales anterolaterales Portal).

Tipps

- Notwendigkeit von detaillierten Kenntnissen der anatomischen Verhältnisse.
- Präoperative Markierung der ossären und nervalen Strukturen (vor allem N. ulnaris).
- Erkennen von präoperativ bestehenden Risikofaktoren (rheumatoide Arthritis, Ellenbogensteife mit vermindertem Kapselvolumen, Voroperationen, Subluxation des N. ulnaris, Adipositas etc.) und Kontraindikationen (ausgedehnte heterotope Ossifikationen, hochgradige Ellenbogensteife, nicht ausreichende Erfahrung des Operateurs etc.).
- Korrekte Platzierung der Arthroskopieportale nach vorheriger Gelenkdistension unter Berücksichtigung der empfohlenen Armposition.
- Die proximale Portalanlage wird als sicherer beschrieben als die distale.
- Ausschließlich die Haut inzidieren und anschließend stumpf vorgehen. Verwendung eines stumpfen Trokars bzw. sorgsame Präparation auf die Kapsel (bei unklarer Anatomie: Tiefe Stichinzisionen vermeiden).
- Eine forcierte Gelenkdistension (mehr als 25 ml NaCl) kann zu Rupturen der Gelenkkapsel mit massivem Paravasat ins Weichteilgewebe führen. Das gleiche Risiko besteht beim Einsatz von Druckpumpen mit zu hoher Druckeinstellung.
- Abschluss des intraartikulären Vorgehens (Entfernung freier Gelenkkörper etc.) vor Kapsulotomie, um den Austritt des Wassers ins Gewebe zeitlich zu minimieren.
- Bei Anwendung der Arthroskopieinstrumente (mit und ohne Sog) sollte möglichst knochennah gearbeitet werden, um ein

akzidentelles Einsaugen/Berühren von Weichteilgewebe und damit möglicherweise eine Verletzung der vorderen Kapsel und anhängenden Nervenstrukturen zu vermeiden. Der M. brachialis sollte möglichst nicht penetriert werden.
- Bei Resektion von Knochenteilen bieten sich schmale Osteotome an, welche die Gefahr von Nervenverletzungen im Vergleich zum „Burr“ minimieren können.
- Eine erhöhte Angulation der Arthroskopieinstrumente kann zu Kompression bzw. Traktion der Nerven führen.
- Bei Kapsulotomien bietet es sich an, knochennah und von proximal bis zur Gelenklinie zu arbeiten. Bei Erweitern der Kapsulotomie nach distal erhöht sich das Risiko von Nervenverletzungen. Arthroskopische Retraktoren können bei Kapsulotomien bessere Übersicht schaffen.
- Bei der Durchführung von Kapsulotomien und unklaren anatomischen Verhältnissen kann die arthroskopische Darstellung der Nervenstrukturen von intraartikulär sinnvoll sein.
- Die Arthroskopieinstrumente sollten stets im Sichtfeld der Kamera sein.
- Bei einer präoperativ maximalen Flexion von <90° sollte bei einer geplanten Arthrolyse aufgrund der zu erwartenden Steigerung der Beweglichkeit über die offene Darstellung des N. ulnaris nachgedacht werden, um Traktionsschäden zu vermeiden.
- Bei deutlicher Subluxation sowie Voroperationen im Bereich des N. ulnaris kann eine vorsichtige Präparation auf die Kapsel oder sogar eine prophylaktische Darstellung das Verletzungsrisiko verringern.
- Für den Bedarfsfall sollte auch der offene Zugang zum Ellenbogengelenk beherrscht werden. Bei schlechten Sichtverhältnissen sollte über eine Konversion der Operation nachgedacht werden.
- Die intraartikuläre Applikation eines Lokalanästhetikums kann Nervenausfälle imitieren und liegende Plexuskatheter können postoperativ Neuropathien kaschieren.

15.4 Heterotope Ossifikationen

Die Ellenbogensteife kann durch intrinsische oder extrinsische Ursachen bedingt werden. Heterotope Ossifikationen (HO) gehören zu den extrinsischen Ursachen. Die Entstehung nach Ellenbogenarthroskopie, welche in die Gruppe der nichttraumatischen heterotopen Ossifikationen fällt, ist selten und der zugrunde liegende Pathomechanismus beruht am ehesten auf einer Ausschüttung von verschiedenen Mediatoren wie Prostaglandinen sowie Wachstumsfaktoren (Zeckey et al. 2011, Werner et al. 2013). Die Inzidenz liegt zwischen 0 und 1,6 %, abhängig von den Fallserien (Kelly et al. 2001, Nelson et al. 2014, Leong et al. 2015). Auch wenn Steroidinfiltrationen am Ende der Gelenkspiegelung des Ellenbogens das Risiko für die Entwicklung von periartikulären Verknöcherungen verringern können, werden diese aufgrund des gleichzeitig erhöhten Infektionsrisikos nicht empfohlen (Nelson et al. 2014). Die von den Autoren bevorzugte Einteilung erfolgt nach Hastings und Graham (Hastings u. Graham 1994, ◘ Tab. 15.1).

Patienten beklagen meist Ellenbogenschmerzen mit Beteiligung der umliegenden Muskulatur und vor allem eine Minderung der aktiven und passiven Beweglichkeit.

In der Literatur existieren darüber hinaus Einzelfallbeschreibungen, die HO nach Ellenbogenarthroskopie dokumentieren. Bei allen erfolgte als Therapie eine offene Resektion der Verknöcherung mit anschließender oraler Applikation von Indometacin und in einem Fall zusätzlicher Radiotherapie. Darunter zeigte sich stets eine verbesserte Beweglichkeit des Ellenbogengelenks ohne Rezidivossifikation (Hughes u. Hildebrand 2010, Sodha et al. 2006, Gofton u. King 2001). Die be-

◘ Tab. 15.1 Einteilung der heterotopen Ossifikation (*HO*) nach Graham und Hastings (Hastings u. Graham 1994).

Grad I	Radiologische Manifestation der HO ohne Bewegungseinschränkung
Grad IIa	Mit Limitierung der Flexion/Extension (*F/E*)
Grad IIb	Mit Limitierung der Pro-/Supination (*P/S*)
Grad IIc	Mit Limitierung von F/E und P/S
Grad IIIa–c	Ankylose bei Brückenbildung der HO

kannten Risikofaktoren für die Entwicklung von periartikulären Verknöcherungen nach Operationen (ohne vorheriges Trauma) sind vor allem aus der Hüftchirurgie bekannt. Dazu gehören das männliche Geschlecht, hohes Patientenalter, vorheriges Auftreten von heterotopen Ossifikationen an anderer Lokalisation, fortgeschrittene Osteoarthrose, Bluthochdruck, Adipositas sowie neurologische Begleiterkrankungen. Ob ein Morbus Forestier (diffuse idiopathische Skeletthyperostose, DISH) ebenfalls einen Risikofaktor darstellt, wird kontrovers diskutiert (Kölbl et al. 2003, Gofton u. King 2001, Hughes u. Hildebrand 2010, Salazar et al. 2014). Bei Vorliegen von Risikofaktoren kann nach primärer Ellenbogenarthroskopie über den 10- bis 14-tägigen Einsatz von nichtsteroidalen Antirheumatika nachgedacht werden, wobei sich speziell das Präparat Indometacin in einer Dosierung von 2-mal 50–75 mg täglich bewährt hat (Eulert et al. 1997, Rivera et al. 2015, Amstutz et al. 1997, Neal et al. 2000). Eine weitere Vorbeugung vor Rezidivossifikationen stellt die Radiotherapie dar, die in der Literatur innerhalb von 72 h postoperativ mit einer Dosierung von 700 cGy empfohlen wird (Abrams et al. 1993, McAuliffe u. Wolfson 1997, Robinson et al. 2010, Kölbl et al. 2003). Ebenso einbezogen werden sollte die Eingriffsart. Tendenziell sind vor allem Patienten gefährdet, bei denen im Rahmen der Ellenbogenarthroskopie eine Resektion von ossären Strukturen bzw. eine Ablösung der Kapsel am Knochen erfolgt (Hughes u. Hildebrand 2010, Nelson et al. 2014). In Einzelfällen wurde allerdings auch schon ein Auftreten von HO nach simpler Ellenbogenarthroskopie ohne ausgedehnte Kapsulektomie beobachtet (◘ Abb. 15.6).

Die Therapieempfehlung der extrinsischen, durch heterotope Ossifikation induzierte Ellenbogensteife besteht bei deutlicher Restriktion der Beweglichkeit und fehlgeschlagener konservative Therapie meist in einer offenen Resektion der Verknöcherungen. Der Zugang richtet sich dabei nach der Lokalisation der Ossifikationen (Evans et al. 2009). Der beste Operationszeitpunkt bei periartikulären Verknöcherungen nach Ellenbogenarthroskopie ist nicht eindeutig geklärt. Abhängig von der Ätiologie der HO variieren die Zeitpunkte zwischen 4 und 18 Monaten (Garland 1991, Viola u. Hastings 2000). In der Literatur wurde in der Vergangenheit eine eher abwartende Haltung mit Manifestation der HO und Resektion im Verlauf vertreten (Garland 1991, Jupiter u. Ring 1998). Inzwischen wurde aber eine frühe Intervention mit Resektion der HO untersucht (McAuliffe u. Wolfson 1997, Viola u. Hastings 2000, Tsionos et al. 2004, Moritomo et al. 2001), wobei jeweils beide Strategien gute klinische Ergebnisse mit niedriger Rezidivrate erzielen konnten. Wert und Savoie führten bei 6 Patienten die frühe arthroskopische Resektion (innerhalb von 6 Wochen postoperativ) von ventralen und posterioren HO mit anschließender Radiotherapie durch und konnten dabei ebenfalls eine Verbesserung des präoperativen Zustands erreichen. Die beschriebene Technik erfordert ein hohes Maß an anatomischen und arthroskopischen Kenntnissen. Nach Ablösung der Kapsel, Darstellung der Verknöcherung und dem Schutz von neuralen Strukturen mittels Retraktor erfolgt die Resektion mittels Shaver. Auch hier gelten die bereits erwähnten Vorsichtsmaßnahmen, insbesondere sollte hier auf den M. brachialis als Referenz geachtet werden (Wert u. Savoie 2013, Savoie et al. 2016).

Nach Ellenbogenarthroskopie sollte der Operationszeitpunkt bei HO abhängig von Nebenerkrankungen, Ausmaß der Ellenbogensteife inklusive Weichteilverkürzungen und der potenziellen Arthrosegefahr individuell gestellt werden und sich an den Fertigkeiten des Operateurs (offen vs. arthroskopisch) orientieren.

Tipps

- Möglichst schonende Resektion von ossären Strukturen und Kapsel-/Weichteilgewebe.
- Ausreichende Blutstillung und gründliches Spülen des Gelenkes, um Ablagerung von Knochenmehl zu vermeiden.
- Bei Risikopatienten bzw. Risikoeingriffen kann postoperativ über die Ossifikationsprophylaxe mit 2-mal 50–75 mg Indometacin für ca. 2 Wochen und gegebenenfalls auch über die Radiotherapie innerhalb von 72 h nachgedacht werden.
- Der optimale Zeitpunkt der Entfernung von HO ist nicht endgültig geklärt, sollte aber nicht zu sehr hinausgezögert werden, um Weichteilverkürzungen und Knorpelschäden zu vermeiden.

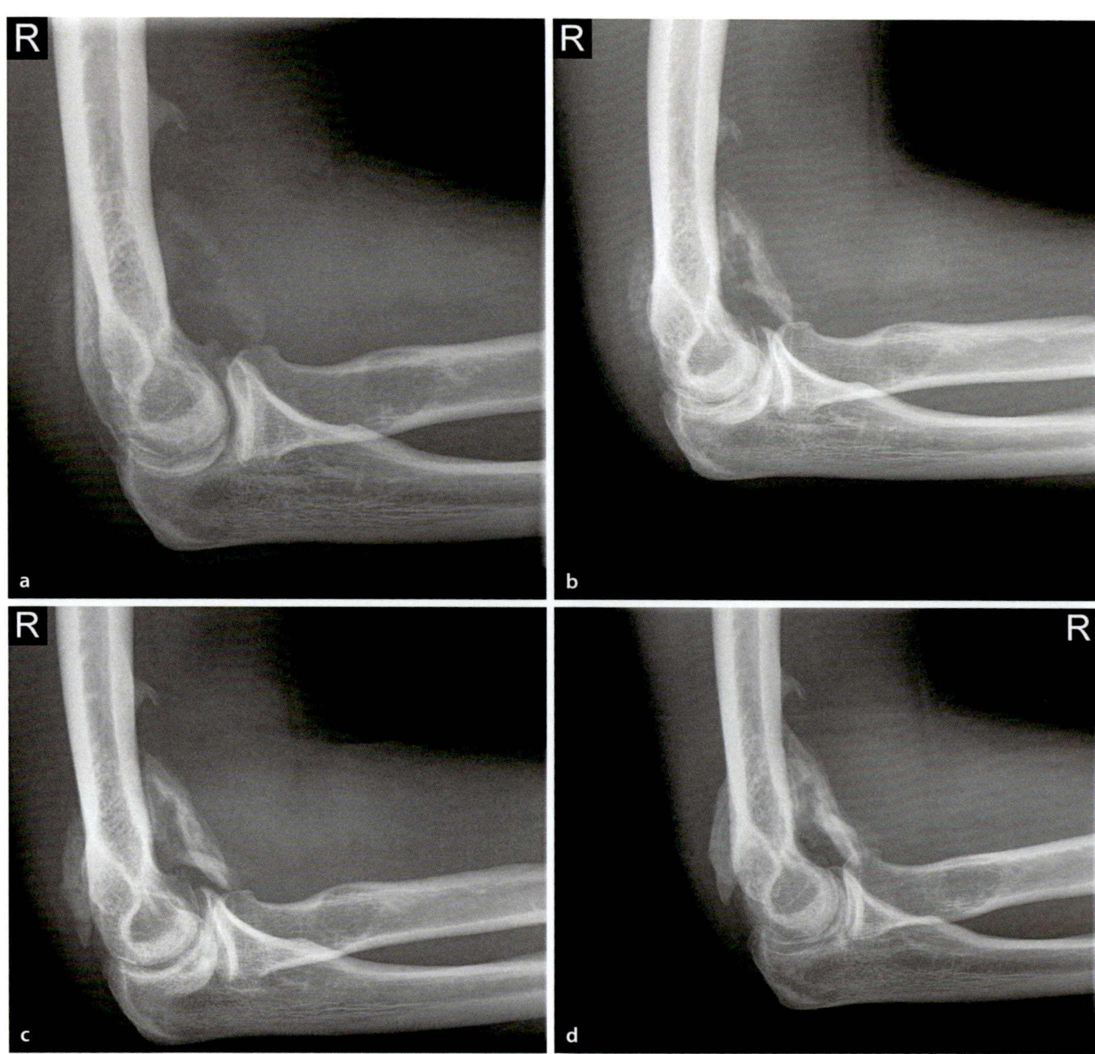

Abb. 15.6a–d Entwicklung von heterotopen Ossifikationen ventral und dorsal des Humerus im lateralen Strahlengang nach Ellenbogenarthroskopie mit ausgedehnter Arthrolyse mit Synovektomie und Kapsulektomie, Resektion von Osteophyten und Entfernung freier Gelenkkörper bei einem älteren Patienten mit posttraumatischer Arthrose und Ellenbogensteife. (Mit freundlicher Genehmigung der Arcus Sportklinik, Pforzheim 2018. All Rights Reserved)

5

15.5 Übrige Komplikationen

Die weiteren seltenen Komplikationen umfassen die Arthrofibrose, die am ehesten bei Patienten mit osteochondralen Defekten (Arthrose, Osteochondrosis dissecans, lokale Knorpelschäden etc.) auftritt, mit einer Inzidenz von 0,63–3 % beschrieben wird und meist ein gutes Ansprechen auf frühpostoperative passiv-assistierte Physiotherapie aufweist (Nelson et al. 2014, Kelly et al. 2001, Leong et al. 2015), sowie den intraartikulären Bruch von Instrumenten mit der Schwierigkeit der Bergung (Grand et al. 2014). Ebenso ist das komplexe regionale Schmerzsyndrom (CRPS) sowie die postoperative Hämatombildung zu nennen, obgleich beide Komplikationen generelle Risiken bei Operationen der oberen Extremität darstellen und sich entweder selbst limitieren oder gut auf Physio- und Schmerztherapie ansprechen (Marti et al. 2013). Auch das Auftreten einer Bursitis olecrani im Anschluss an Ellenbogenarthroskopien wird mit einer Inzidenz von 0,6 % beschrieben (Thomas et al. 2007).

Mit einer Blutsperre assoziierte Komplikationen sind sehr selten und korrelieren vor allem mit der Blutsperrendauer. Schäden auf Zellebene treten bereits nach kurzer Zeit auf, sind aber ohne spezifische Therapie quasi ausnahmslos reversibel, sofern eine Dauer von 2 h nicht überschritten wird. Empfohlen wird dementsprechend ein Einsatz der Blutsperre von maximal 2 h, wobei diese Empfehlung nicht mit einer klaren Evidenz begründet werden kann (Fitzgibbons et al. 2012).

Literaturverzeichnis

Abboud JA, Ricchetti ET, Tjoumakaris F, Ramsey ML (2006) Elbow arthroscopy: basic setup and portal placement. J Am Acad Orthop Surg 14 (5):312–318

Abrams RA, Simmons BP, Brown RA, Botte MJ (1993) Treatment of posttraumatic radioulnar synostosis with excision and low-dose radiation. J Hand Surg Am 18 (4):703–707. doi:10.1016/0363-5023 (93)90322-T

Adams JE, King GJ, Steinmann SP, Cohen MS (2015) Elbow arthroscopy: indications, techniques, outcomes, and complications. Instr Course Lect 64:215–224

Adolfsson L (1994) Arthroscopy of the elbow joint: A cadaveric study of portal placement. J Shoulder Elbow Surg 3 (2):53–61. doi:10.1016/S1058-2746 (09)80110-9

Alexander JW, Solomkin JS, Edwards MJ (2011) Updated recommendations for control of surgical site infections. Ann Surg 253 (6):1082–1093. doi:10.1097/SLA.0b013e31821175f8

Amstutz HC, Fowble VA, Schmalzried TP, Dorey FJ (1997) Short-course indomethacin prevents heterotopic ossification in a high-risk population following total hip arthroplasty. J Arthroplasty 12 (2):126–132

AWMF (2012) S1 Leitlinie "Perioperative Antibiotikaprophylaxe" http://www.awmf.org/uploads/tx_szleitlinien/029-022l_S1_Perioperative_Antibiotikaprophylaxe_2012-02.pdf. Zugegriffen: 24. Januar 2018

Babcock HM, Carroll C, Matava M, L'Ecuyer P, Fraser V (2003) Surgical site infections after arthroscopy: Outbreak investigation and case control study. Arthroscopy 19 (2):172–181. doi:10.1053/jars.2003.50016

Bennett JM (2013) Elbow Arthroscopy: The Basics. J Hand Surg Am 38 (1):164–167. doi:10.1016/j.jhsa.2012.10.023

Bert JM, Giannini D, Nace L (2007) Antibiotic prophylaxis for arthroscopy of the knee: is it necessary? Arthroscopy 23 (1):4–6. doi:10.1016/j.arthro.2006.08.014

Blonna D, O'Driscoll SW (2014) Delayed-onset ulnar neuritis after release of elbow contracture: preventive strategies derived from a study of 563 cases. Arthroscopy 30 (8):947–956. doi:10.1016/j.arthro.2014.03.022

Desai MJ, Mithani SK, Lodha SJ, Richard MJ, Leversedge FJ, Ruch DS (2016) Major peripheral nerve injuries after elbow arthroscopy. Arthroscopy. doi:10.1016/j.arthro.2015.11.023

Dodson CC, Nho SJ, Williams RJ, 3rd, Altchek DW (2008) Elbow arthroscopy. J Am Acad Orthop Surg 16 (10):574–585

Drescher H, Schwering L, Jerisch J, Herzig M (1994) The risk of neurovascular damage in elbow joint arthroscopy. Which approach is better: anteromedial or anterolateral? Z Orthop Ihre Grenzgeb 132 (2):120–125

El Hajj F, Hoteit M, Ouaknine M (2015) Elbow arthroscopy: An alternative to anteromedial portals. Orthop Traumatol Surg Res 101 (4):411–414. doi:10.1016/j.otsr.2015.03.011

Elfeddali R, Schreuder MH, Eygendaal D (2013) Arthroscopic elbow surgery, is it safe? J Shoulder Elbow Surg 22 (5):647–652. doi:10.1016/j.jse.2013.01.032

Eulert J, Knelles D, Barthel T (1997) Heterotope Ossifikationen. Unfallchirurg 100 (8):667–674

Evans PJ, Nandi S, Maschke S, Hoyen HA, Lawton JN (2009) Prevention and treatment of elbow stiffness. J Hand Surg Am 34 (4):769–778. doi:10.1016/j.jhsa.2009.02.020

Field LD, Altchek DW, Warren RF, O'Brien SJ, Skyhar MJ, Wickiewicz TL (1994) Arthroscopic anatomy of the lateral elbow: a comparison of three portals. Arthroscopy 10 (6):602–607

Fitzgibbons PG, Digiovanni C, Hares S, Akelman E (2012) Safe tourniquet use: a review of the evidence. J Am Acad Orthop Surg 20 (5):310–319. doi:10.5435/JAAOS-20-05-310

Gallay SH, Richards RR, O'Driscoll SW (1993) Intraarticular capacity and compliance of stiff and normal elbows. Arthroscopy 9 (1):9–13

Garland DE (1991) A clinical perspective on common forms of acquired heterotopic ossification. Clin Orthop Relat Res (263):13–29

Gay DM, Raphael BS, Weiland AJ (2010) Revision arthroscopic contracture release in the elbow resulting in an ulnar nerve transection: a case report. J Bone Joint Surg Am 92 (5):1246–1249. doi:10.2106/JBJS.I.00555

Gofton WT, King GJ (2001) Heterotopic ossification following elbow arthroscopy. Arthroscopy 17 (1):E2. doi:10.1053/jars.2001.16283

Grand JG, Roig JA, de Swarte M (2014) Instrument breakage as a complication of elbow arthroscopy in a dog. Aust Vet J 92 (4):128–131. doi:10.1111/avj.12153

Haapaniemi T, Berggren M, Adolfsson L (1999) Complete transection of the median and radial nerves during arthroscopic release of post-traumatic elbow contracture. Arthroscopy 15 (7):784–787

Hackl M, Lappen S, Burkhart KJ, Leschinger T, Scaal M, Muller LP, Wegmann K (2015) Elbow positioning and joint insufflation substantially influence median and radial nerve locations. Clin Orthop Relat Res 473 (11):3627–3634. doi:10.1007/s11999-015-4442-3

Hahn M, Grossmann JA (1998) Ulnar nerve laceration as a result of elbow arthroscopy. J Hand Surg Br 23 (1):109

Hastings Hn, Graham TJ (1994) The classification and treatment of heterotopic ossification about the elbow and forearm. Hand Clin 10 (3):417–437

Hauer T, Tabori E (2008) Perioperative Antibiotikaprophylaxe (PAP). Arthroskopie 21 (2):80–82. doi:10.1007/s00142-008-0444-4

Huffman GR, O'Driscoll SW (2006) Delayed onset ulnar neuropathy after arthroscopic elbow contracture release (SS-63). Arthroscopy: J Arthroscopic Rel Surg 22 (6):e32. doi:10.1016/j.arthro.2006.04.065

Hughes SC, Hildebrand KA (2010) Heterotopic ossification--a complication of elbow arthroscopy: a case report. J Shoulder Elbow Surg 19 (1):e1–5. doi:10.1016/j.jse.2009.04.015

Imhoff AB, Feucht M (2013) Atlas sportorthopädisch-sporttraumatologische Operationen. Springer, Berlin Heidelberg

Jolley BJ, Martin HD, Miley G, Lee JAE (1993) The effect of intraarticular steroid injection on arthroscopy infection rates. Arthroscopy 9 (3):351

Jones GS, Savoie FH, 3rd (1993) Arthroscopic capsular release of flexion contractures (arthrofibrosis) of the elbow. Arthroscopy 9 (3):277–283

Jupiter JB, O'Driscoll SW, Cohen MS (2003) The assessment and management of the stiff elbow. Instr Course Lect 52:93–111

Jupiter JB, Ring D (1998) Operative treatment of post-traumatic proximal radioulnar synostosis. J Bone Joint Surg Am 80 (2):248–257

Kelly EW, Morrey BF, O'Driscoll SW (2001) Complications of elbow arthroscopy. J Bone Joint Surg Am 83-A (1):25–34

Kölbl O, Barthel T, Krödel A., Seegen-Schmiedt MH (2003) Prevention of heterotopic ossification after hip arthroplastys. Dtsch Arztebl 100 (45):2441–2449

Kramer A, Assadian O, Gruber B, Lademann J (2008) Prävention von postoperativen Wundinfektionen, Teil 1: Präoperative Maßnahmen – Einfluss der Haarentfernung. Hyg Med 33 (10):402–407

Kurzweil PR (2006) Antibiotic prophylaxis for arthroscopic surgery. Arthroscopy 22 (4):452–454. doi:10.1016/j.arthro.2006.02.004

Leong NL, Cohen JR, Lord E, Wang JC, McAllister DR, Petrigliano FA (2015) Demographic trends and complication rates in arthroscopic elbow surgery. Arthroscopy 31 (10):1928–1932. doi:10.1016/j.arthro.2015.03.036

Lüring C, Tingart M (2015) Operative Zugangswege in Orthopädie und Unfallchirurgie. Springer, Berlin Heidelberg

Lynch GJ, Meyers JF, Whipple TL, Caspari RB (1986) Neurovascular anatomy and elbow arthroscopy: inherent risks. Arthroscopy 2 (3):190–197

Marti D, Spross C, Jost B (2013) The first 100 elbow arthroscopies of one surgeon: analysis of complications. J Shoulder Elbow Surg 22 (4):567–573. doi:10.1016/j.jse.2012.12.001

5

McAuliffe JA, Wolfson AH (1997) Early excision of heterotopic ossification about the elbow followed by radiation therapy. J Bone Joint Surg Am 79 (5):749–755

Micheli LJ, Luke AC, Mintzer CM, Waters PM (2001) Elbow arthroscopy in the pediatric and adolescent population. Arthroscopy 17 (7):694–699. doi:10.1053/jars.2001.25338

Miller CD, Jobe CM, Wright MH (1995) Neuroanatomy in elbow arthroscopy. J Shoulder Elbow Surg 4 (3): 168–174

Moritomo H, Tada K, Yoshida T (2001) Early, wide excision of heterotopic ossification in the medial elbow. J Shoulder Elbow Surg 10 (2):164–168. doi:10.1067/mse.2001.112055

Morrey BF (2000) Complications of elbow arthroscopy. Instr Course Lect 49:255–258

Müller-Rath R, Becker J, Ingenhoven E (2008) Wie hoch ist das statistische Risiko einer Infektion nach ambulanter Arthroskopie? Arthroskopie 21 (2):87–91. doi:10.1007/s00142-008-0445-3

Muller-Rath R, Ingenhoven E, Mumme T, Schumacher M, Miltner O (2010) Perioperatives Management in der ambulanten arthroskopischen Chirurgie des Kniegelenks. Z Orthop Unfall 148 (3):282–287. doi:10.1055/s-0029-1240784

Neal BC, Rodgers A, Clark T, Gray H, Reid IR, Dunn L, MacMahon SW (2000) A systematic survey of 13 randomized trials of non-steroidal anti-inflammatory drugs for the prevention of heterotopic bone formation after major hip surgery. Acta Orthop Scand 71 (2):122–128. doi:10.1080/000164700317413076

Nelson GN, Wu T, Galatz LM, Yamaguchi K, Keener JD (2014) Elbow arthroscopy: early complications and associated risk factors. J Shoulder Elbow Surg 23 (2):273–278. doi:10.1016/j.jse.2013.09.026

O'Driscoll SW, Morrey BF (1992) Arthroscopy of the elbow. Diagnostic and therapeutic benefits and hazards. J Bone Joint Surg Am 74 (1):84–94

Omid R, Hamid N, Keener JD, Galatz LM, Yamaguchi K (2012) Relation of the radial nerve to the anterior capsule of the elbow: anatomy with correlation to arthroscopy. Arthroscopy 28 (12):1800–1804. doi:10.1016/j.arthro.2012.05.890

Park JY, Cho CH, Choi JH, Lee ST, Kang CH (2007) Radial nerve palsy after arthroscopic anterior capsular release for degenerative elbow contracture. Arthroscopy 23 (12):1360 e1361–1363. doi:10.1016/j.arthro.2006.11.021

Paul J, Kirchhoff C, Imhoff AB, Hinterwimmer S (2008) Infektion nach Arthroskopie. Orthopade 37 (11): 1048, 1050–1042, 1054–1045. doi:10.1007/s00132-008-1309-2

Pederzini LA, Nicoletta F, Tosi M, Prandini M, Tripoli E, Cossio A (2014) Elbow arthroscopy in stiff elbow. Knee Surg Sports Traumatol Arthrosc 22 (2):467–473. doi:10.1007/s00167-013-2424-0

Reddy AS, Kvitne RS, Yocum LA, Elattrache NS, Glousman RE, Jobe FW (2000) Arthroscopy of the elbow: a long-term clinical review. Arthroscopy 16 (6):588–594. doi:10.1053/jars.2000.8953

Reichman DE, Greenberg JA (2009) Reducing surgical site infections: a review. Rev Obstet Gynecol 2 (4):212–221. doi:10.3909/riog0084

Rivera JC, Hsu JR, Noel SP, Wenke JC, Rathbone CR (2015) Locally delivered nonsteroidal antiinflammatory drug: a potential option for heterotopic ossification prevention. Clin Transl Sci 8 (5):591–593. doi:10.1111/cts.12300

Robinson CG, Polster JM, Reddy CA, Lyons JA, Evans PJ, Lawton JN, Graham TJ, Suh JH (2010) Postoperative single-fraction radiation for prevention of heterotopic ossification of the elbow. Int J Radiat Oncol Biol Phys 77 (5):1493–1499. doi:10.1016/j.ijrobp.2009.06.072

Ruch DS, Poehling GG (1997) Anterior interosseus nerve injury following elbow arthroscopy. Arthroscopy 13 (6):756–758

Sahajpal DT, Blonna D, O'Driscoll SW (2010) Anteromedial elbow arthroscopy portals in patients with prior ulnar nerve transposition or subluxation. Arthroscopy 26 (8):1045–1052. doi:10.1016/j.arthro.2009.12.029

Salazar D, Golz A, Israel H, Marra G (2014) Heterotopic ossification of the elbow treated with surgical resection: risk factors, bony ankylosis, and complications. Clin Orthop Relat Res 472 (7):2269–2275. doi:10.1007/s11999-014-3591-0

Savoie FH, 3rd (1996) Complications. In: Savoie FH, 3rd, Field LD (eds) Arthroscopy of the elbow. Churchill Livingstone, New York, NY

Savoie FH, 3rd (2007) Guidelines to becoming an expert elbow arthroscopist. Arthroscopy 23 (11):1237–1240. doi:10.1016/j.arthro.2007.04.013

Savoie FH, 3rd, O'Brien MJ, Wert M (2016) Early Arthroscopic Management of Heterotopic Ossification of the Elbow. In: Savoie FH, 3rd, Field LD, Steinmann SP (eds) The Elbow and Wrist: AANA Advanced Arthroscopic Surgical Techniques.

Schneider T, Hoffstetter I, Fink B, Jerosch J (1994) Long-term results of elbow arthroscopy in 67 patients. Acta Orthop Belg 60 (4):378–383

Sodha S, Nagda SH, Sennett BJ (2006) Heterotopic ossification in a throwing athlete after elbow arthroscopy. Arthroscopy: J Arthroscopic Rel Surg 22 (7):802.e801–802.e803. doi:10.1016/j.arthro.2005.05.035

Steinmann SP (2007) Elbow arthroscopy: where are we now? Arthroscopy 23 (11):1231–1236. doi:10.1016/j.arthro.2007.08.008

Thomas MA, Fast A, Shapiro D (1987) Radial nerve damage as a complication of elbow arthroscopy. Clin Orthop Relat Res Feb (215):130–131

Thomas RJ, Savoie FH, 3rd, Field LD (2007) Complications of elbow arthroscopy (SS-67). Arthroscopy 23 (6):e34. doi:10.1016/j.arthro.2007.03.081

Tsionos I, Leclercq C, Rochet JM (2004) Heterotopic ossification of the elbow in patients with burns. Results after early excision. J Bone Joint Surg Br 86 (3):396–403. doi:10.1302/0301-620X.86B3

Unlu MC, Kesmezacar H, Akgun I, Ogut T, Uzun I (2006) Anatomic relationship between elbow arthroscopy portals and neurovascular structures in different elbow and forearm positions. J Shoulder Elbow Surg 15 (4):457–462. doi:10.1016/j.jse.2005.09.012

Viola RW, Hastings H, 2nd (2000) Treatment of ectopic ossification about the elbow. Clin Orthop Relat Res Jan (370):65–86

Werner BC, Fashandi AH, Chhabra AB, Deal DN (2016) Effect of obesity on complication rate after elbow arthroscopy in a medicare population. Arthroscopy 32 (3):453–457. doi:10.1016/j.arthro.2015.08.025

Werner CM, Zimmermann SM, Wurgler-Hauri CC, Lane JM, Wanner GA, Simmen HP (2013) Use of imatinib in the prevention of heterotopic ossification. HSS J 9 (2):166–170. doi:10.1007/s11420-013-9335-y

Wert M, Savoie FH, 3rd (2013) Early arthroscopic management strategies for patients developing moderate to severe heterotopic ossification of the elbow. Arthroscopy 29 (6):e21. doi:10.1016/j.arthro.2013.03.050

Zeckey C, Hildebrand F, Frink M, Krettek C (2011) Heterotopic ossifications following implant surgery--epidemiology, therapeutical approaches and current concepts. Semin Immunopathol 33 (3):273–286. doi:10.1007/s00281-011-0240-5

Serviceteil

A. Imhoff, A. Lenich (Hrsg.), *Arthroskopie und minimal-invasive Chirurgie des Ellenbogens*
https://doi.org/10.1007/978-3-662-56679-4

Glossar

aMCL anteriores Bündel des medialen Kollateralbandes (Kap. 5)

anterolaterales Portal 1–2 cm ventral und 2 cm proximal vom Epicondylus humeri lateralis (Kap. 4)

anteromediales Portal 1–2 cm ventral und 2 cm proximal vom Epicondylus humeri medialis (Kap. 4)

Arthrofibrose, posttraumatische 3 Monate nach Trauma Zeichen für Stagnation, nach 12 Monaten Besserungstendenz (Kap. 11)

Bare Area knorpelfreier Bereich der Trochlea (Incisura semilunaris) (Kap. 1)

Broberg-Morrey-Score Score (max. 100 Punkte (Pkt): 40 Pkt Beweglichkeit, 20 Pkt Kraft, 5 Pkt Stabilität, 35 Pkt Schmerz)

CEO Common Extensor Origin (Kap. 8)

Chondromatose seltene knorpelbildende Metaplasie der Synovia, Gefahr der sekundären Arthrose und selten Entartung zum Chondrosarkom (Kap. 6)

CRAP Klassifikationssystem zum lateralen Ellenbogenschmerz (Kap. 8)

CRPS Complex Regional Pain Syndrom (Kap. 11)

Dubberley-Klassifikation Einteilung der Abscherfrakturen des Kapitellums (Kap. 13)

ECRB Extensor radialis brevis (Kap. 8)

Fat Pad Sign radiologischer Hinweis auf „Einblutung im Gelenk" (Kap. 1)

Functional ROM 0–30–100 ° Bewegungsumfang (Kap. 1)

Graham- und Hastings-Klassifikation 4-stufige Einteilung der heterotopen Ossifikation (Kap. 12)

hohes posterolaterales Portal 1–2 cm proximal der Olekranonspitze am Rand der Trizepssehne (Kap. 4)

Incisura radialis ulnarer Anteil des proximalen Radioulnargelenks (PRUG), Resektionsebene bei Radiuskopfresektion (Kap. 1)

Inflow-Kanüle meist über das anterolaterale Portal eingebrachte Spülkanüle (Kap. 4)

Kay-Klassifikation Ellenbogensteife Weichteilkontraktur ohne Ossifikation – Fraktur ohne Dislokation – posttraumatische knöcherne Blockaden (Kap. 11)

LCL laterales Kollateralband (Kap. 1)

LUCL laterales ulnares Kollateralband (Kap. 1)

Morbus Panner juvenile Osteonekrose des gesamten Kapitellums (Kap. 5)

MACT matrixinduzierte autologe Knorpelzelltransplantation (Kap. 5)

Mason-Klassifikation Einteilung der Radiuskopffrakturen (1–4) (Kap. 13)

Membrana interossea Radius und Ulna verbindend, Last-/Krafttransfer von radial distal nach ulnar proximal (Kap. 1)

Morrey-Klassifikation Ellenbogensteife extrinsisch-intrinsisch kombiniert (Kap. 11)

MUCL mediales ulnares Kollateralband (Kap. 1)

O'Driscoll-Klassifikation CT-Klassifikation der Koronoidfrakturen unter Berücksichtigung der 3-dimensionalen Größe (Kap. 7)

OATS Osteochondrales Autologes Transplantations System

OCL osteochondrale Läsion durch Mikrotraumata (Kap. 5)

Osborne-Cotterill-Läsion osteochondrale Läsion des dorsalen Kapitellums mit Ausriss des lateralen ulnaren Kollateralbandes (LUCL) – «Bankart-Läsion» des Ellenbogens (Kap. 1)

Osborn-Arkade Verbindung zwischen Epicondylus humeri medialis und M. flexor carpi ulnaris (distale Engstelle des N. ulnaris) (Kap. 1)

Osteochondral Shear Test Durchbewegen unter Faustschluss: Krepitation positiv (Kap. 5)

Osteochondrosis dissecans (OD) aseptische, meist traumatisch bedingte Knochennekrose eines umschriebenen Gelenkflächenareals, die mit der Abstoßung eines Gelenkflächenfragmentes einhergeht (Kap. 5)

PIN N. interosseus profundus des N. radialis, innerviert Extensoren des Unterarmes (Kap. 13)

PLRI posterolaterale Rotationsinstabilität (Kap. 8)

posterozentrales Portal Syn.: transtrizipital; 3–4 cm proximal der Olekranonspitze durch Trizepssehne (Kap. 4)

Processus coronoideus ventraler hakenförmiger Fortsatz des Olekranons; wichtigster knöcherner a.-p.- und Varusstabilisator (Kap. 1)

Processus supracondylaris atavistischer Vorsprung 6–7 cm proximal des Gelenkspaltes am ventroulnaren Humerus (Kap. 1)

proximales anterolaterales/anteromediales Portal jeweils ca. 1 cm proximal vom entsprechenden Standardportal liegendes akzessorisches Portal (Kap. 4)

PRUG proximales Radioulnargelenk (Kap. 1)

Radial Bow 17–18 ° radialer Winkelung der proximalen Ulna (Kap. 1)

Radiuskopfwinkel 22 mm Durchmesser, Radiuskopf-Hals-Winkel 10–12 ° (Kap. 1)

Regan-Morrey-Klassifikation Einteilung der Koronoidfrakturen anhand der Fragmentgröße im seitlichen Strahlengang, vgl. O'Driscoll-Klassifikation (Kap. 13)

Soft-Spot (= tiefes dorsoradiales) Portal dorsoradial im Zentrum zwischen Radiusköpfchen, Olekranon und lateralem Epikondylus (Kap. 4)

Steroidinfiltration sowohl prä- als auch intraoperativ das Risiko der Komplikation erhöhendes Verfahren (Kap. 15)

Struthers-Arkade Durchtritt des N. ulnaris am Septum intermusculare brachiale mediale (proximal) (Kap. 1)

Tuberculum subliminus anteromediale Facette des Koronoids, Insertion des anterioren Bündels des medialen Kollateralbandes (aMCL) (Kap. 1)

Valguswinkel/Tragewinkel 6–8 ° Valguswinkel physiologisch (Kap. 1)

Sachverzeichnis

F

G

H

I

K

L

M

N

O

P

Q

R

S

T

U

V

W

Z

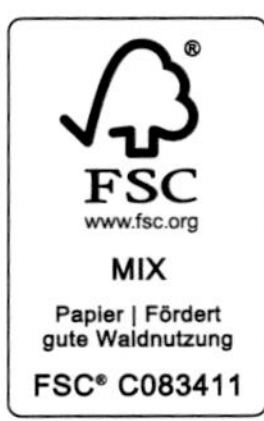

Zeitfracht Medien GmbH
Ferdinand-Jühlke-Straße 7
99095 Erfurt, Deutschland
produktsicherheit@kolibri360.de